国家级实验教学示范中心
高等医药院校基础医学实验教学系列教材

总主编　余华荣

病原生物学与免疫学实验

第3版

主　　编　杨　春　陈　全
副 主 编　何永林　张　静　何斯荣
编　　委（按姓氏笔画排序）
王　王　王应明　邓西川　卢　楠　叶　彬
田一玲　朱　钰　刘　佳　杨　春　何永林
何斯荣　邹晓毅　张　静　陆　合　陈　全
武卫华　胡　超　徐　蕾　郭亚楠　涂　增
陶　崑　蒋　英　蒋仁举

科学出版社
北　京

内 容 简 介

病原生物学与免疫学实验是一门实践性和应用性很强的学科，在医学科学技术发展中具有重要的位置。第3版教材是在第2版教材的基础上，根据我们前期使用本教材的教学体会和意见建议，遵循传承与发展相结合的思路，对教材体系和内容进行了认真讨论和修订。本教材共分为四篇：常用实验仪器设备和试剂配制及病原微生物实验室生物安全；医学免疫学实验，包括免疫学基础实验和免疫学应用型实验；医学寄生虫学实验，包括寄生虫学基础实验和寄生虫学应用型实验；医学微生物学实验，包括病原微生物学基础实验和病原微生物学应用型实验。

本教材定位于本科实验教学，适用对象为五年制临床医学、基础医学、口腔、预防、麻醉、影像、法医、实验技术、检验、中医、药学、护理、卫生管理、医学信息等专业的本科学生，各专业可按照专业培养特点和要求，选择适合本专业需求的病原生物学与免疫学的实验项目。

图书在版编目（CIP）数据

病原生物学与免疫学实验 / 杨春，陈全主编. 3版. -- 北京 : 科学出版社，2025. 6. --（国家级实验教学示范中心高等医药院校基础医学实验教学系列教材 / 余华荣总主编）. — ISBN 978-7-03-082129-4

Ⅰ. R37-33；R392-33

中国国家版本馆CIP数据核字第2025ZF2171号

责任编辑：王　颖/责任校对：宁辉彩
责任印制：张　伟/封面设计：陈　敬

科学出版社 出版
北京东黄城根北街16号
邮政编码：100717
http://www.sciencep.com

北京华宇信诺印刷有限公司印刷
科学出版社发行　各地新华书店经销
*
2008年6月第　一　版　开本：787×1092　1/16
2025年6月第　三　版　印张：14　插页：2
2025年6月第十四次印刷　字数：350 000

定价：65.00元

（如有印装质量问题，我社负责调换）

序

为了整合完善现代医学实验室功能和管理，提高医学实验教学质量，2008年，在科学出版社的大力支持下，高等医药院校基础医学实验教学系列教材编委会以重庆医科大学为主体，协同全国多所高等医学院校相关专业的专家教授共同编写了一套适合中西部地区高等医学院校医学教育的整合实验教学系列教材。2013年，编委会对本套教材进行完善和修订。近几年，随着现代教育与数字网络技术的发展，现代医学实验方法和技术也有了较大的发展，尤其是虚拟仿真教学等成为辅助教学的重要手段。为适应现代医学实验教学的发展，时隔9年，我们又一次对本套教材做进一步的修订再版，全套共7本，包括《人体大体形态学实验（系统解剖学分册）》《人体大体形态学实验（局部解剖学分册）》《人体显微形态学实验》《人体机能学实验》《病原生物学与免疫学实验》《生物化学与分子生物学实验》《医用化学实验》。本系列实验教材的编写理念是契合医学实验技术的发展，遵照国家级实验教学示范中心的新要求，并借鉴国外同类实验教材的编写模式，力求做到体系创新、理念创新及内容创新，将虚拟仿真实验等新进展纳入编写内容。

本系列教材使用对象以本科临床医学专业学生为主，兼顾麻醉、影像、口腔、全科、精神、基础、法医、预防、药学、检验、护理等专业学生。各层次学生可按照本专业培养特点和要求，通过结合不同板块的必选实验项目和自选实验项目，选修相应的实验课程。

由于基础医学实验教学模式尚存在地区和校际间的差异，加上我们的认识和编写水平有限，本系列教材在编写过程中难免存在不足之处，还请同行们批评指正。

高等医药院校基础医学实验教学系列教材编委会

2022年3月

前　言

病原生物学与免疫学实验是一门实践性和应用性很强的学科，在医学科学技术发展中具有重要的位置。根据《教育部关于开展高等学校实验教学示范中心建设和评审工作的通知》精神，为使实验教学独立，不依赖于理论教学体系，更加有利于培养具有实践能力、科学素养和创新意识的新时代医学人才，重庆医科大学基础医学院组织编写了符合国家实验教学示范中心要求的高等医药院校基础医学实验教学系列教材，《病原生物学与免疫学实验》为系列教材中的一本，现为第3版。本教材是在第2版教材的基础上，根据我们前期使用本教材的教学经验和体会，对教材体系和内容进行了认真讨论和修订，同时根据病原生物学专业的特点，增加实验室生物安全相关章节内容，强化病原微生物实验室生物安全的重要性。

本教材定位于本科实验教学，适用对象为五年制临床医学、基础医学、口腔、预防、麻醉、影像、法医、实验技术、检验、中医、药学、护理、卫生管理、医学信息等专业的本科学生，各专业可按照专业培养特点和要求，选择适合本专业需求的病原生物学与免疫学的实验项目。

本教材共分为四篇：常用实验仪器设备和试剂配制及病原微生物实验室生物安全；医学免疫学实验，包括免疫学基础实验和免疫学应用型实验；医学寄生虫学实验，包括寄生虫学基础实验和寄生虫学应用型实验；医学微生物学实验，包括病原微生物学基础实验和病原微生物学应用型实验。

本课程的教学目的是使学生掌握病原生物学与免疫学实验的基本方法和基本操作技术；强化病原微生物实验室生物安全观念，掌握无菌操作技术；加深学生对病原生物学与免疫学相关理论的理解和认识；培养学生独立操作、勇于创新、善于观察、分析和解决问题的能力及培养学生严谨的作风和严肃认真的工作态度。

本教材的编委来自重庆医科大学各相关的学科，均为长期工作在教学和科研第一线的专家教授或中青年骨干教师。随着病原生物学与免疫学学科的发展，新的实验技术不断更新和应用，加上我们水平和能力有限，不足之处在所难免，恳请读者和同行赐教指正。

杨　春　陈　全

2024年7月

目　录

第四篇 医学微生物学实验

绪　言

一、病原生物学与免疫学实验技术的发展

据世界卫生组织报告，目前传染病的发生率和致死率在所有疾病中居第一位。新现和再现病原体的感染不断上升。防治病原生物所致的危害，是现今医学领域中的重要问题之一。对病原生物的生物学特性、致病机制、机体的抗感染免疫、检测方法、防治措施及新发现病原生物的鉴定等都依赖于病原生物学与免疫学实验技术的应用。病原生物学与免疫学实验技术的发展，推动着学科发展。

早在 1676 年荷兰人 Leeuwenhoek 采用自制的显微镜，从雨水、牙垢等标本中，首次观察并描述了各种形态的微生物，证实了微生物在自然界中的客观存在，为微生物学的研究奠定了基础。

19 世纪 60 年代，法国科学家 Louis Pasteur 首先用实验证明有机物的发酵与腐败现象主要是由微生物引起，而酒味变酸主要是污染了除酵母菌以外的其他杂菌的结果。为了防止酒类变质，他将待发酵的基质液预先经 62℃处理 30min 后，再加入酵母菌，成功解决了酒味变酸的难题，从而建立了巴氏消毒法。1867 年，英国外科医生 Bavon Joseph Lister 受 Pasteur 研究工作的启发，认识到伤口感染可能与微生物感染有关，采用苯酚喷洒手术室，煮沸法处理手术器械，创立了外科无菌手术，减少了外科手术感染。Lister 为无菌技术基本原则奠定了基础，被公认为无菌外科创始人。

德国医生 Robert Koch 创用了固体培养基，可以从患者排泄物或其他标本中分离出细菌的单个菌落，获得了各种纯培养细菌，炭疽杆菌就是他分离出的第一种细菌。为证实炭疽杆菌是病原菌，他将该菌接种于健康动物，引起相同的疾病后，再从该动物体内分离出同样的细菌。据此他提出了确定病原微生物的标准，即著名的科赫法则（Koch's postulate）。同时，Koch 还建立了标本染色和实验性动物感染的方法，对鉴定病原体起到了重要的作用。随后，他和他带动的一大批学者相继发现了许多对人和动物致病的重要病原菌，如结核分枝杆菌、霍乱弧菌、脑膜炎奈瑟菌、痢疾志贺菌、白喉棒状杆菌等，促进了病原微生物学的发展，成为另一位微生物学的奠基人并于 1905 年被授予诺贝尔生理学或医学奖。

1892 年，俄国学者 Iwanovski 发现烟草花叶病的烟叶汁通过除菌滤器后仍具有感染性。1898 年荷兰科学家 Martinus Willem Beijerinck 重复上述试验后，提出烟叶汁中确实存在一种比细菌更小的传染性病原体，并命名为病毒（virus），开创了人类对病毒的认识。1901 年，美国科学家 Walter Reed 首先成功分离第一个人类病毒——黄热病毒。1951 年，英国学者 Twort 发现了噬菌体。

随着病原微生物学实验技术的发展，人们不断探索防治传染性疾病的方法。德国化学家 Paul Ehrlich，首先合成治疗梅毒的化学治疗剂“606”，该药是经过 605 次实验失败后

才获得成功，因此得名，从而开创了微生物传染性疾病的化学治疗方法。1929 年英国细菌学家 Alexander Fleming 在细菌的培养中，意外发现污染的青霉菌在固体培养基上可抑制葡萄球菌生长的现象，经过对青霉素滤液的进一步研究，1940 年 Howard Walter Florey 等提取出青霉素 G 的纯品，经临床验证有抗感染的确切疗效，为抗生素的研究和生产翻开了第一页，鼓舞了人们寻找从微生物来源的具有抗菌活性的化合物，此后，链霉素、氯霉素、四环素、头孢霉素、红霉素、庆大霉素等抗生素相继被发现并广泛应用于临床，给感染性疾病的治疗带来了曙光。

免疫学实验技术是从防治传染性疾病中建立和发展起来的实验技术。早在明朝隆庆年间（1567—1572），中国人就已采用人痘接种来预防天花，该方法先后传至朝鲜、日本和俄国等。英国乡村医生 Edward Jenner 在人痘接种预防天花的启发下，创用牛痘预防天花，为预防医学开辟了广阔途径。随后，Pasteur 成功研制出鸡霍乱、炭疽和狂犬病疫苗。

1891 年，德国科学家 Emil von Behring 和日本免疫学家北里柴三郎用含白喉抗毒素的动物免疫血清成功治愈一名白喉患儿，开创了被动免疫治疗的先例。随着吞噬细胞学说、体液抗体学说及克隆选择学说的形成和发展，加深对感染免疫现象本质的认识，免疫的本质和机制逐渐被人们掌握，免疫学跨越了感染免疫的范畴，逐渐形成生物医学中的一门新学科。

20 世纪中期，随着物理学、生物化学、遗传学、细胞生物学和分子生物学等学科的发展，许多高新科学技术的建立和融入及新仪器设备的应用，如电子显微镜、电子计算机、细胞培养、分子生物学技术、基因组学技术等的应用和发展，也促进了病原生物学和免疫学实验技术的迅速发展。近 20 年来，一大批快速、特异的病原生物学诊断方法相继建立。单克隆抗体技术、免疫荧光技术、酶联免疫吸附试验、聚合酶链反应、核酸杂交技术以及生物信息学技术等在感染性疾病诊断中的应用，加速了人类对病原体结构与功能的认识，使研究从细胞水平深入到分子水平，进而探索病原生物基因组结构、免疫机制、致病机制、疾病诊断及防治新方法等。

二、病原生物学实验室的生物安全

病原生物学实验教学是从事传染性物质操作的教学活动，涉及实验室生物安全（biosafety for laboratories）。根据《中华人民共和国生物安全法》,中华人民共和国国务院令（第 424 号）公布施行的《病原微生物实验室生物安全管理条例》,《实验室生物安全通用要求》（GB19489—2008），WHO《实验室生物安全手册》第三版要求，为避免病原生物对操作者和相关人员造成实验室相关感染，防止实验室污染泄漏对环境和公众健康造成危害及保护实验材料免受污染，在实验教学中应严格遵守实验室生物安全的规范。该部分内容详见病原微生物实验室生物安全的相关章节介绍。

三、学生进入实验室规则

1. 进入实验室前必须穿好实验室的工作服，离开实验室时脱下工作服，不得穿着工作服离开实验区。

2. 进入实验室后，必需的实验教材、笔记本、文具等应放在指定的位置。其他非实验用品一律不准带入实验室。禁止在实验室内进食、饮水、吸烟、化妆和处理隐形眼镜，以免引起实验室相关感染。实验室内应保持安静，遵守秩序，不准打闹嬉笑，以免引起意外事故的发生。

3. 在实验过程中，应在教师指导下严格按照生物安全实验室操作技术规范进行实验，若发生意外事故，如划破手指、打破菌种管、培养物外溢等，应立即报告教师，及时进行相应的处理，并报告实验室生物安全员，记录备案。

4. 实验完毕应将所用器材归还原处，整理好实验用品。需要培养的标本及时放入培养箱，需消毒处理的物品放到指定位置。未经许可，不得将任何实验材料，特别是菌种带出实验室。实验课结束前应清点实验物品，清点菌种管，若有缺失，应立即报告任课教师，查清后方能离开实验室。

5. 实验课结束后，应及时清除杂物、垃圾，做好实验室清洁卫生。离开实验室前应洗手，必要时用消毒液泡手。关好门窗、水电方可离开实验室。

（杨　春）

第一篇
常用实验仪器设备和试剂配制及病原微生物实验室生物安全

第一章　常用实验器材的准备

病原生物学实验的主要任务之一就是分离培养和观察各种病原微生物，因此，各种器材在使用前后需要作相应的处理，保证其处于无菌状态，否则易造成实验误差和实验环境的污染。用于病原微生物的实验器材可分为玻璃器皿、橡胶类物品、金属器械、塑料及有机玻璃类器皿四大类。各种器皿的准备过程大致为清洗、干燥、包装、消毒灭菌四个步骤。

一、清　　洗

（一）玻璃器皿

病原生物学实验室内使用的玻璃器皿种类甚多，如吸管、试管、烧瓶、培养皿、培养瓶、毛细吸管、载玻片、盖玻片、涂菌棒等。清洗后要求玻璃器皿透明干净、无油迹，不能残留任何有害物质及化学药品。

1. 新购入的玻璃器皿　因常附有游离碱质，需先在2%盐酸溶液中浸泡数小时，以中和器皿上附着的游离碱质，然后用肥皂水或洗衣粉洗刷玻璃器皿的内外，再以清水反复冲洗数次，以除去遗留的酸质，最后用蒸馏水冲洗。

2. 使用过的玻璃器皿　凡被病原微生物污染的玻璃器皿必须先进行严格的消毒，一般玻璃器皿可用121.3℃ 20～30min高压蒸汽灭菌或160℃ 120min干热灭菌；载玻片、盖玻片、吸管及滴管可浸泡于2%甲酚皂或5%石炭酸溶液中24h，然后高压蒸汽灭菌。灭菌后用肥皂水或洗衣粉洗刷玻璃器皿，再浸泡于由重铬酸钾与浓硫酸配制的清洁液中24h，清水反复冲洗数次，最后用蒸馏水冲洗。

（二）橡胶类物品

先用清水将物品冲洗干净，然后 2% 盐酸煮沸 15min，再以清水反复冲洗数次，最后用蒸馏水冲洗。

（三）金属器械

新购置的金属器械常涂有防锈油，先用蘸有洗洁剂的纱布擦去油脂，再用清水洗净，最后用酒精棉球擦拭。用过的金属器械应先以清水煮沸消毒，再用酒精棉球擦拭干净。

（四）塑料及有机玻璃类器皿

这类器皿通常为一次性商品，若需反复使用，其清洗方法为：使用后立即浸泡以防干涸，流水冲洗（不用刷洗），然后浸泡于 2% 氢氧化钠溶液中 24h，清水冲洗后再用 2% 盐酸浸泡 30min，清水反复冲洗数次，最后用蒸馏水冲洗。

二、干　燥

器皿可放在实验室通风处自然晾干，玻璃器械还可以放入干燥箱 80～120℃加速烘干，当干燥箱温度下降到 60℃以下再打开取出器皿。

三、包　装

经清洗、干燥后的器皿必须在灭菌前进行包装，以避免使用前的再次污染。培养皿常用牛皮纸包裹；吸管和移液管首先在管口塞入少许棉花（不得过紧或过松），再用牛皮纸包裹或放入铝饭盒内灭菌。其他器皿如金属器械、涂菌棒、加塞的试管可直接装入铝饭盒内灭菌。

四、消毒灭菌

严格的消毒灭菌对微生物的分离培养至关重要，金属类、玻璃器皿、橡胶类、布料类等耐高温高压的器材，均可采用高压蒸汽法灭菌（121.3℃，20～30min）。对于不耐高温高压的器皿，可用消毒液浸泡；对于不能用消毒液浸泡的器皿可用环氧乙烷灭菌器消毒。灭菌后的器皿须在 1 周内用完，过期应重新灭菌后使用。

（刘　佳）

第二章　常用仪器设备的使用

一、高压蒸汽灭菌器

高压蒸汽灭菌法是一种最有效的灭菌方法，广泛应用于医院和实验室，该法所用的专用设备为高压蒸汽灭菌器，是生物安全实验室的必备设备。常用于一般培养基、生理盐水、手术器械和敷料等耐高温、耐湿物品的灭菌，也用于污物和排泄物等的灭菌。

1. 结构　有卧式和立式（包括手提式）两种（图 2-1、图 2-2），均由双层金属圆桶构成，两层之间为隔套间。外桶坚厚，用于盛水，加热后产生蒸汽，桶口嵌有耐热的橡胶圈，外桶上方（立式）或前方（卧式）的外壁附有螺丝杆和螺帽，其上方（立式）或前方（卧式）有金属厚盖，盖边有螺丝口，通过扭紧的螺丝和橡胶圈将圆桶密封，不让蒸汽外溢。内桶盛放需要消毒的物品，高压蒸汽灭菌器上装有排气阀、安全阀，以调节器内压力。盖上装有温度计及压力表以表示内部温度和压力或以数显方式显示温度和压力。高压蒸汽灭菌器桶底装有加热器可自行加热。目前多用全自动高压蒸汽灭菌器，设定灭菌温度和时间后，自动控制加热、恒温、恒压、定时，使用方便。

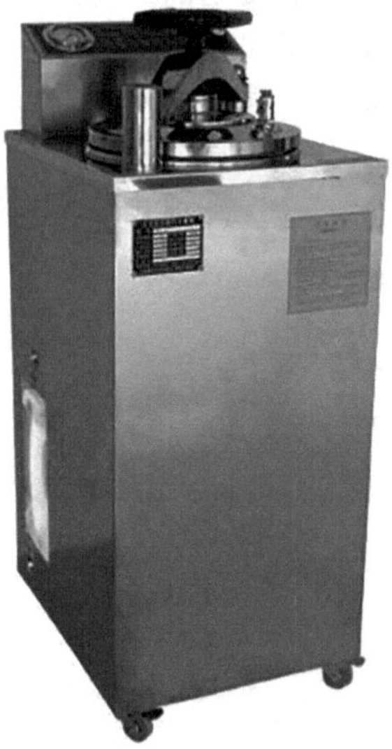

图 2-1　YXQ-LS-50A 型立式高压蒸汽灭菌器

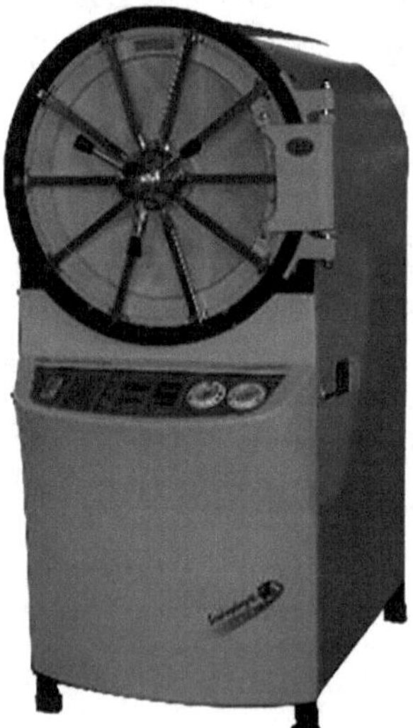

图 2-2　YX600W 型卧式高压蒸汽灭菌器

2. 灭菌原理　灭菌原理通过加热，隔套间的水沸腾而产生蒸汽，随着蒸汽压力升高，内桶的压力也会增高。高压蒸汽灭菌器通过使容器内压力升高，从而使沸点增高，得到高于 100℃的温度，导致菌体蛋白质凝固变性而达到灭菌目的。在同一温度下，湿热的杀菌效力比干热大。原理如下：湿热中细菌菌体吸收水分、蛋白质含水量增加容易凝固变性；湿热的穿透力比干热大；湿热的蒸汽有潜热存在，当水蒸气变为液态时可释放一定的热量，这种热量能迅速提高被灭菌物体的温度，从而增加灭菌效果。该法 121.3℃，30min 可以杀灭包括细菌芽孢在内的一切微生物。

3. 使用方法

（1）先在高压蒸汽灭菌器的隔套间加蒸馏水至规定水平面，然后往内层圆桶中放入欲灭菌物品，加盖时将盖上的排气管插入内层锅的排气槽内。再把桶盖按对称的螺旋位置盖好，将对称的螺旋用力扭紧，使桶盖均匀密闭，切忌单个依次扭紧螺旋。

（2）排冷空气，加热后，当压力表指示为约 0.35kPa/cm^2 时，打开排气阀，排出冷空气，待压力表指示为“0”时，则冷空气完全排尽，关上排气阀。

（3）加热灭菌，排出冷空气后继续加热，按所需条件维持压力、温度和时间。

（4）灭菌时间到达后，停止加热，让灭菌器内温度自然下降。当压力表显示“0”时方可打开排气阀，排尽余气。将桶盖的螺旋按对称方式用力扭松，打开桶盖，取出灭菌物品。

（5）若为全自动高压灭菌器，只需打开盖，在桶内加蒸馏水至规定水平面，再将盖扭紧后，设置灭菌温度和时间，启动程序。全自动高压灭菌器全程自动控制，加热、排气、恒温、定时，灭菌结束后待压力表显示“0”，打开桶盖，取出灭菌物品。

4. 注意事项

（1）注意检查排气阀、安全阀、压力表的性能是否正常，以保证灭菌器内温度和压力与表的指示一致。若不能正确指示桶内压力和当压力过高时自动放气，桶内压力持续升高可引起爆炸。

（2）往隔套间加水时，加水量不可过少，以防水烧干损坏加热器和外桶。

（3）加热时一定要排出冷空气，否则器内空气冷热不均，达不到灭菌效果。

（4）桶中放置的灭菌物品不能过紧，需有缝隙，以利于蒸汽流通。

（5）灭菌后，必须待压力表指示降至“0”时才可开盖取物，否则内外压力不平衡或冷空气突然进入，易使玻璃炸裂或瓶塞冲出瓶口，导致培养基污染或灼烧取物者。

（6）高压蒸汽灭菌器必须定期进行安全和灭菌效果的检验，若不合格，则应报废。

二、普通培养箱

普通培养箱是病原生物学实验室的基础设备，用于各种病原生物的人工培养（图 2-3），有隔水式培养箱和电热培养箱两种。隔水式培养箱加热均匀性更好。

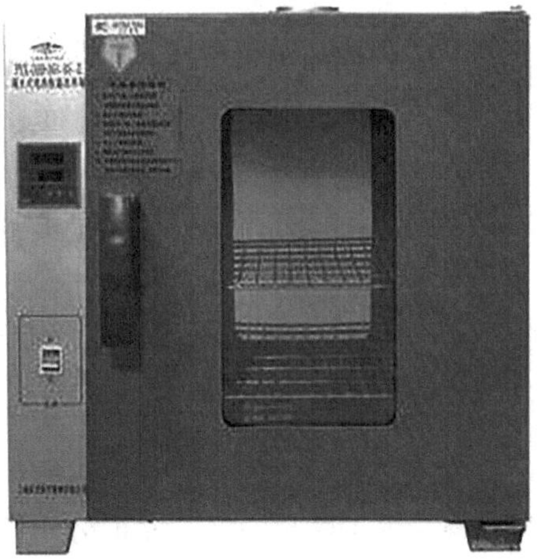

图 2-3　隔水式培养箱 PYX-DHS.400-BS

1. 结构　两种培养箱均由外壳、内胆、二者间的隔热材料、发热器和自动温控装置组成。区别在于隔水式培养箱内胆上有一个紫铜皮制的贮水夹层，电热恒温培养箱内胆采用不锈钢制作，保温层采用石棉作为保温材料。

2. 原理及应用　隔水式培养箱加热管通过对夹层内的水进行加热，利用水的对流形成四面加热，能够有效地保证加热均匀性。电热恒温培养箱通过底部电热丝的加热使箱内温度升高。两种培养箱通过自动温控装置使培养箱内的温度恒定，一般培养箱的恒温范围从略高于室温起至60℃。

3. 使用注意事项

（1）箱内不应放置过冷或过热的物品，以免影响箱内温度的调节。

（2）箱内物品不宜放置过挤，以便空气流动保持箱内温度的均衡。

（3）取放物品后，应随手关闭箱门，以免影响箱内温度。

（4）箱内可放一盛有水的容器，以减少培养物中水分的蒸发和维持箱内湿度。

（5）定期清洁、消毒箱内，可用甲醛熏蒸法，也可用3%来苏尔溶液擦拭内壁，擦拭前应先切断电源。

三、电热鼓风干燥箱

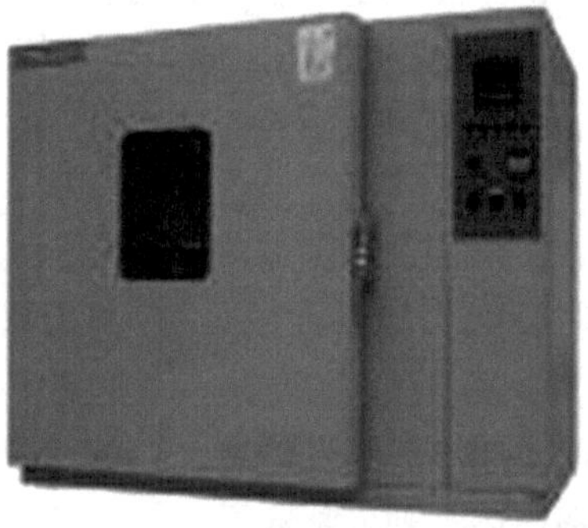

图 2-4　电热鼓风干燥箱 DGF

电热鼓风干燥箱是实验室的常用设备（图2-4），在病原生物学实验中主要用于干燥清洗的器皿和高压蒸汽灭菌后的器皿。对耐高温的玻璃器皿和瓷器进行干热灭菌。

1. 构造　电热鼓风干燥箱的基本构造由经防锈处理冷轧喷漆的外壳钢板、不锈钢内胆、外壳与内胆之间填充的玻璃棉或其他隔热材料、加热器（镍铬合金电热丝）、温控装置和鼓风机组成。

2. 原理及应用　电热鼓风干燥箱又称为烤箱，它的工作范围一般在50～300℃，可以根据需要选择适宜的工作温度。高温可以使物品水分蒸发，加之鼓风机的鼓风作用能使箱内气体流动增快，提高水分蒸发的速度，故可以用来烤干物品。高温可使微生物细胞内的蛋白质凝固变性从而达到灭菌的目的，故可用于物品的干热灭菌。

3. 使用注意事项

（1）该箱应放置在室内干燥及水平处。

（2）装入待灭菌物品后应关好箱门，切忌将易燃挥发物品放入该箱内，以免发生爆炸。

（3）打开加热器和鼓风机开关，应同时打开排气阀，以便将潮气排出箱外，箱内物品不要摆得太挤以影响空气流通，而且不得使物品与箱内壁接触，以防包装纸烤焦燃烧。

（4）升温和恒温时，根据箱顶温度计指数进行调节，当温度升至所需数值时，旋动恒温调节器至绿灯亮，表示箱内停止加温；如果温度还未达到所需温度时，则需转动调节器使红灯亮，表示箱内开始加温，如此反复调节，直到达到所需温度。

（5）由于干热灭菌或干烤使用的温度较高，升温和恒温时，必须时时监控箱内温度，严防恒温调节器的自动调控失灵而造成安全事故。

（6）干热灭菌时，温度不能超过170℃，否则纸包裹或棉塞等即被烤焦甚至燃烧。

（7）当箱内温度较高时，不能立即开箱门，否则玻璃器皿等可因温度骤降而炸裂。必须在箱内温度降至70℃以下时才可开箱取物。

四、生物安全柜

生物安全柜（biological safety cabinet，BSC）是为操作感染性实验材料时，用以保护操作者本人、实验材料和实验室环境，避免被操作过程可能产生的感染性气溶胶和溅出物污染的负压过滤排风柜。它是Ⅱ级以上生物安全实验室的必备设备。生物安全柜分为Ⅰ级、Ⅱ级、Ⅲ级 3 种类型，根据实验室要求配置相应级别的生物安全柜。

1. 结构　生物安全柜由带工作台的特制金属柜、过滤装置、排风装置、照明系统等组成。这些装置根据生物安全柜的级别不同而异（图 2-5、图 2-6）。

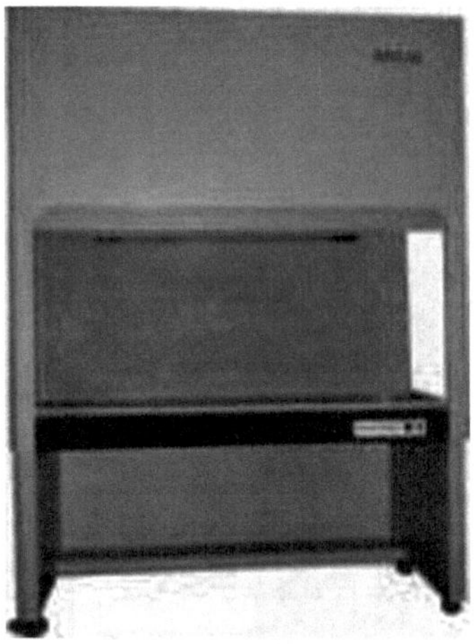

图 2-5　Ⅰ级生物安全柜

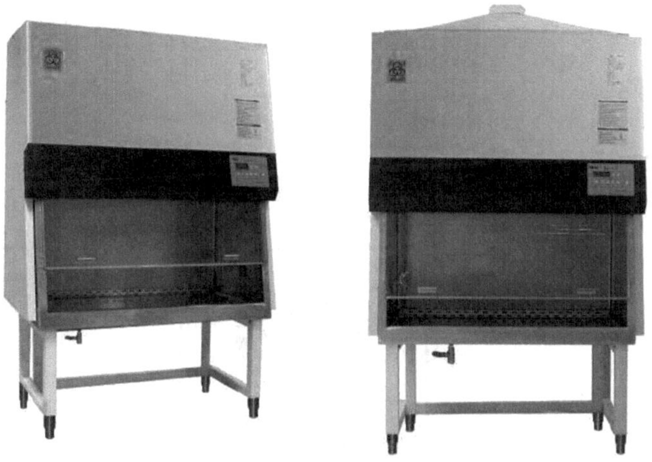

HR40-ⅡA2　　HR40-ⅡB2

图 2-6　不同型号的Ⅱ级生物安全柜

2. 工作原理　在一级生物安全柜内操作时，排出的气体先经过废气通道到达 HEPA 过滤器，再排出到环境中。HEPA 为高效空气粒子过滤器，可以捕捉 99.97% 的直径在 0.3μm 的粒子。对于大于 0.3μm 的粒子其捕捉率可达 99.9%，这就使已知的感染因子均被有效地捕获，保证排出的气体中不含微生物。二级生物安全柜与一级生物安全柜的区别是，进入空气也需经过 HEPA 过滤器，保证覆盖在台面上的空气是无菌的。不仅提供个人防护，还保护样品不受污染。三级生物安全柜中整个环境是完全密闭的，进入空气经 HEPA 过滤器，排出的气体经 2 层 HEPA 过滤。生物安全柜的作用是有效地降低实验室获得性感染的机会，减少人与样品或样品之间交叉污染的机会，保护操作人员、保护实验室周围环境的生物安全，也保护操作材料不受污染（图 2-7、图 2-8）。

3. 使用注意事项

（1）安放：从生物安全柜前的开口流入柜内的气流速度约为 0.45m/s。这一单向流的风速，很容易被安全柜附近人员的走动、开窗、送风配风器、门的开关所干扰。理想的布置，应放在远离活动及可能有干扰气流的地方，应尽量在安全柜的后侧及两侧留下 30cm 的空间，便于维护作业。柜子上方留下 30～35cm 的高度，以便对排风过滤器的风速进行精确测量，并为排风过滤器的更换留下足够空间。安全柜前的玻璃观察窗不得在安全柜使用状态时打开。

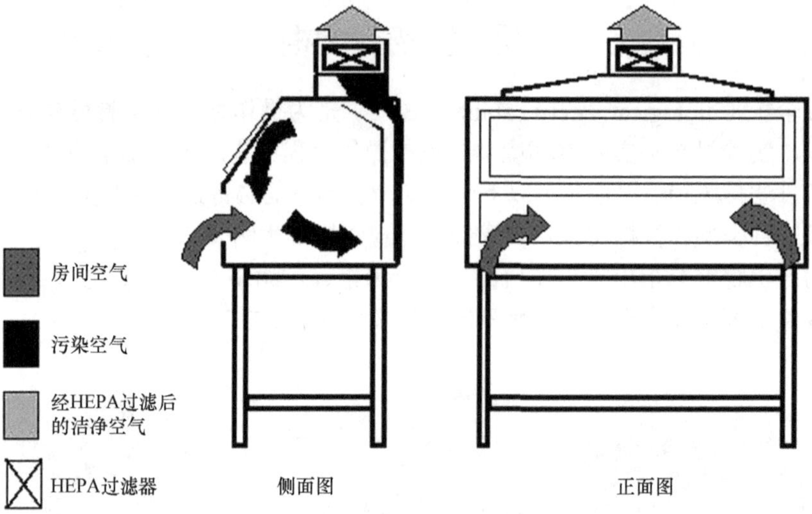

图 2-7　Ⅰ级生物安全柜气流形式

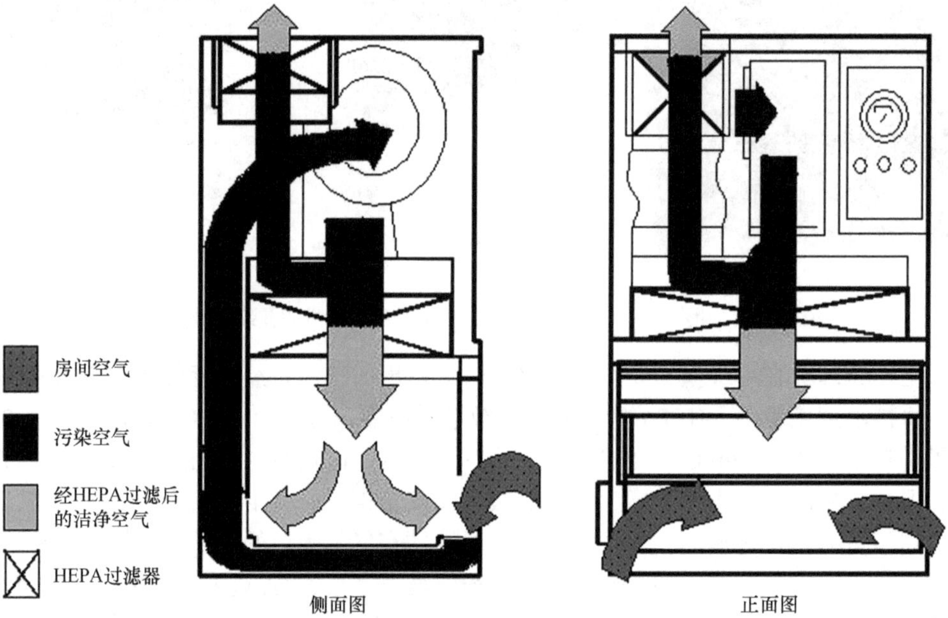

图 2-8　Ⅱ级生物安全柜气流形式

（2）操作人员：使用生物安全柜时，操作人员手臂的伸入或退出应缓慢，并垂直于前端开口处，从而保证安全柜前端气流的完整性。应在手或胳膊伸入柜中 1min 后开始操作，以便安全柜对手或胳膊表面的空气进行净化处理。实验所需器材应一次性放入生物安全柜，以便操作时不会因手臂来回进出柜子干扰气流。柜内所有的操作要在工作台面的中部或后部进行，并能通过玻璃观察窗看到。

（3）仪器材料的放置：柜内的仪器和材料必须保持在最低数量，摆放物品不要阻塞后面排气口处的空气流通。物品放入生物安全柜前，表面要用 70% 乙醇溶液消毒。试验材料尽量放在柜的后面，试验器材应按从清洁到污染的顺序摆放。

（4）操作和维持：安全柜的风扇在工作开始前和工作完成后要再各运行 5min，以完全净化柜内空气。大多数生物安全柜设计为全天开机，连续开机有利于控制实验室灰尘和粒子。一天中若有数个操作过程，建议间隙期不要中断运行；实验开始前 5min 应启动生物安全柜，以净化局部空气。

（5）酒精灯和紫外线灯：生物安全柜内近似无菌的环境，应避免使用酒精灯，酒精灯可干扰气流运行，还有易燃易爆的危险。必要时可用一次性接种环和红外接种灭菌器代替。实验前后可用紫外线照射 30min，对柜内台面进行消毒。

（6）清洁消毒：一天工作结束时，用漂白粉液或 70% 乙醇溶液等消毒剂擦拭工作台表面和各个内壁面及玻璃内面。如使用漂白粉液这种有腐蚀性的消毒剂，则要用灭菌水进行二次擦拭。建议工作柜在清洁、消毒时处在工作状态，以便在安全柜关闭前将其中的气体清除掉。生物安全柜内的所有物品（包括设备），都应在工作前后进行表面的去污处理和消毒。

五、厌氧培养箱

随着无芽孢厌氧菌的不断发现，临床对厌氧菌感染的重视，病原微生物实验室对厌氧菌分离培养的工作也逐渐开展。厌氧菌手套培养箱为厌氧菌分离培养的基础设备（图 2-9）。

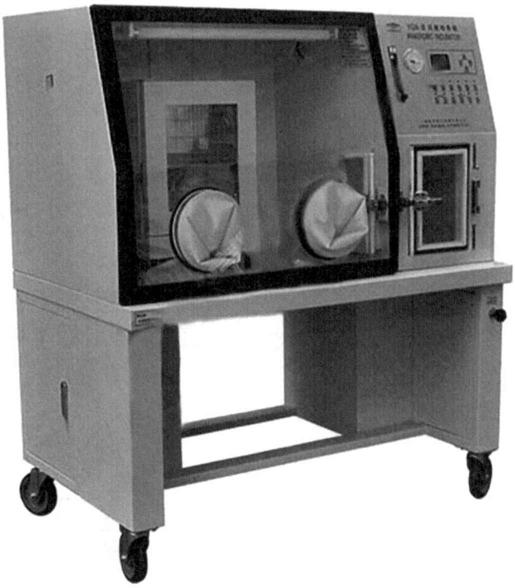

图 2-9　YQX- Ⅱ型厌氧菌手套培养箱

1. 构造　由培养室、操作室、取样室和各种装有压缩气体的钢瓶组成。

（1）培养室：内部小箱体，用于培养细菌。

（2）操作室：由手套孔，大箱体组成，细胞培养前的一系列操作，如厌氧操作，熔蜡、消毒等。

（3）取样室：设备右侧密封箱体，试验样品、器材设备内、外部转移的过渡室。

（4）钢瓶：常用氮气和混合气体。

2. 原理及应用　厌氧环境的形成详见厌氧培养方法中的抽气换气法。通过控温系统和抽空系统两大系统来控制适当的温度和提供不同的气体环境，达到适宜各种厌氧性细菌生长繁殖的条件。

3. 使用方法（以 YQX- Ⅱ型厌氧菌手套箱为例）

（1）操作室厌氧环境形成。

1）操作室内放置好必要的配件和器具及两个无毒塑料袋。

2）打开氮气及混合气钢瓶开关阀，调节使输出压力为 0.05～0.08MPa。

3）打开电源，操作室放入钯催化剂（密闭）、干燥剂（密闭）、测氧仪。

4）关紧取样室内外门，并抽真空校验。

5）操作室第一次氮气置换。

6）操作室第二次氮气置换。

7）操作室混合气体置换。

8）操作室内打开钯催化剂和干燥剂，分别倒入除氧催化剂放置盒的容器盒内，接通除氧催化剂放置盒电源进行催化除氧。并观察测氧仪读数，测氧仪读数应小于1%。

9）打开紫外线灯，对室内进行灭菌处理。

（2）培养箱控温：设置培养细菌所需温度。

（3）菌种的置入和培养：①检查取样室过道门并关紧。②打开取样室外门，将菌种放入取样室后关上外门。③取样室进行三次氮气置换。④打开取样室过道门将菌种移入操作室。

六、菌落计数器

1. 结构　主要由一块刻有144个面积为1cm^{2}的正方形小格的玻璃计数板和放大镜组成（图2-10）。

2. 原理

全平板CFU= 每平方厘米平均菌落数 × 平板面积。

1ml标本中活菌数 = 全平板CFU× 标本稀释倍数。

3. 使用方法

（1）将长有菌落的平板平放在菌落计数器上。

（2）在放大镜下观察，计算10个小方格内的菌落总数，再除以10，得到每平方厘米平均菌落数。

（3）根据平板直径，算出平板面积。

（4）按照原理中的公式，计算出标本中活菌数。

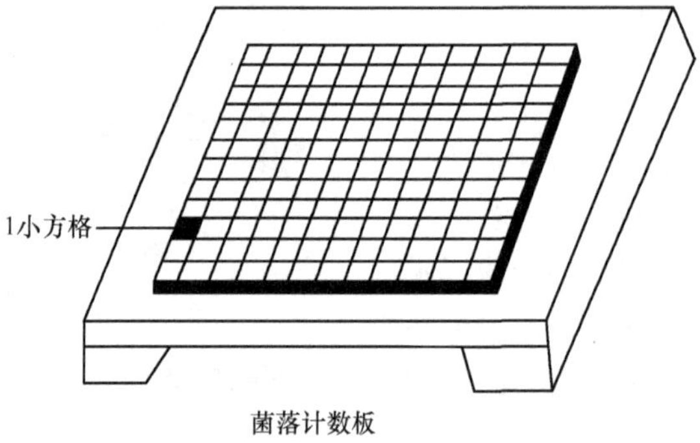

图2-10　菌落计数器的计数板

（刘　佳）

第三章　常用试剂的配制

第一节　医学免疫学实验相关试剂的配制

1. PEG-NaF 稀释液　PEG 40.0g、NaF 20.0g、NaCl 9.0g、NaN_3 1.0g，加蒸馏水溶解至1000ml，双层滤纸过滤。

2. 硼酸缓冲液（0.1mol/L，pH8.4）硼酸 0.51g，硼砂 0.4g，溶解于 100ml 蒸馏水中。

3. 聚乙二醇（PEG）溶液（4.166%）PEG 4.166g，溶解于 100ml 硼酸缓冲液中。

4. 巴比妥缓冲液（pH7.4）储存液　NaCl 85g，巴比妥 5.75g，巴比妥钠 3.75g，$MgCl_2$ 1.017g，无水 $CaCl_2$ 0.166g，逐一加至热蒸馏水中，溶解冷却后，加蒸馏水至2000ml，过滤，4℃保存。应用液：储存液 1 份 + 蒸馏水 4 份，当日配用。

5. Alsever 血细胞保存液　葡萄糖 2.05g，枸橼酸钠 0.8g，NaCl 0.42g，蒸馏水 100ml。以上成分混匀后微加温使其溶解，用枸橼酸调节 pH 至 6.1，高压蒸汽灭菌 15min，4℃保存备用。

6. Hank's 液　NaCl 80.0g、KCl 4.0g、$MgSO_4 \cdot 7H_2O$ 1.0g、$MgCl_2 \cdot 6H_2O$1.0g、$CaCl_2$ 1.4g、$NaH_2PO_4 \cdot 2H_2O$ 0.6g、KH_2PO_4 0.6g，葡萄糖 10g、双蒸水 950ml、0.4% 酚红50ml、氯仿 4.9ml。按顺序溶解，使用时 10 倍稀释。

7. 台盼蓝染液（2%）台盼蓝 4g，加少量双蒸水，反复乳钵研磨，加双蒸水至100ml，1500r/min 离心 15min，吸出上清液，即为 4% 水溶液。用前加等量 1.8% NaCl 溶液，即为 2% 台盼蓝染液。

8. 台盼蓝染液（0.5%）2% 台盼蓝染液，使用时用 0.01mol/L PBS 缓冲液（pH7.4）稀释至 0.5%。

9. 包被缓冲液（0.05mol/L pH9.6 碳酸盐缓冲液，CB 缓冲液）Na_2CO_3 1.59g、$NaHCO_3$ 2.93g，加双蒸水至 100ml 溶解。用 pH 试纸测其 pH，4℃保存备用，放置时间不超过 2 周。

10. 样品稀释液（0.01mol/L pH 7.4 磷酸盐缓冲液，PBS 缓冲液）$NaH_2PO_4 \cdot 2H_2O$ 0.89g、$Na_2HPO_4 \cdot 12H_2O$ 8.7g、NaCl 22.8g，加双蒸水至 3000ml 溶解，用 1mol/L 的 HCl 或 NaOH 调 pH 至 7.4，高压蒸汽灭菌，室温保存。

11. 洗涤液（pH7.4 PBS 缓冲液 /Tween-20）临用前，1000ml PBS 缓冲液加 Tween-20 0.75ml，混匀后使用。

12. 封闭液（5% 脱脂乳 -PBS 缓冲液，pH7.4）脱脂乳 50g，加 0.01mol/L pH 7.4 磷酸盐缓冲液（PBS 缓冲液）至 1000ml 溶解。

13. 底物稀释液（pH5.0 磷酸盐 / 枸橼酸缓冲液）$Na_2HPO_4 \cdot 12H_2O$ 1.85g、枸橼酸 0.51g，加双蒸水至 50ml，用 pH 试纸测其 pH。

14. OPD 底物液　邻苯二胺（OPD）20mg，30% H_2O_2 100μl，溶解于 50ml 底物稀释液

中。临用新鲜配制，配后注意避光。

15. 终止液（2mol/L H_2SO_4） 600ml 双蒸水中，缓慢滴加浓硫酸 100ml，并不断搅拌，双蒸水补足至 900ml。

16. 0.01mol/L PBS 缓冲液（pH 8.0） $NaH_2PO_4 \cdot 2H_2O$ 0.89g、$Na_2HPO_4 \cdot 12H_2O$ 8.7g、NaCl 22.8g，加双蒸水至 3000ml 溶解，用 1mol/L 的 HCl 或 NaOH 调 pH 至 8.0，高压蒸汽灭菌，室温保存。

17. 0.01mol/L PBS 缓冲液（pH6.8） $NaH_2PO_4 \cdot 2H_2O$ 0.89g、$Na_2HPO_4 \cdot 12H_2O$ 8.7g、NaCl 22.8g，加双蒸水至 3000ml 溶解，用 1mol/L 的 HCl 或 NaOH 调 pH 至 6.8，高压蒸汽灭菌，室温保存。

18. 细胞裂解缓冲液 将 0.2422g Tris 溶于 20ml 蒸馏水中，调节 pH 至 8.0，然后加入 0.149g EDTA 和 0.16g SDS。

19. 30% 丙烯酰胺溶液 丙烯酰胺 29g，*N, N'*- 亚甲双丙烯酰胺 1g，溶于 60ml 去离子水中，加热至 37℃溶解，加去离子水至 100ml。0.45μm 滤器过滤除杂质，置深色瓶中室温保存。

20. 10% 过硫酸铵溶液 过硫酸铵 1g，去离子水溶解至终体积 10ml，4℃避光保存。

21. 10% 十二烷基硫酸钠（SDS）溶液 在 900ml 去离子水中溶解 100g 电泳级 SDS，加热至 68℃助溶，用 HCl 调节 pH 至 7.2，加水定容至 1000ml，分装备用。

22. TBST 溶液 NaCl 8g，KCl 0.2g，Tris-base 3g，800ml 蒸馏水溶解，用 1mol/L HCl 调 pH 至 7.4，用蒸馏水定容至 1000ml，加 Tween-20 1ml。

23. SDS 凝胶加样缓冲液（2×） 1.0mol/L Tris-HCl（pH6.8）1.25ml，β 巯基乙醇 0.5ml，10% SDS（电泳级）3.0ml，溴酚蓝 1.0mg，100% 甘油 1.0ml，分装后，–20℃保存。

24. Tris-甘氨酸电泳缓冲液（10×） Tris-base 30.3g，甘氨酸 188.0g，SDS 10.0g，用双蒸水溶解成 1000ml，配成 10 倍浓缩液，用时再稀释 10 倍。

25. 电转印缓冲液 Tris 3g，甘氨酸 14.4g，SDS 0.185g，甲醇 200ml，加去离子水至 1000ml。

26. DAB 显色液 在 9ml 0.01mol/L Tris-HCl（pH7.6）溶液中溶解 6.0mg 二氨基联苯胺（DAB），加入 1ml 的 0.3%（*W*/*V*）的 $NiCl_2$，用前加入 30% 的 H_2O_2 10μl。

27. Ficoll 液（PBMC 分层液 / 密度为 1.077±0.001 的聚蔗糖 - 泛影葡胺溶液） 9% 聚蔗糖（ficoll）24 份，33.9% 泛影葡胺（urografin）10%，混合，G5 玻璃滤器过滤除菌，4℃保存备用。

28. 含 10% 或 20% 小牛血清的 1640 培养液 RPMI-1640 干粉 0.8g，双抗（青霉素、链霉素 2 万 U/ml）1ml，肝素（125U/ml）2ml，10%Hepes 6ml（Hepes10g 溶于 100ml 无菌双蒸水，用 3%Tris 调 pH 至 8.0；若无 Hepes，可用 5.6%$NaHCO_3$ 液调 pH，临用前调 pH 至 7.2～7.4）。配制时先取少量无菌双蒸水将 1640 干粉溶解，然后加上述各液，无菌双蒸水加至 80ml。临用前加入 10ml 或 20ml 无菌灭活小牛血清即可。

29. 白细胞稀释液（计数液，2% 的冰醋酸液） 2ml 冰醋酸加入 98ml 蒸馏水中，再滴加 2～3 滴 2% 台盼蓝染液，混匀，过滤后备用。

30. 四甲基偶氮唑盐（MTT）储存液 取适量的 MTT，用 0.01mol/L PBS 缓冲液（pH 7.4）配制成 5mg/ml 的 MTT 储存液，0.22μm 微孔滤膜过滤除菌、分装，4℃避光保存。

31. ACK 红细胞裂解液 NH_4Cl 8.02g，$KHCO_3$ 1g，Na_2EDTA 37.2mg，溶解于 850ml 蒸馏水中，调节 pH 至 7.2～7.4，加蒸馏水至 1000ml，过滤除菌后，4℃保存备用。

32. 瑞氏染色液 瑞氏染色粉 0.3g，甘油 3ml，甲醇 97ml。将瑞氏染色粉置于干燥研钵内磨细，加入甘油继续研磨，不断滴加甲醇继续研磨，直至染料全部溶解后加甲醇至 100ml，混匀后置棕色瓶室温保存，用前滤纸过滤去除未溶解颗粒。

（邓西川）

第二节 医学寄生虫学实验相关试剂的配制

一、常用寄生虫标本固定液配制

收集到寄生虫标本后，为便于保存与观察，一般要先予以固定，常用的固定药品有：甲醛、乙醇、甲醇、苦味酸、升汞和冰醋酸等。固定液有单纯固定液和复合固定液两种，但常用复合固定液，可以利用各种药品的优点，同时平衡各种药品的作用，抵消各自的缺点。例如，乙酸可使细胞膨胀，而乙醇和苦味酸可使细胞收缩，二者若混合使用，就可以抵消收缩和膨胀作用。

1. 甲醛（formaldehyde）

配制：30%～40% 的甲醛水溶液称为福尔马林（formalin），固定和保存标本时，常用浓度为 5%～10%。注意染色经福尔马林固定后的标本染色时，必须先用流水冲洗，然后置于 70% 乙醇溶液中保存。配制 10% 的福尔马林，以 10ml 福尔马林原液（40%）加 90ml 水即可。配制时自来水或生理盐水均可。固定时间一般不少于 24h。

用途：一般用于蠕虫标本固定。

2. 乙醇

配制：固定虫体一般用 70%～100% 乙醇溶液，固定时间为 24h，固定完毕后保存于 70% 乙醇溶液内，若在乙醇中加入甘油，则对标本保存更有利。固定微丝蚴厚涂片则需用纯乙醇，固定时间为 10～30min。

用途：一般用于蠕虫标本固定。

3. 甲醇

配制：甲醇又名木醇，固定性能同乙醇，固定时间 1～3min，固定完毕，不必冲洗即可染色。

用途：主要用以固定血涂片。

4. 肖氏（Schaudinn）固定液

配制：肖氏固定液为复合固定液，用饱和氯化高汞水溶液 2 份加 95% 乙醇溶液 1 份配成 100ml，用前再加冰醋酸 5～10ml，并加热至 40℃，冷却后保存备用。一般固定时间 10～60min，固定完毕用 50% 或 70% 乙醇溶液冲洗，再用碘酒或碘溶液除去升汞。

用途：固定肠道原虫涂片。

二、常用寄生虫标本染色液配制

未经染色的标本，由于折射率不同，虽然可以看到一些比较大的器官，但要看清细微结构较困难，为了使虫体各部分形态结构清晰显出，可用染料将标本染色，虫体被染成深浅不一的颜色，以便观察虫体的形态和内部结构，达到鉴别虫体的目的。染制寄生虫标本常用的染料和染液及其配制方法如下：

1. 吉姆萨染色（Giemsa staining）

染液配制：将 0.5g 吉姆萨染剂粉（天青色素、伊红、次甲基蓝的混合物）置于洁净干燥的研钵内，25ml 甘油先加少许细细研磨，然后边加边磨，至甘油加完为止，倒入棕色玻璃瓶中。在研钵内加入甲醇（总量 25ml），洗去甘油，洗液倒入瓶中，直至用甲醇洗净研钵内甘油。塞紧瓶塞，充分摇匀，置 60℃恒温培养箱内 24h 或室温 1 周后过滤即可使用。放置越久效果越佳，临用时用 pH 7.4 PBS 缓冲液稀释 10 倍使用。染色前用蛋白酶等进行处理标本，然后再用吉姆萨染液染色。吉姆萨染液可将细胞核染成紫红色或蓝紫色，胞质染成粉红色，在光镜下呈现出清晰的细胞图像。根据需要量，配好工作液，此工作液常温可保存 2 周。

染色步骤：按常规方法制备血涂片，待血膜干后，用甲醇固定 2～3min。将血涂片或骨髓涂片放置染色架上，滴加稀释好的染色液，使覆盖全部血膜，室温染色 15～30min。用自来水缓慢从玻片一端冲洗（注意勿先倒去染液或直接对血膜冲洗），晾干后镜检。

用途：本染色液最适于血液涂抹标本、血细胞、疟原虫、立克次体以及骨髓细胞、脊髓细胞等的染色。

2. 瑞氏染色法（Wright's staining）

染液配制：将瑞氏染剂粉（含亚甲蓝和伊红两种染料）0.2g 置于洁净干燥的研钵内，甘油先加少许细细研磨，然后边加边磨，至甘油加完为止，倒入棕色玻璃瓶中。在研钵内加入少许甲醇，洗去甘油，洗液倒入瓶中，直至用甲醇洗净研钵内甘油。塞紧瓶塞，充分摇匀，密封瓶口，室温下避光保存，置 60℃恒温培养箱内 24h 或室温 1 周后过滤即可使用，放置越久效果越好，一般以储存 3 个月以上为佳。临用时用 pH 6.4～6.8 PBS 缓冲液稀释 10 倍使用。由于系中性染料，又有缓冲液调节酸碱度，所以细胞受染后，蓝红等颜色都较适中，核染色质、胞质及其中颗粒显色较为清楚。

染色步骤：同吉姆萨染色。

用途：同吉姆萨染色。

3. 瑞氏染液 - 吉姆萨染液混合染色

染液配制：参见吉姆萨染液配制和瑞氏染液配制。

染色步骤：先用瑞氏染液将涂片膜面充分覆盖；稍等片刻再加吉姆萨染液 2～3 滴（加减根据涂片上细胞多少及增加程度酌情而定）；稍等 1～2min 后，再加磷酸盐缓冲液，加时应缓慢地一滴一滴加在涂片膜上，直至膜面上染色液形成表面张力而终止染色液加入；染色 30～40min；分色，用自来水缓缓冲洗至少 3min，待干，勿用滤纸吸干，以免滤纸纤维污染涂片。瑞氏染色的染料配方浓度对细胞核着色程度适中，细胞核结构和色泽清晰艳丽，吉姆萨染色对胞质着色能较好地显示胞质的嗜碱性程度，特别对嗜天青、嗜酸性、嗜碱性颗粒着色较清晰，色泽纯正。

用途：同吉姆萨、瑞氏染色。

4. 铁苏木素染色法

染液配制：苏木素粉 10g，溶于 95% 乙醇溶液 100ml 中，装入 250ml 大口玻璃瓶内，加塞置室温中 6～8 周，使之充分氧化配制成苏木素染液。使用时，按 1∶19 加蒸馏水配成 0.5% 苏木素染液，此染液可保存 3～6 个月。硫酸铁铵 2g，溶于 100ml 蒸馏水中配制成 2% 铁明矾溶液，一般临用前配制。

染色步骤：用竹签挑取粪便少许，按一个方向在洁净的载玻片上涂成薄粪膜，立即放入 60℃的肖氏固定液中 2min。依次将标本放入碘酒、70% 乙醇溶液及 50% 乙醇溶液中各 2min，用蒸馏水洗 1 次。再置于 40℃ 2% 铁明矾溶液 2min，流水冲洗 2min，放入 40℃ 0.5% 苏木素染液中染色 5～10min，再流水冲洗 2min，放入冷 2% 铁明矾溶液中褪色 2min。将载玻片置显微镜下检查褪色情况（观察时勿使玻片干燥），如颜色偏深，应继续褪色，直至核膜、核仁均清晰可见。然后，流水冲洗 15～30min，至标本显现蓝色，再用蒸馏水洗 1 次。继而，依次在 50%、70%、80%、95% 乙醇溶液（2 次）中逐渐脱水各 2min。在二甲苯中透明 3～5min 后用中性树胶封片。染色后，原虫胞质呈灰褐色，胞核、包囊内的拟染色体及溶组织内阿米巴滋养体吞噬的红细胞均被染成墨色，糖原泡则被溶解呈空泡状。

用途：主要用于各种阿米巴、蓝氏贾第鞭毛虫滋养体和包囊的鉴定，具有操作简单，现象明显的特点。

5. 卢戈（Lugol）碘染法

染液配制：先用碘化钾 10g 溶于 100ml 蒸馏水中，再加结晶碘 5g，溶解后贮于棕色瓶中，使用时，通常用四倍体积的蒸馏水稀释。

染色步骤：对于粪便、尿液等液体状标本直接滴加卢戈碘液后镜检，也可以涂片经甲醇固定后滴加卢戈碘液染色 10min，水洗后镜检。

用途：用于各种阿米巴、人芽囊原虫滋养体和包囊的鉴定，具有操作简单，现象明显和快速染色的特点。

6. 金胺 - 酚染色法

染液配制：金胺 0.1g，石炭酸 5.0g，蒸馏水 100ml 配制成 1g/L 金胺 - 酚染色液（第一液）；盐酸 3ml，95% 乙醇溶液 97ml 配制成 3% 盐酸酒精（第二液）；高锰酸钾 0.5g，蒸馏水 100ml 配制成 0.5% 高锰酸钾液（第三液）。

染色步骤：滴加第一液于晾干的粪膜上，10～15min 后水洗；滴加第二液，1min 后水洗；滴加第三液，1min 后水洗；待干后置荧光显微镜下观察。低倍荧光显微镜下，可见卵囊为一圆形小亮点，呈现乳白色荧光。高倍镜下卵囊呈乳白或略带绿色，卵囊壁为一薄层，多数卵囊周围深染，中央淡染，似环状，有些卵囊全部为深染，但有些标本可出现非特异的荧光颗粒，应注意鉴别。

用途：用于隐孢子虫的鉴定。

7. 改良抗酸染色法

染液配制：碱性复红 4g，95% 乙醇溶液 20ml，石炭酸 8ml，蒸馏水 100ml 配制成石炭酸复红染色液（第一液）；纯硫酸 10ml，蒸馏水 90ml（边搅拌边将硫酸徐徐倾入水中）配制成 10% 硫酸溶液（第二液）；2g 孔雀绿，蒸馏水 100ml 配制成 20g/L 孔雀绿液（第三液）。

染色步骤：滴加第一液于粪膜上，1.5～10min 后水洗；滴加第二液，1～10min 后水洗；

滴加第三液，1min 后水洗；待干后置显微镜下观察。染色后，卵囊为玫瑰红色，圆形或椭圆形，背景为绿色，子孢子呈月牙形，共 4 个，其他非特异颗粒则染成蓝黑色，容易与卵囊区分。

用途：用于隐孢子虫的鉴定。

8. 金胺 - 酚改良抗酸染色法

染液配制：分别配制金胺 - 酚染液和抗酸染液。

染色步骤：取患者腹泻的新鲜粪便或经 10% 福尔马林固定保存（4℃ 1 个月内）粪便，自然沉淀后用吸管尽可能取底部粪便，于载玻片上涂成粪膜，晾干后先用金胺 - 酚染色，再用改良抗酸染色法复染。

用途：用于隐孢子虫的鉴定。

（张　静）

第三节　医学微生物学实验相关试剂的配制

一、常用消毒液的配制

1. 75% 乙醇溶液

配制方法：无水乙醇 75ml，加蒸馏水至 100ml。配制后必须密闭保存以免乙醇挥发。

用途：用于皮肤、工具、设备、容器、房间表面的消毒，与碘伏、氯己定（洗必泰）等消毒液有增效和协同作用。由于不能杀死芽孢，一般进入体内的器械等物品不宜用乙醇浸泡消毒。

2. 碘酊（碘酒）与碘伏

（1）碘酊

配制方法：先将碘化钾 15g 溶于 20ml 蒸馏水中，然后加入碘 20g、95% 乙醇溶液 500ml，加蒸馏水至 1000ml 混匀，存放于密闭的棕色玻璃瓶中。

（2）碘伏

配制方法：将 1g 聚乙烯吡咯烷酮 - 碘（PVP-I）溶于蒸馏水中混匀并加蒸馏水至 100ml。

用途：碘伏是一种广谱杀菌剂，可杀死细菌、芽孢、真菌、病毒等，且杀菌速度快，常用于皮肤消毒及表面化脓性感染的治疗。皮肤经碘酒涂抹后，需用 75% 乙醇溶液脱碘；而碘伏消毒后可不脱碘。碘伏也可用于手术器械的浸泡或擦拭消毒，以及物体表面的喷雾或擦拭消毒。

3. 0.5% 过氧乙酸

配制方法：过氧乙酸 5ml，加蒸馏水至 1000ml。

用途：用于地面的喷雾消毒和物品的浸泡消毒，其消毒能力强，可杀死芽孢。

4. 0.1%（0.3%）新洁尔灭（苯扎溴铵）消毒液

配制方法：新洁尔灭 1ml（3ml），加蒸馏水至 1000ml。

用途：用于皮肤、工具、设备、容器、房间，具有清洁、消毒的作用。新洁尔灭溶液与肥皂等阴离子表面活性剂有配伍禁忌，易失去杀菌效力，所以用肥皂洗手后必须冲洗干净，才能用新洁尔灭消毒。

5. 3%（5%）来苏尔（甲酚皂）消毒液

配制方法：取 3ml（5ml）甲酚皂液原液，加蒸馏水，97ml（95ml），搅拌均匀。

用途：消毒皮肤、工作台面及用具等，也可用稍高浓度清洁地面。

6. 甲醛（福尔马林、福美林）

使用方法：以浓度为 37%～40% 甲醛原液与高锰酸钾放在同一容器中混合熏蒸，用量为每立方米空间 10ml 加高锰酸钾 5g 左右；或直接倒入蒸发皿中加热蒸发。

用途：甲醛通过产生气体对细菌、芽孢、真菌等多种微生物起杀灭作用，常用于周围环境或密闭的房屋的消毒。

7. 2% 碱性戊二醛

配制方法：在 2%（*V*/*V*）戊二醛水溶液中加入 0.3%（*W*/*V*）碳酸氢钠，调 pH 至 7.5～8.5，另加入 0.5% 亚硝酸钠可防腐和增效。

用途：对金属器械、橡皮、塑料管、塑料塞等浸泡灭菌（浸泡时间应在 30min 以上）。

8. 0.2% 氯己定（洗必泰）

配制方法：取 2g 氯己定（洗必泰）即 1, 6- 双（正 - 对氯苯双胍）乙烷，溶于蒸馏水中混匀，并加入蒸馏水至 1000ml。

用途：用于外科医生的手消毒（浸泡 3min）或动物创面的清洗消毒。

二、常用细菌染色液的配制

1. 革兰氏染色液

（1）碱性结晶紫液：将结晶紫 25g 在研钵中先用少量蒸馏水研磨，使之溶解，溶后再加入蒸馏水，并将研钵中剩余染液尽量洗入所加蒸馏水中，补足总量为 1000ml。

（2）碳酸氢钠液：将碳酸氢钠 125g 加入 1000ml 蒸馏水中混匀。

（3）碱性碘液：先将碘 2g 在 10ml 1mol/L 氢氧化钠溶液中研磨，使完全溶解后，加入蒸馏水 90ml。

（4）丙酮乙醇：将丙酮 25ml 加入 75ml 95% 乙醇溶液中混匀。

（5）稀释石炭酸复红染液：取碱性复红 10g 溶于 95% 乙醇溶液 100ml 中，配成碱性复红乙醇饱和液。取此饱和液 10ml 与 5% 石炭酸水溶液 90ml 混匀，配成石炭酸复红原液，取此原液 10ml 加入蒸馏水 90ml 中混匀，即为稀释石炭酸复红染液。

2. Albert 染色液

（1）甲液：甲苯胺蓝 0.15g，孔雀绿 0.2g，冰醋酸 1ml，95% 乙醇溶液 2ml，加蒸馏水至 100ml，先将甲苯胺蓝和孔雀绿放在研钵内加入 95% 乙醇溶液研磨，使其溶解，然后边研磨边加入水与冰醋酸的混合液，充分混匀。储入瓶内，室温下静置 24h 后用滤纸过滤备用。

（2）乙液：碘 2g，碘化钾 3g，蒸馏水 300ml，先将碘化钾加少许蒸馏水（约 2ml），充分振摇，待完全溶解，再加入碘，使完全溶解后，加蒸馏水至 300ml。

3. 抗酸染色液

（1）石炭酸复红染液：见革兰氏染色液。

（2）3% 盐酸乙醇：取浓盐酸 3ml 加入 95% 乙醇溶液 97ml 中混匀。

（3）碱性亚甲蓝染液：取亚甲蓝 2g，溶于 95% 乙醇溶液 100ml 中配成亚甲蓝乙醇饱和溶液。取此饱和溶液 30ml 与 95% 氢氧化钾 0.1ml，加蒸馏水至 100ml 混匀。

4. 特殊染色液

（1）鞭毛染色液：①甲液：20% 鞣酸 10ml、蒸馏水 10ml、95% 乙醇溶液 15ml、碱性复红乙醇饱和溶液 3ml，依次混合，边加边搅动摇匀，滤纸过滤后备用。②乙液：亚甲蓝 0.1g、硼砂 1g、蒸馏水 160ml，将三者混合，溶解后备用。

（2）Fontanan 银染色液：①固定液：冰醋酸 1ml，40% 甲醛 20ml，蒸馏水 100ml。②媒染液：鞣酸 5g，蒸馏水 100ml。③染液：硝酸银 1g，蒸馏水 50ml，10% 碳酸氢钠少量。

（3）盖梅尼次染色液：①碱性复红原液：取碱性复红乙醇溶液（见革兰氏染色液中）10ml，4% 碳酸溶液 25ml，加蒸馏水 65ml，临用前置于 37℃配成 100ml。②碱性复红应用液：原液 4ml 加 0.1mol/L 磷酸盐缓冲液（pH7.4）10ml（此缓冲液为 0.2mol/L 磷酸二氢钠 3.5ml，0.2mol/L 磷酸氢二钠 15.5ml 及蒸馏水 19ml 混合而成），立即过滤。配好后，48h 内使用效果最佳。如果时间太久，则产生大量沉淀，须重配。③ 0.8% 孔雀绿溶液。

（刘　佳）

第四章　病原微生物实验室生物安全及菌种和毒种的保存

第一节　病原微生物实验室生物安全

病原微生物学实验室涉及实验室生物安全（biosafety for laboratories）。根据中华人民共和国国务院令(第424号)公布施行的《病原微生物实验室生物安全管理条例》，WHO《实验室生物安全手册》第三版，《病原微生物实验室生物安全通用准则》（WS233—2017）要求，为避免病原微生物对操作者和相关人员造成实验室相关感染，防止实验室污染泄漏对环境和公众的健康造成危害及保护试验材料免受污染，以保证实验的科学性，在实验教学中应充分了解病原微生物的危害程度，并严格遵守实验室生物安全规范。

（一）病原微生物类别与生物安全实验室等级

我国根据病原微生物感染后对个体或者群体的危害程度，将病原微生物分为四类：第一类指能够引起人类或动物非常严重疾病的微生物，以及我国尚未发现或者已经宣布消灭的微生物，如埃博拉病毒、天花病毒；第二类指能够引起人类或动物严重疾病，比较容易直接或间接在人和动物间传播的微生物，如霍乱弧菌、高致病禽流感病毒、SARS冠状病毒等；第三类指能够引起人或动物疾病，但一般情况下对人、动物和环境不构成严重危害，传播风险有限，感染后很少引起严重疾病，并且具备有效治疗和预防措施的微生物，如肺炎球菌、沙门菌、各型肝炎病毒等；第四类指在通常情况下不会引起人类或动物疾病的微生物，如普通大肠埃希菌、耻垢分枝杆菌、枯草芽孢杆菌等。其中，第一类和第二类病原微生物统称为高致病性微生物。相应的，我国根据实验室对病原微生物的生物安全防护水平（biosafety level，BSL）将实验室分为一级（BSL-1）、二级（BSL-2）、三级（BSL-3）、四级（BSL-4）四个等级，其防护水平逐级升高。从事病原微生物操作只能在相应的生物安全等级实验室进行，即第一类微生物对应BSL-4级实验室，第二类微生物对应BSL-3级实验室，第三类微生物对应BSL-2级实验室，第四类微生物对应BSL-1级实验室。BSL-1级、BSL-2级实验室不得从事高致病性病原微生物实验活动。从事病原微生物相关的动物生物安全防护水平（animal biosafety level，ABSL）也分为ABSL-1、ABSL-2、ABSL-3、ABSL-4四个等级。

（二）树立有菌观念

病原微生物学教师、实验工作人员和进行实验的学生必须树立严格的有菌观念，掌握无菌操作技术。有菌观念是指细菌等微生物广泛分布于自然界，如人或动物的皮肤、黏膜、排泄物，室内外的空气、尘埃及所有未消毒灭菌的物品上都可能存在各种微生物，在实验过程以及相关医疗活动中都要防止这些微生物的污染。具体要求如下：

1. 从事病原生物学实验教学工作的人员必须身体健康，经过生物安全培训，具有生物安全意识、技术水平和业务能力。

2. 实验教学活动一般仅涉及无或低致病性病原微生物，尽量避免涉及高致病性病原微生物。建议学生实验室应具备一级生物安全防护水平（BSL-1），并配置生物安全柜，或具备二级生物安全防护水平（BSL-2）；教学准备室应具备二级生物安全防护水平（BSL-2）。

3. 建立生物安全的规章制度。菌种、毒种应有专人管理。

4. 非实验室工作人员和上课教师、学生，不得进入实验室。

5. 实验教学应严格按照生物安全实验室操作规范进行，根据实验教学内容采取相应的个人防护措施。

（三）掌握无菌操作技术

无菌操作技术是指在实验教学中防止自然界的微生物污染实验材料，防止具有感染性的实验材料传染人和污染环境的操作技术规范。具体要求如下：

1. 进入病原微生物学实验室应穿戴相应级别的个人防护装备，即防护服、防护口罩、防护帽、防护眼镜、手套等。实验完后按规范操作脱下，放到指定地点进行适当消毒处理。

2. 用于无菌操作的器皿，应适当包装，吸管吹吸端应塞有棉花，严格消毒灭菌。无菌吸管应使用橡皮球吹吸，不能用口吹吸，以免吹吸液经口感染或口腔内杂菌污染实验材料。

3. 经消毒灭菌的物品在使用过程中不得与未经消毒灭菌的物品接触，如不慎接触，应立即更换无菌物品。凡使用后有菌污染的物品，必须存放在规定的容器内，经过灭菌后才能洗涤。

4. 生物安全柜外的无菌操作，应在酒精灯旁进行。因酒精灯旁的操作不能避免感染性气溶胶的产生和传播，涉及含有危害程度较高的病原微生物的操作，应在生物安全柜内进行。

5. 接种环（针）于每次使用前后，应彻底烧灼灭菌。无菌试管或烧瓶于开塞后及塞回前，管口或瓶口应通过火焰烧灼，以杀死可能附着在管口或瓶口的细菌。开塞后的管口及瓶口应尽量靠近火焰，试管及烧瓶应尽量倾斜，切忌口部向上和长时间暴露于空气中。试管塞或烧瓶塞应握在手中，不能放在桌上。

6. 保持无菌的实验用品的制备，如倾注琼脂平板等应在无菌室、超净工作台或生物安全柜内进行操作。病原微生物的接种，动物试验应根据其危害程度，在相应防护级别的条件下进行。

7. 无菌室、超净工作台或生物安全柜在使用前后，应用紫外线灯照射（30～60min）或用 5% 石炭酸或 5% 甲酸喷雾消毒，定期检测染菌程度。

8. 离开实验室前，要浸泡消毒清洗手。

（四）生物安全实验室（BSL-1 和 BSL-2）规范操作注意事项

1. 所有的实验操作应按尽量减少气溶胶和微小液滴形成的方式进行。

2. 实验室应制订并执行处理溢出物的标准操作程序，出现溢出、事故以及明显或可能暴露于感染性物质时，必须向实验室负责人报告。实验室应如实记录有关暴露和处理的情况，保存相关记录。实验室中要张贴如何处理溢出物的实验室操作规则，每一位使用实验室的成员都要阅读并理解这些规程。

3. 所有受到污染的材料、标本和培养物在废弃或清洁再利用之前，必须先严格消毒灭菌处理。

4. 污染的液体在排放到生活污水管道以前必须采用化学或物理学方法清除污染，根据所处理的微生物因子的危险度评估结果准备专门的污水处理系统。

5. 只有保证在实验室内没有受到污染的文件纸张才能带出实验室。

（何永林）

第二节　微生物菌种、毒种的保存

微生物在使用和传代过程中容易发生污染、变异甚至死亡，因而常常造成菌种的衰退，并有可能使优良菌种丢失。菌种保存的关键就在于尽可能保持其原有生物学性状和活力的稳定，确保菌种不死亡、不变异、不被污染，以达到便于研究、交换和使用等多方面的需要。

【实验目的】

了解微生物菌种、毒种的常用保存方法。

【实验材料】

菌种、毒种、培养基、冰箱、超低温冰箱、液氮罐和冷冻真空干燥器等。

【实验方法】

1. 斜面低温保存法　将菌种接种在适宜的斜面培养基上，待菌种生长完全后，置于4℃左右的冰箱中保存，每隔一定时间（1～6个月）再转接至新的斜面培养基上，生长后继续保存，具体时间应根据菌种特性决定。此法广泛适用于细菌、放线菌和真菌等大多数微生物菌种的短期保存。

2. 液体石蜡封存法　在无菌条件下，将灭过菌并已蒸发掉水分的液体石蜡（150～170℃烘箱内灭菌1h；或121℃高压蒸汽灭菌60～80min，再置于80℃的烘箱内烘干除去水分）倒入培养成熟的菌种斜面（或半固体穿刺培养物）上，液体石蜡层高出斜面顶端1cm，使培养物与空气隔绝，加胶塞并用固体石蜡封口后，垂直放在室温或4℃冰箱内保存。保藏期达1～2年或更长。这种方法操作简单，适于保存真菌、酵母菌、放线菌、好氧性细菌等。

3. 沙土管保存法　先将沙与土分别洗净、烘干、过筛（一般沙用60目筛，土用120目筛），按沙与土的比例为（1～2）：1混匀，分装于小试管中。沙土的高度约1cm，以121℃蒸汽灭菌1～1.5h，间歇灭菌3次，50℃烘干后经检查无误后备用。也有只用沙或土作载体进行保存的，需要保存的菌株先用斜面培养基充分培养，再以无菌水制成10^8～10^{10}个/ml菌悬液或孢子悬液滴入沙土管中，放线菌和真菌也可直接刮下孢子与载体混匀，而后置于干燥器中抽真空2～4h，用火焰熔封管口（或用石蜡封口），置于干燥器中，在室温或4℃冰箱内保存，后者效果更好。这是一种常用的长期保藏菌种的方法，适用于产孢子的放线菌、真菌及形成芽孢的细菌。

4. 冷冻真空干燥法　用脱脂奶、血清和葡聚糖等保护剂将拟保存菌种或毒种制成细菌悬液或细胞悬液置于安瓿管中，每管0.3～0.5ml，然后用耐压橡胶管与冷冻干燥装置连接，安瓿瓶放在冷冻槽中于–40～–30℃迅速冷冻，并在冷冻状态下抽真空干燥，并在真空状态下熔封安瓿瓶，在–20℃保存。此方法同时具备低温、干燥、缺氧的菌种保存条件，因此，保藏期长，一般达5～15年，存活率高，变异率低，是目前被广泛采用的一种较理想的保存方法。该方法对设备要求较高，需冷冻干燥机。除不产孢子的丝状真菌不宜用此法外，其他大多数微生物如病毒、细菌、放线菌、真菌等均可采用这种保存方法。

5. 超低温冷冻保存法　将生长旺盛的菌种、毒种加适宜的保护剂（无菌脱脂奶、无菌脱纤维兔血、20%甘油等）混匀，无菌分装于冻存管，封口，放置于–70℃以上的超低温冰箱或–196℃的液氮罐中保存。此法操作简便、高效，保藏期一般可达到15年以上，是目前被公认的比较有效的菌种、毒种长期保存技术之一。除了少数对低温损伤敏感的微生物外，该法适用于各种微生物菌、毒种的保存。

【注意事项】

1. 保存的菌种必须是纯培养物，注意无菌操作，防止污染。

2. 为保障菌种的存活率，保存的菌种必须处于对数生长期，即新鲜培养的菌种。

3. 为了防止菌种、毒种发生变异，选择适宜菌种、毒种和生长良好的培养物保存，切忌反复传代。

（刘　佳）

第二篇

医学免疫学实验

第五章 免疫学基础实验

免疫学基础实验主要涉及抗原 - 抗体反应以及补体参与的免疫反应等。抗原与其特异性抗体在体内、体外均可发生结合反应，其中体外抗原 - 抗体反应（antigen-antibody reaction）又称血清学反应（serological reaction）。抗原 - 抗体反应具有以下特点：①高度特异性。即抗原与抗体结合具有专一性，该特异性是由抗原表位的构型与抗体分子的抗原结合部位（CDR）的构型互补所决定的，是抗原及其特异性抗体可以相互检测的基础。②表面化学基团之间的可逆结合。抗原 - 抗体分子的结合除了空间构象互补以外，主要为氢键、静电引力、范德瓦耳斯力和疏水键等非共价键维系的可逆性结合。在一定的温度、酸碱度和离子强度的影响下，已结合的抗原 - 抗体复合物可发生解离，但解离后抗原和抗体仍具有原有的特性。③适当条件下的可见性。抗原 - 抗体在体外结合能否出现肉眼可见的反应取决于两者是否具有适当的比例和浓度。如果抗原和抗体的比例和浓度适当，在合适的温度（37℃为最适温度）、酸碱度（最适 pH 为 6～8）、电解质（常用 0.85% NaCl 溶液作稀释液）等条件下，抗原和抗体就会相互交叉连接成网格状的大分子复合物，从而出现肉眼可见的反应现象；如果抗原或抗体比例不适当，就只能形成肉眼不可见的小分子复合物。根据免疫学的基本原理进行抗原、抗体或补体等免疫分子的检测的相关技术称为经典的免疫学检测技术，主要包括凝集反应、沉淀反应、中和反应、补体结合反应等。

第一节 凝集反应

细菌、红细胞等颗粒性抗原在适当的电解质环境中与相应抗体发生特异性结合，出现肉眼可见的凝集现象，称为凝集反应（agglutination）。参与凝集反应的抗原称为凝集原（agglutinogen），抗体称为凝集素（agglutinin）。根据参与反应的抗原性质不同凝集反应分为直接凝集反应和间接凝集反应。细菌、红细胞等天然颗粒性抗原，直接与相应的抗体相互作用，出现肉眼可见的凝集块，称为直接凝集反应。直接凝集反应常用的方法有玻片法和试管法，玻片凝集试验为定性试验，常用于菌种鉴定及人类 ABO 血型鉴定；试管凝集试验为定量试验，常用于判定抗体的效价，以协助临床诊断或流行病学调查研究，如诊断伤寒或副伤寒的肥达反应（Widal test）、诊断布氏菌病的瑞特反应（Wright test）均为试管凝集反应。将可溶性抗原（或抗体）吸附或偶联在非免疫相关颗粒载体表面，使其成为致敏颗粒，然后再与相应抗体（或抗原）发生特异性结合反应，形成由载体颗粒凝集而成的团块，称为间接凝集反应。

实验一　玻片凝集试验

【实验目的】

1. 掌握玻片凝集试验的原理及应用。

2. 熟悉 ABO 血型的鉴定方法。

【实验原理】

玻片凝集试验是在玻片上将天然颗粒性抗原（如红细胞、细菌等）与相应抗体在适当的电解质中直接混合，如两者对应便发生特异性结合，形成肉眼可见的凝集物，即为阳性；如两者不对应，则无凝集物出现，即为阴性。此法常用已知抗体检测未知抗原，属定性试验，主要用于细菌鉴定和分型、人类 ABO 血型的鉴定等。现以人类 ABO 血型鉴定为例介绍玻片凝集试验。

【实验材料】

1. 已知抗体为抗 A 标准血清、抗 B 标准血清。其中，前者常为蓝色制剂，后者常为黄色制剂，以示区分。

2. 载玻片、一次性采血针、碘伏、消毒棉签、牙签、生理盐水、小试管、吸管等。

【实验方法】

1. 制备待测红细胞悬液　用无菌棉签蘸取碘伏，消毒左手无名指指端，用一次性采血针刺破皮肤，用无菌棉签擦取血液 1 滴（20～50μl），洗入盛有 1ml 生理盐水的小试管中，混匀，制成浓度为 2%～5% 的红细胞悬液。用消毒干棉签压迫止血。

2. 准备载玻片　取载玻片一张，擦净，使其表面洁净无尘。

3. 加样　在载玻片的两侧，分别滴加抗 A、抗 B 血清各 1 滴；用吸管吸取待测红细胞悬液，分别滴加 1 滴于载玻片上的已知血清中，用牙签分别搅拌混匀，也可轻轻晃动载玻片混匀。

4. 将载玻片置于实验台上 5～10min 后，轻轻晃动载玻片，在白色背景下观察有无凝集现象。

【实验结果】

若混合液由均匀红色混浊状逐渐变为透明，并出现大小不等的红色凝集块者，表明红细胞发生了凝集，即为红细胞凝集阳性；若混合液仍然呈均匀混浊状，无凝集块出现，则表明红细胞未发生凝集，即为红细胞凝集阴性。血型鉴定试验结果判定见表 5-1。

表 5-1　血型鉴定试验结果判定表

血型	A 型	B 型	AB 型	O 型
红细胞表面血型抗原	A	B	A、B	–
血清天然血型抗体（IgM）	抗 B	抗 A	–	抗 A、抗 B
红细胞与抗 A 标准血清反应	+	–	+	–
红细胞与抗 B 标准血清反应	–	+	+	–

【注意事项】

1. 试验用载玻片一定要洁净无尘。

2. 待检红细胞悬液不宜过稀或过浓，2%～5% 最佳。

3. 所用抗 A、抗 B 标准血清必须在有效期内使用。

4. 用牙签混匀标准血清和红细胞混合物时，注意用两支牙签或牙签的不同端分别混匀抗 A、抗 B 两侧，以免因混淆血清而产生错误结果。

5. 判定结果时最好以白色为背景、边摇晃玻片边观察效果为佳。

6. 判定结果时，要注意区分红细胞凝集现象与红细胞沉降现象。前者上清液越来越透明，凝集颗粒越来越明显；而后者虽有絮状物存在，但其上清液一直是混浊的，一直无明显颗粒出现。

7. 肉眼看不清凝集现象时，也可在低倍显微镜下观察是否存在凝集。

（胡　超）

实验二　间接乳胶凝集试验

【实验目的】

1. 掌握间接乳胶凝集试验的原理及应用。

2. 熟悉类风湿因子检测试验的方法及结果判定。

【实验原理】

将可溶性抗原与相应抗体进行直接凝集试验时，不出现凝集现象。将可溶性抗原（或抗体）吸附或偶联在与免疫反应无关的载体颗粒表面，使其成为致敏颗粒，然后再与相应抗体（或抗原）结合，在适当电解质条件下，载体颗粒因为抗原-抗体反应而被动地发生凝集，出现肉眼可见的凝集块，称为间接凝集反应（图 5-1）。常用的载体颗粒有乳胶颗粒、人 O 型血红细胞、绵羊红细胞、金黄色葡萄球菌等。根据载体及其吸附对象的差异，间接凝集反应又分为正向间接凝集试验、反向间接凝集试验、间接凝集抑制试验和协同凝集试验等。

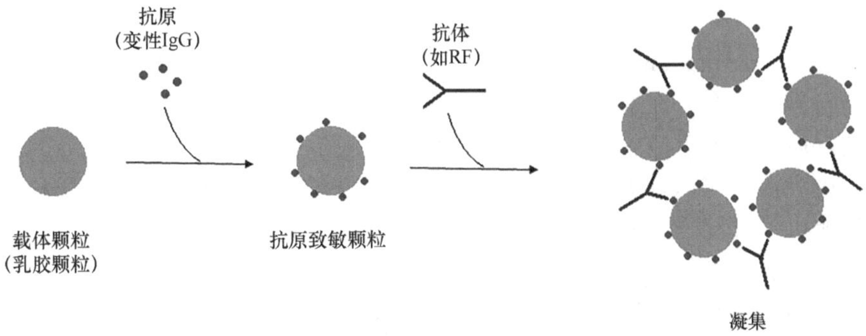

图 5-1　间接乳胶凝集反应原理示意图

在间接凝集反应中，若载体颗粒为乳胶颗粒，则称为间接乳胶凝集试验（indirect latex agglutination test）。现以类风湿因子（rheumatoid factor，RF）检测为例介绍该试验。类风湿关节炎患者可产生自身抗体，即类风湿因子，该因子是一种抗变性 IgG 的 IgM 类抗体。

利用人变性 IgG 致敏的乳胶颗粒与患者血清反应，若标本中含有类风湿因子，则其与 IgG 致敏的乳胶颗粒作用，出现凝集；相反，若标本中没有类风湿因子，则不会出现凝集。检测类风湿因子可辅助诊断类风湿关节炎。

【实验材料】

1. 类风湿乳胶诊断试剂（致敏乳胶颗粒，即吸附有变性 IgG 的乳胶颗粒）。
2. 待检血清、类风湿因子阳性对照血清、类风湿因子阴性对照血清。
3. 载玻片（或乳胶凝集反应纸板）、吸管、牙签等。

【实验方法】

1. 取洁净载玻片（或乳胶凝集反应纸板）一张，分别滴加待检血清、阳性对照血清、阴性对照血清各 1 滴。
2. 分别向上述血清内滴加 IgG 致敏乳胶试剂 1 滴，用牙签充分混匀，静置 5min 后，观察结果。

【实验结果】

在黑色背景下肉眼观察，阳性对照出现白色凝集颗粒，且液体澄清；阴性对照仍为均匀混浊的白色乳胶状液体，无白色凝集颗粒出现。待检血清和对照血清比对后判定试验结果。

【注意事项】

1. 试剂应在 4℃保存，切勿冻存；使用前应使试剂接近室温并摇匀。
2. 牙签和吸管均不能混用，以免出现错误结果。
3. 加样不宜过多，以免溢流相混。
4. 观察结果时，边观察边摇晃效果为佳；反应时间越长，凝集现象越明显。
5. 该法为定性测定，也可以用试管法做半定量检测，测定类风湿因子的滴度。

（胡　超）

第二节　沉淀反应

沉淀反应（precipitation）是指可溶性抗原（如细菌毒素、血清蛋白、组织浸出液等）与相应抗体特异性结合，在适当的电解质条件下，若两者比例适当，就可形成肉眼可见的沉淀物的反应。根据反应中使用的介质和检测方法不同，可将沉淀反应分为液相沉淀反应和凝胶内沉淀反应两种类型。前者指可溶性抗原与相应抗体在含电解质的液体介质中结合，形成可见沉淀物，如环状沉淀试验和免疫比浊试验；后者指可溶性抗原与相应抗体在半固体琼脂内进行扩散，当二者比例适合时就出现白色沉淀线或沉淀环，此法称为琼脂扩散试验。琼脂扩散试验又可分为双向琼脂扩散试验、单向琼脂扩散试验、火箭电泳及免疫电泳等。沉淀反应中，免疫比浊试验与现代光学仪器和自动分析技术相结合，适应了现代检测技术快速、准确、微量和自动化的要求，是一种广泛应用于临床检验中的免疫化学定量测定技术。

实验一　双向琼脂扩散试验

【实验目的】

1. 掌握双向琼脂扩散试验的原理和应用。
2. 熟悉双向琼脂扩散试验的基本操作方法。
3. 了解双向琼脂扩散试验的方法学评价及意义。

【实验原理】

双向琼脂扩散试验（double agar diffusion test），简称“双扩”，是将可溶性抗原和抗体分别加入含适量电解质的琼脂凝胶板上不同小孔中，抗原和抗体各自向四周顺浓度差自由扩散，如果抗原和抗体相对应，二者在比例适当处发生特异性结合反应，即可形成肉眼可见的白色沉淀线。如果同时存在多对抗原 - 抗体系统，由于其扩散速度不同，可在琼脂板上出现多条沉淀线，根据沉淀线的位置、数量、形状以及各沉淀线间的关系，可对抗原或抗体进行定性或半定量分析（图 5-2）。例如，双扩用于抗原或抗体的纯度分析、比较抗原间的异同等，就属于定性试验；用已知的抗原（或抗体）检测未知的抗体（或抗原），以抗体的效价（或抗原的相对稀释度）反映其相对含量，此为半定量实验。现以检测血清甲胎蛋白（alpha-fetoprotein，AFP）为例介绍该试验。

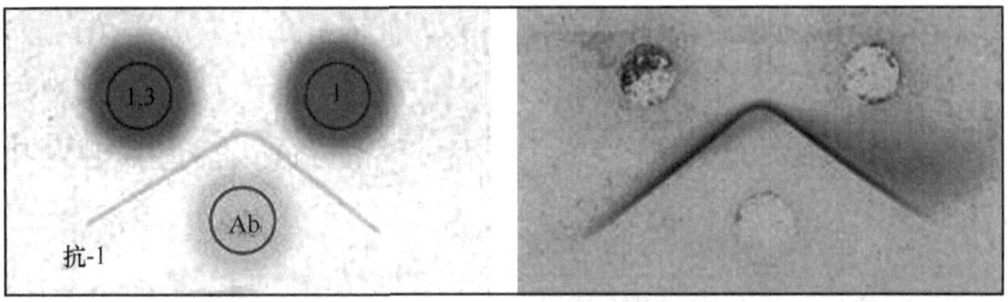

A.两种抗原分子完全相同

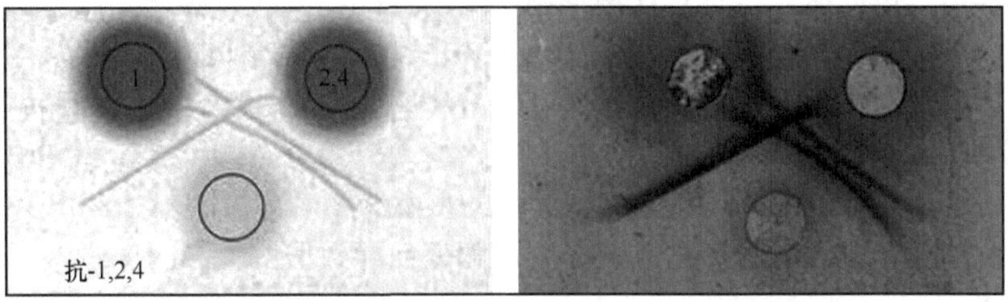

B.两种抗原分子完全不同

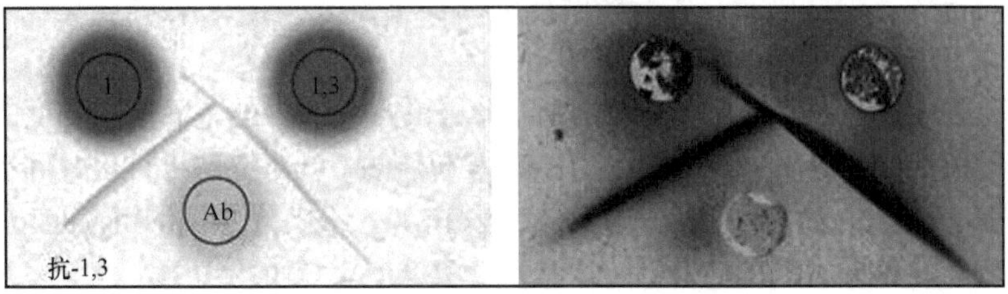

C.两种抗原分子部分相同

图 5-2　双向琼脂扩散试验

【实验材料】

1. 抗体 抗 AFP 抗体。

2. 抗原 AFP 阳性血清。

3. 待检血清 按 1∶2、1∶4、1∶8、1∶16 稀释。

4. 生理盐水（NS）、1.2% 琼脂盐水、载玻片、直径 3mm 打孔器、微量移液器、吸头、湿盒等。

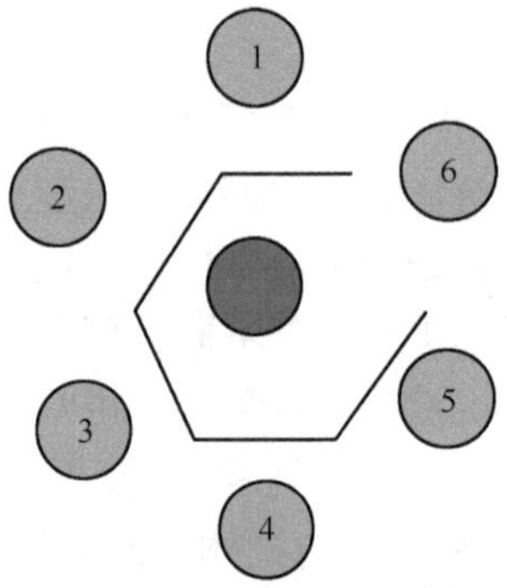

图 5-3 双向琼脂扩散试验结果示意图

【实验方法】

1. 琼脂板的制备 将载玻片置于水平台面上，用吸管吸取加热融化的 1.2% 琼脂盐水 4ml，均匀浇注在载玻片上，注意勿产生气泡。

2. 打孔 待琼脂凝固后，将琼脂板置于图样上（图 5-3，梅花形排列，中央 1 孔，周围 6 孔），用打孔器打孔，孔径 3mm，孔间距 5mm，挑出孔内琼脂。

3. 加样 用微量移液器于中央孔加入一定量抗 AFP 抗体，周围孔 1 加入已知 AFP 阳性血清作为阳性对照，周围孔 2～5 分别加入 1∶2、1∶4、1∶8、1∶16 稀释的待检血清，周围孔 6 加入生理盐水作为阴性对照。加样时以加满小孔为度，避免出现气泡和溢出孔外。

4. 反应 将琼脂板放入湿盒内置 37℃恒温培养箱中，24h 后取出观察结果。

【实验结果】

观察孔间沉淀线的数目及特征。如图 5-3 所示，本试验周围孔 1（AFP 阳性血清）与中央孔（抗 AFP 抗体）之间应出现清晰的白色沉淀线，周围孔 6（生理盐水）为阴性对照，与中央孔间无白色沉淀线。其余各孔则根据与中央孔之间有无沉淀线及沉淀线的特征判断结果。周围孔 2～5 中各稀释度待检血清标本与中央孔已知抗体间产生沉淀线，并随抗原浓度减低，沉淀线由近中央孔逐渐转为接近周围孔。

【注意事项】

1. 加样时不要划破琼脂，以免影响沉淀线的形状。

2. 反应时间要适宜，时间过长，沉淀线可解离而导致假阴性；时间过短，则沉淀线不出现或不清楚。

3. 加样时抗体、阳性血清及各稀释度待检标本应各用 1 支吸头，以免混淆，影响试验结果。

4. 该试验在中央孔中加入的是已知抗体，在周围孔中加入的是不同稀释度的待测抗原，以出现明显沉淀线的最高稀释度为该抗原的最高稀释度，可对抗原进行定性和半定量分析；如果该试验在中央孔中加入已知抗原，在周围孔中加入不同稀释度的待测抗体，以出现明显沉淀线的最高稀释度为该抗体的效价，可对抗体进行半定量分析。

（王 王）

实验二　免疫比浊试验

【实验目的】

1. 掌握免疫比浊试验的原理和用途。
2. 了解免疫比浊试验的操作方法。

【实验原理】

免疫比浊试验(immunonephelometry test)是在一定量的抗体中分别加入递增量的抗原，经一定时间后形成可溶性免疫复合物，此复合物在聚乙二醇（PEG）作用下可自液相析出，形成微粒，使检样浊度发生变化，用浊度计测量反应体系的浊度，复合物形成越多则浊度越高，绘制标准曲线，根据浊度推算样品的抗原含量。该法快速简便，可用于大批量标本的检测，如血清 Ig 和补体含量的测定等。

免疫比浊主要有以下两种方法：①免疫透射浊度测定法。抗原 - 抗体在特殊缓冲液中快速形成抗原 - 抗体复合物，使反应液出现浊度。当反应液中保持抗体过剩时，形成的复合物随抗原增加而增加，反应液浊度亦随之增加，与一系列标准品对照，即可算出未知抗原的含量。该法操作简单，对仪器要求不高，但其所需抗原 - 抗体量大，反应时间较长。②免疫散射浊度测定法。抗原 - 抗体复合物形成的浊度，在一定强度的光径（激光或荧光）中产生折射，不同波长的光所产生的最大偏转角度不同，折射光的量称为散射光强度，散射光强度与抗原 - 抗体复合物的数量成正比。该法反应时间较短，但影响因素较多，对仪器要求较高。本试验以免疫透射浊度测定法测定血清 IgG 为例介绍免疫比浊试验。

【实验材料】

1. 羊抗人 IgG 抗血清（效价 1∶100）、待检血清、人 IgG 标准品。
2. 生理盐水、PEG-NaF 稀释液。
3. 刻度吸管、微量移液器、小试管、恒温水浴箱、分光光度计或生化分析仪等。

【实验方法】

1. 待检血清标本稀释　按 1∶10 用生理盐水稀释。

2. 羊抗人 IgG 抗血清稀释　用 PEG-NaF 稀释液稀释抗血清，即取 1∶100 的羊抗人 IgG 抗血清 12.5μl 加入 1ml PEG-NaF 稀释液。

3. 加 1∶10 稀释待检血清 1μl（表 5-2）。

表 5-2　免疫透射浊度测定法测定血清 IgG 加样表

试剂	体积
PEG-NaF 稀释液	1.0ml
羊抗人 IgG 抗血清	12.5μl
充分混匀	
稀释待检血清（1∶10）	1μl

4. 加样完毕后，充分混匀，置 37℃水浴 30min。以抗血清稀释液为空白对照，用滤光片波长 340nm 的分光光度计或生化分析仪测定反应液的吸光度（*A* 值）。

5. 标准曲线的绘制　将标准 IgG 稀释成 5 个不同浓度的标准管，按上述步骤，测定各管 *A* 值，以光密度对浓度进行回归处理，列出回归方程或绘制标准曲线。

【实验结果】

测出测定管的 *A* 值后，根据回归方程或标准曲线即可计算出待检血清中 IgG 的含量。

【注意事项】

1. 反应体系一定要保证抗体的浓度是过量的。

2. 实验管的条件与标准管要相同。

（王 王）

实验三 循环免疫复合物的检测

【实验目的】

掌握 PEG 法检测循环免疫复合物的实验步骤、影响因素、结果判定及计算方法。

【实验原理】

免疫复合物也称抗原 - 抗体复合物，是由抗原与其特异性抗体结合形成。中等大小的免疫复合物可以存在于血液循环中，称为循环免疫复合物（circulating immune complex，CIC），这类免疫复合物不易被机体清除，易于在局部组织沉积而引发免疫复合物病。PEG 是一种无电荷的直链大分子多糖，是一种亲水剂，常用作抗原 - 抗体反应的增聚剂，3%～5% 的 PEG 可破坏抗原 - 抗体的水化层，促进抗原 - 抗体分子的靠近反应。3%～5% 的 PEG 还可选择性地将大分子免疫复合物沉淀下来，形成絮状沉淀。利用分光光度计测定其吸光度值，就可以计算循环免疫复合物的相对含量。

【实验材料】

1. 待测血清，4.166% PEG 溶液，0.1mol/L pH 8.4 硼酸缓冲液（BBS）。
2. 721 分光光度计，冰箱，试管、吸管等。

【实验方法】

1. 吸取待检血清 0.2ml，用硼酸缓冲液 0.4ml 稀释（血清稀释 3 倍）。
2. 设置对照管及测定管。

（1）对照管：硼酸缓冲液 2ml+ 稀释血清 0.22ml。

（2）测定管：4.166% PEG 2ml+ 稀释血清 0.22ml（此时 PEG 最终浓度为 3.75%）。

3. 混匀后两管均放入 4℃ ×1h，取出室温放置 10min，轻轻摇匀。
4. 用 721 分光光度计在 492nm 波长下测定溶液的吸光度值（即用 0.5×1cm 比色杯，检测 A_{492} 值，用硼酸缓冲液调零）。

【实验结果】

检测值 =［测定管 A 值 – 对照管 A 值（0）］×10 000。

正常值＜ 510，若检测值大于 510 有临床意义。

CIC 的检测结果可以作为某些自身免疫病的辅助诊断指标，对判断免疫复合物相关的自身免疫病的病情及疗效具有一定意义。

【注意事项】

1. PEG 的浓度对检测结果影响较大。如果 PEG 浓度不合适，可能会使其他溶质产生非特异性聚集而影响结果。
2. 待检血清必须新鲜，无溶血。4℃冰箱中保存不得超过 3 天，否则血清中可能形成聚合 IgG，从而影响检测结果。
3. 因本法受实验条件影响较大（如试管、设备、室温等），每个实验室应在恒定条件下确定相应的正常值。

（陶 崑）

第三节　补体参与的免疫反应

补体（complement）是存在于正常人和脊椎动物血清及组织液中一组具有酶活性的蛋白质。当它们被某些物质激活后，即可发生连锁的酶促反应，从而介导细胞溶解、调理促吞噬、免疫黏附、引起炎症反应等。某些补体成分及调节因子的缺乏与某些疾病的发生发展有关，检测补体成分含量及活性，有助于了解体内补体系统的状况，对疾病的诊断及发病机制的研究有重要意义。体外反映补体功能的实验方法主要包括血清总补体活性测定和补体依赖性细胞毒试验等。

实验一　血清总补体活性测定

【实验目的】

1. 掌握血清总补体活性（CH_{50}）测定的原理。

2. 熟悉 CH_{50} 实验的操作步骤、实验影响因素、结果判断标准和结果计算方法。

【实验原理】

血清总补体活性测定是基于补体激活的经典途径介导溶血反应的原理。当绵羊红细胞与相应抗体（溶血素）结合形成免疫复合物，通过经典途径激活血清中的补体，导致红细胞溶解。当红细胞和溶血素量一定时，在一定时间内，溶血程度与补体量及活性呈正相关——呈 S 形曲线。溶血程度在 30%～70% 范围内，补体含量稍有变动就会对溶血程度产生明显影响，但是在 50% 溶血时，其溶血程度与补体含量的关系最敏感（近似直线关系），故以 50% 溶血作为判定终点较 100% 溶血作为判定终点更为敏感。以引起 50% 溶血所需的最小补体量为一个补体活性单位（CH_{50} U），可计算出待测血清中总的补体溶血活性，以 CH_{50} U/ml 表示。正常人血清总补体活性值为 50～100 CH_{50} U/ml。

【实验材料】

1. pH7.4 巴比妥缓冲液（BB 缓冲液），配成储存液，使用时加 4 份双蒸水。

2. SRBC（Alsever 液保存）、溶血素、生理盐水（洗涤 SRBC 用）等。

3. 待检血清（使用时用 BB 缓冲液作 1∶20 稀释）、空针、针头、试管、刻度吸管、离心机、721 分光光度计（配 0.5cm 比色杯）、37℃水浴箱等。

【实验方法】

1. 制备 1∶20 待测血清　抽取静脉血 3ml 于试管中静置，待血液凝固后，500～1000r/min 离心 5min，分离出血清后，用 BB 缓冲液稀释为 1∶20。

2. 制备 2% SRBC　取抗凝保存羊血以 10 倍生理盐水洗涤 3 次，前 2 次每次 2000r/min 离心 5min，最后 1 次 2500r/min 离心 10min，用 BB 缓冲液按压积比配制成 2% SRBC 细胞悬液（2% SRBC 悬液 0.2ml 加入 BB 缓冲液 5ml，混匀后倒入 0.5cm 比色杯，用 721 分光光度计于 542nm 波长比色，调 T=40%，38%～42% 均可）。

3. 制备 50% 溶血标准管　取 2% SRBC 2ml 加双蒸水 8ml 配制成 100% 全溶管，然后取 100% 全溶管上清液 2.5ml 加 BB 缓冲液 2.5ml，即为 50% 溶血标准管。

4. CH_{50} 测定　具体加样见表 5-3。

表 5-3 血清总补体活性测定加样表

管号	1	2	3	4	5	6	7	8	9	10
1∶20 血清（ml）	0.1	0.15	0.2	0.25	0.3	0.35	0.4	0.45	0.5	—
BB 缓冲液（ml）	1.4	1.35	1.3	1.25	1.2	1.15	1.1	1.05	1.0	1.5
溶血素 ml（2U/ml）	0.5	0.5	0.5	0.5	0.5	0.5	0.5	0.5	0.5	0.5
2% SRBC	0.5	0.5	0.5	0.5	0.5	0.5	0.5	0.5	0.5	0.5
摇匀，置 37℃水浴 30min 后，2500r/min 离心 5min										
结果（U/ml）	200	133	100	80	66.6	57.1	50	44.4	40	—

【实验结果】

取上述各管离心后，与 50% 溶血标准管进行初步目视比较，选择与标准管最接近的两管（颜色、透光度），采用 721 分光光度计在波长 542nm 比色，找出两者中光密度更接近 50% 溶血标准管的一管，根据此管中加入稀释血清的用量，按下列公式求出血清总补体活性值。

计算：每 ml 血清中补体活性（U/ml）=1/ 血清用量 × 血清稀释倍数。

CH_{50} 实验主要用于检测机体补体经典途径的溶血活性，反映补体系统总活性水平，可辅助判断机体是否存在补体的缺陷和辅助诊断某些补体相关的自身免疫病、超敏反应疾病等。

【注意事项】

1. 血清标本务必新鲜，加量准确，控制好温育时间。
2. 补体虽然没有种属特异性，但制备 50% 溶血标准管的绵羊红细胞要与试验用的绵羊红细胞为同一批。
3. 每一批溶血素应用时均要准确滴定其效价。
4. 补体溶血活性受多种因素影响，实验时需对各环节作严格控制。实验用的玻璃器皿一定要洁净干燥，任何一点酸、碱或其他污染，均可能影响结果的准确性。

（何斯荣）

实验二　补体依赖性细胞毒试验

【实验目的】

1. 掌握补体依赖性细胞毒试验的原理、结果判定及意义。
2. 了解补体依赖性细胞毒试验的基本操作方法。

【实验原理】

带有特异抗原的靶细胞（如正常细胞、肿瘤细胞、病毒感染细胞）与特异性抗体（IgG1、IgG2、IgG3 或 IgM）结合后，通过补体活化的经典途径激活补体，引起靶细胞膜损伤，导致细胞膜的通透性增加，使细胞外低渗的液体进入细胞，导致细胞肿胀、死亡。采用染料（如伊红 -Y、台盼蓝等）染色细胞时，染料可通过受损的细胞膜进入细胞内使细胞着色，细胞失去正常的折光性，可用于指示死细胞或濒死细胞。因染料无法通过未受损的细胞膜而进入正常活细胞，所以活细胞不着色。根据显微镜计数的被染色细胞的百分比，可判定补体依赖的细胞毒活性。补体依赖性细胞毒试验可用于检测细胞表面的特异性抗原，也可用于检测所制备的抗体是否为特异性“细胞毒性抗体”，如细胞性抗原的测定、淋巴细胞亚群的鉴定、组织相容性抗原的检查与分型、选择性去除某一细胞亚群以及单克隆抗体的筛选与鉴定等。

Thy-1 抗原是小鼠 T 细胞的一个重要的表面抗原，同时又是区分小鼠 T 细胞和 B 细胞的特异表面标记。在体外利用抗小鼠 Thy-1 的单克隆抗体与其发生特异性结合，通过激活补体对小鼠 T 细胞进行杀伤，从而鉴定并推算出小鼠脾脏或胸腺 T 细胞亚群的比例。

【实验材料】

1. 补体　新鲜豚鼠混合血清，分装后保存于–20℃，临用时用Hank's液稀释至最佳浓度。

2. 抗小鼠 Thy-1 的单克隆抗体（最适稀释浓度）、Hank's 液、小鼠、0.5% 台盼蓝染液等。

3. 解剖器械（眼科剪、眼科镊）、平皿、试管、吸管、移液器、吸头、载玻片、盖玻片、显微镜、水浴箱等。

【实验方法】

1. 靶细胞的制备　脱颈处死小鼠，取出脾脏（左侧腹部）或胸腺（胸骨柄处）分别放入已加入约 3ml 冷 Hank's 液的平皿中，将 3～4 层纱布覆盖到组织上，用直头镊子固定组织，用弯头镊子轻压组织，将其研磨成单细胞悬液，然后用吸管隔着纱布将细胞悬液吸出，放入试管，1000r/min 离心 5min，用 Hank's 液洗 2 次。将沉淀的细胞重悬于 Hank's 液中，配成 1×10^7/ml 细胞悬液。

2. 加样　取试管 3 支，编号，按表 5-4 依次加入 1×10^7/ml 细胞悬液、抗小鼠 Thy-1 的单克隆抗体（最适稀释浓度）及 Hank's 液，置 37℃水浴 30min。

表 5-4　补体依赖性细胞毒试验加样方案

实验材料	试验管	补体对照管	细胞对照管
1×10^7/ml 细胞悬液	0.1ml	0.1ml	0.1ml
Thy-1 单克隆抗体	0.1ml	—	—
Hank's 液	—	0.1ml	0.2ml
1∶3 补体	0.1ml	0.1ml	—

3. 观察　细胞孵育后，取出试管，于每管中各加入 50μl 台盼蓝染液，振摇混匀后，立即取染色的细胞悬液 1 滴于载玻片上，盖上盖玻片，镜检。先在低倍镜下观察，再用高倍镜观察，比较 3 管中细胞死活情况。

【实验结果】

1. 死细胞呈蓝色，肿胀变大且失去折光性；活细胞体积较小，形态正常，不着色，透亮且有折光性。

2. 结果判定：按以下公式计算细胞毒百分率。

细胞毒百分率（%）=（对照管活细胞数 – 试验管活细胞数）/ 对照管活细胞数 ×100%。

【注意事项】

1. 不同的实验小组分别取胸腺或脾脏进行实验，然后比较其结果。

2. 小鼠脱颈处死要迅速、彻底，以免小鼠挣扎过程中出血过多，不利于胸腺的分离。

3. 制备靶细胞速度要尽可能快些，且需在冰上操作，以保持细胞活力；靶细胞浓度要适中，过高或过低均会影响试验结果。

4. 补体要新鲜采集，需 3 只以上豚鼠血清混合。

5. 抗 Thy-1 的单克隆抗体和补体的效价要在预试验中确定。

6. 台盼蓝染色时间及计数时间不要太长，因台盼蓝本身对细胞有一定的毒性，可导致细胞死亡。细胞滴加到载玻片上后长时间放置不检测，也可导致假阳性反应。

7. 在对照管中，补体对照管和细胞对照管的活细胞数目按原理不会出现显著性差异，可取两管平均值用于计算细胞毒百分率。如果补体对照管或细胞对照管的死细胞数超过 5%，则需分析其原因并重新检测。

（何斯荣）

第六章　免疫学应用型实验

随着现代免疫学、分子生物学及细胞生物学等学科的飞速发展，一些免疫学应用型实验技术不断被开发，这些应用型实验技术，不但可用于研究免疫系统本身，也可用于临床检验、卫生检验检疫以及其他生命科学相关的领域。常用的免疫学应用型实验技术包括免疫标记技术、固相膜免疫分析技术、免疫细胞的分离纯化及功能测定、超敏反应的免疫学检测等。

第一节　免疫标记技术

免疫标记技术（immunolabeling technique）是指用荧光素、放射性核素、酶、发光剂或电子致密物质（胶体金、铁蛋白）等作为示踪剂标记抗体或抗原而进行的抗原 - 抗体反应。该方法具有高灵敏度、高特异性、快速等优点，能进行定性、定量和定位测定，易于观察结果并适合自动化检测，广泛用于各种微量生物活性物质的分析鉴定、定性或定量检测。根据实验中使用标记物与检测方法不同，免疫标记技术可分为免疫酶技术、免疫荧光技术、放射免疫技术、金免疫技术和免疫发光技术等。

酶免疫技术是一种用酶标记抗体（或抗原）以检测特异性抗原（或抗体）的方法。本法将抗原 - 抗体反应的高特异性与酶对底物的高效催化作用有效地结合起来，借助酶作用于底物的显色反应判断结果，用酶标测定仪测定光密度（OD）值可反映待测抗原或抗体的含量。本法灵敏度高（可达 ng/ml，甚至 pg/ml），可检测可溶性抗原或抗体，也可检测组织或细胞表面特异性抗原。常用作标记物的酶有辣根过氧化物酶（horseradish peroxidase，HRP）和碱性磷酸酶（alkaline phosphatase，AP）等。HRP 对应的底物为邻苯二胺（o-phenylenediamine，OPD）、四甲基联苯胺（tetramethylbenzidine，TMB），AP 对应的底物为对硝基苯磷酸酯（p-nitrophenyl phosphate，p-NPP）。常用的方法有酶联免疫吸附试验（enzyme linked immunosorbent assay，ELISA）和酶免疫组织化学技术，前者常用于检测可溶性抗原和抗体，如细胞因子、免疫球蛋白、激素、药物半抗原等，后者常用于检测组织或细胞表面的特异性抗原。

ELISA 是酶免疫测定中应用最广的技术，其基本原理是：将已知抗原或抗体吸附在固相载体（聚苯乙烯微量反应板）表面（抗原、抗体吸附到固相上的过程称为包被），使抗原 - 抗体反应在固相表面进行，通过洗涤将固相上的抗原 - 抗体复合物与液相中未结合的游离成分分离，通过抗原 - 抗体反应而结合在固相上的标记酶催化底物产生显色反应，以此反映固相上抗原 - 抗体复合物形成的量。ELISA 检测通常分为直接法、间接法、双抗体夹心法和竞争抑制法等，其中双抗体夹心法和间接法最常用（图 6-1）。

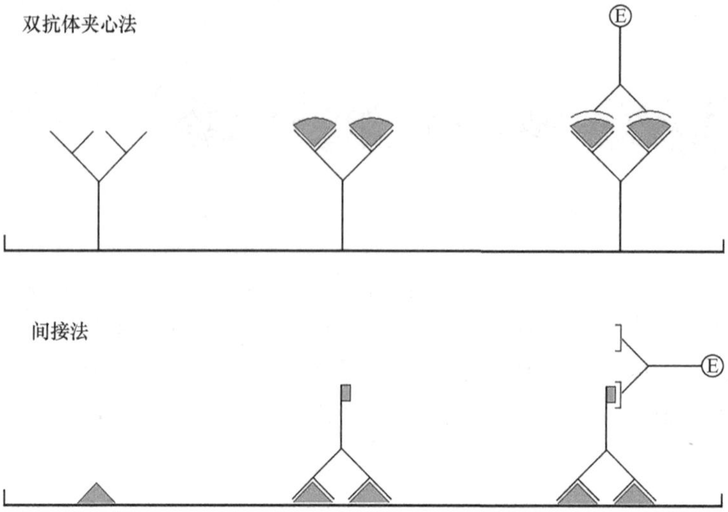

图 6-1　双抗体夹心 ELISA 法和间接 ELISA 法原理示意图

实验一　双抗体夹心 ELISA 法检测 HBsAg

【实验目的】

1. 掌握酶联免疫吸附试验的类型、特点及应用。

2. 熟悉双抗体夹心 ELISA 法检测 HBsAg 的基本步骤及结果判定。

【实验原理】

首先将已知抗体包被在聚苯乙烯固相上，再分别加入待检标本和酶标抗体，标本中的抗原表位分别与固相上已知抗体和酶标抗体特异性结合，从而在固相表面形成稳定的“包被抗体 - 抗原 - 酶标抗体”形式的“双抗体夹心”（心即抗原）结构。通过洗涤去除未吸附的抗体、未结合的抗原及酶标抗体，加底物后，标记酶分解底物发生呈色反应，呈色反应所产生颜色的深浅与待测抗原含量呈正相关，通过测其 OD 值实现对待测抗原的定性或定量检测。包被抗体和酶标抗体均为针对待测抗原表位的一抗，这两种抗体可为针对同一抗原分子中相同或不同表位的单克隆抗体。双抗体夹心法适用于检测血清、脑脊液、胸腔积液、腹水等各种液相中的可溶性抗原。

【实验材料】

1. 人乙肝病毒表面抗原（HBsAg）ELISA 检测试剂盒（双抗体夹心法）。该试剂盒包括 HBsAb 包被板条（96 孔配置）、酶结合物（HRP 酶标记的 HBsAb）、HBsAg 标准品、洗涤液、样品稀释液、显色剂 A（含 H_2O_2，为供氢体）、显色剂 B（含 TMB，用于显色）、终止液等，2～8℃保存。

2. 待检血清、HBsAg 阳性对照血清、HBsAg 阴性对照血清（用样品稀释液稀释）。

3. 吸管、洗涤瓶、吸水纸、反应湿盒、酶标仪、恒温培养箱、冰箱等。

【实验方法】

1. 加样　将已包被 HBsAb 的聚苯乙烯孔编号，分别加入阳性对照血清、阴性对照血清及待测血清各 1 滴。

2. 加酶标抗体　各孔内加入酶标抗体 1 滴。

3. 孵育反应　充分混匀后，置 37℃恒温培养箱孵育 30min。

4. 洗酶标板　弃去各孔液体，注满洗涤液，放置 1min，弃去洗涤液，重复洗涤 4 次，末次在吸水纸或滤纸上拍干。

5. 加底物液　各孔内加入底物液 A、B 各 1 滴，轻轻摇动混匀，室温避光反应 5～10min。

6. 加终止液　各孔内加入终止液 1 滴，观察结果。

【实验结果】

1. 定性测定

（1）目测法：于白色背景上，直接用肉眼观察结果，阳性孔呈橘黄色，阴性孔无色或极浅黄色。阳性孔内颜色越深，阳性程度越强，依据呈色情况，以“+”“–”表示结果。

（2）酶标仪测定：在酶标仪上于波长 492nm 处，以空白孔调零，然后读取各孔 OD 值，计算 *P*/*N* 值（*P* 为样品 OD 值，*N* 为阴性对照 OD 值），若 *P*/*N* 值≥ 2.1，结果判断为阳性，否则为阴性。

2. 定量测定　用一系列不同浓度的标准品在相同条件下的 OD 值制作标准曲线（以标准品浓度为横坐标，以 OD 值为纵坐标），通过标准曲线就可查得待测样本的含量。

【注意事项】

1. 试剂盒置 2～8℃保存，从冷藏环境中取出试剂盒，应置室温平衡 30min 后再行测试；使用前试剂应摇匀；不同批号试剂请勿通用。

2. 待测血清应避免溶血，以减低非特异性显色；待测标本不可用 NaN_3 防腐，若不能及时检测，应分装并置 –20℃低温保存。

3. 加样应加在 ELISA 孔的底部，不可产生气泡。

4. 在 37℃恒温培养箱孵育时，最好封好封板膜，然后置湿盒内反应。

5. 洗涤是 ELISA 操作中最为关键的步骤，为尽量洗去非特异性吸附的酶及其他干扰物质，适当的浸泡和充分的洗涤是必要的。

6. 显色结果判断尽量在 10min 内完成，时间越长，非特异性显色将增加。

7. 该法为双抗体夹心 ELISA（一步法），待测抗原与酶标抗体同时加入，固相抗体与酶标抗体同时与抗原发生结合反应，从而形成“双抗体夹心结构”。

（朱　钰）

实验二　间接 ELISA 法检测抗结核分枝杆菌抗体

【实验目的】

1. 熟悉包括包被、封闭、检测及结果分析等 ELISA 试验的全过程。

2. 掌握间接 ELISA 法的原理，熟悉其操作步骤。

【实验原理】

间接 ELISA 法适用于各种抗体的检测，本试验以检测血清中抗结核抗体为例。将（结核分枝杆菌纯蛋白衍生物 PPD）抗原包被到聚苯乙烯固相载体上形成固相抗原，然后与待检血清中相应的抗结核抗体结合形成免疫复合物，洗涤后再加入酶标二抗（羊抗人 IgG），该酶标二抗与免疫复合物的 IgG 抗体结合，形成固相抗原 - 抗体 - 酶标二抗复合物，加底物显色，从而判断待测标本中抗结核分枝杆菌 IgG 的有无及量的多少。

【实验材料】

1. PPD 冻干粉剂。

2. HRP 酶标羊抗人 IgG、邻苯二胺（OPD）、30%H_2O_2、2mol/L H_2SO_4、阳性对照血清、阴性对照血清、待测血清。

3. 包被缓冲液（0.05mol/L pH9.6 碳酸盐缓冲液）、封闭液（5% 脱脂牛奶 pH7.4 PBS 缓冲液）、样品稀释液（0.01mol/L pH7.2～7.4 磷酸盐缓冲液）、洗涤液（pH7.4 PBS 缓冲液 / Tween-20）、底物稀释液（pH5.0 磷酸盐 / 枸橼酸缓冲液）、底物（邻苯二胺）。

4. 吸管、洗涤瓶、湿盒、恒温培养箱、空白酶标板、酶标仪等。

【实验方法】

1. 包被抗原　用包被缓冲液稀释 PPD 至 10μg/ml 浓度，每孔 100μl 加于酶标板上，置湿盒 4℃过夜，后用洗涤液洗涤 3 次，每次保留洗液 1～2min，洗涤完后，拍干。

2. 封闭　每孔加入封闭液 200μl，37℃封闭 1h（或 4℃封闭过夜）。弃去板中各孔液体，注满洗涤液，放置 1～2min，弃去洗涤液，反复洗涤 3 次，末次在吸水纸上拍干，备用。

3. 加待测血清　将待测血清、阳性对照血清、阴性对照血清分别加于已包被有抗原的酶标板孔内，100μl/ 孔，置 37℃恒温培养箱 30min，弃去孔内液体，同上洗涤 3 次，拍干。

4. 加酶标记物　用 pH7.4 PBS 缓冲液稀释酶标羊抗人 IgG 至最适工作浓度，每孔加入 100μl 酶标抗体，置 37℃恒温培养箱 30min，弃去液体，同上洗涤 3～5 次，拍干。

5. 加底物液　每孔加新鲜配制底物液（用棕色瓶配制，避光）100μl，置 37℃恒温培养箱 10min。

6. 加终止液　显色后，各孔加终止液（2mol/L H_2SO_4）100μl 终止反应。

【实验结果】

1. 目测法　阳性孔呈橘黄色（或橙色），阴性孔呈无色或极浅黄色。

2. 比色法　用酶标仪检测 A_{492}，计算 P/N 值（待测血清 A_{492}/ 阴性对照 A_{492}）。如 $P/N \geqslant 2.1$ 为阳性，否则为阴性。

抗结核抗体（IgG）阳性表示机体曾经感染过结核分枝杆菌（MTB）等分枝杆菌或曾接种过卡介苗，可用于流行病学调查。

【注意事项】

1. 待测标本　以新鲜采集为宜，应无溶血。红细胞溶解会释放出含有过氧化物酶活性的底物，导致非特异显色；有细菌污染的标本也可能因菌体中含有内源性 HRP 而造成非特异显色。

2. 液体　包被缓冲液、洗涤液、标本稀释液等可提前配制，于 –4℃冰箱中短期保存，使用前观察是否变质。

3. 加样　ELISA 操作中需多次加样，定量实验加样量力求准确。标本和酶标抗体的稀释液应按规定配制。加样时应将液体加在孔底，并避免出现气泡。

4. 孵育　ELISA 操作需要一定温度孵育，保温容器最好是水浴箱，可使温度迅速平衡。为避免蒸发，酶标板上应加盖或封膜，或将酶标板平放在底部垫有湿纱布的湿盒中。湿盒应该是金属的，传热快。如应用保温箱，空湿盒应预先放在其中，以平衡温度。

5. 洗涤 是决定实验成败的关键，洗涤的目的是洗去反应液中没有与固相抗原或抗体结合的物质以及在反应过程中非特异性吸附于固相载体的干扰物质。聚苯乙烯对蛋白质的吸附作用是普遍的，在 ELISA 测定过程中应尽量避免非特异性吸附，洗涤液中加入 Tween-20 就是为了尽可能彻底地将非特异性吸附的干扰物质洗涤下来。洗涤如果不彻底（尤其是最后一次洗涤），如有酶标抗体的非特异吸附，将使空白值升高。在间接法中，如果血清标本内的非特异性 IgG 吸附在固相上而未被洗净，将与酶标抗体作用而产生干扰。

6. 对照设置 该试验应同时设阳性对照、阴性对照、酶结合物对照、底物对照及空白对照，以保证试验的准确性。

（1）空白对照：用 PBS 缓冲液替代样品，检验实验系统中是否有非特异分解底物的作用，避免出现假阳性，无色说明实验可靠。

（2）阳性对照：标准品作系列稀释，其结果不但可用于阳性对照（排除假阴性），也可据此求出回归方程或绘制标准曲线，以用于定量测定。

（3）阴性对照：反映的是非处理组的非特异性 A_{492} 值。处理组 A_{492} 值减去非处理组 A_{492} 值（阴性对照），即可去除本底。

（陶 崑）

实验三 间接免疫荧光法检测抗核抗体

【实验目的】

1. 掌握间接免疫荧光法检测抗核抗体的原理。
2. 掌握免疫荧光法检测过程中避免非特异性荧光干扰的方法。

【实验原理】

间接免疫荧光技术是利用荧光标记的第二抗体检测未知抗原或抗体（第一抗体）的方法（图 6-2）。以检测人血清抗核抗体（ANA）为例，患者血清中的抗核抗体（一抗）能与各种细胞系的细胞核抗原特异性结合，此种结合的自身抗体与荧光标记的羊抗人免疫球蛋白（二抗）结合，在荧光显微镜下细胞核显示荧光，提示血清中 ANA 的存在。

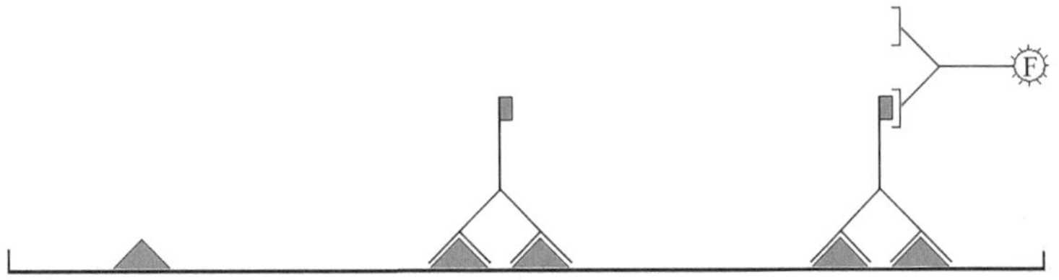

图 6-2 间接免疫荧光技术原理示意图

ANA 是针对核抗原的自身抗体，ANA 以细胞核内 DNA、RNA、DNP 及 ENA 等作为靶抗原，存在于血清、胸腔积液、关节滑膜液等体液中，其 Ig 类别包括 IgG、IgA、IgM 等，以 IgG 为主。SLE、RA、结缔组织病、干燥综合征及硬皮病等自身免疫病常呈 ANA 阳性。ANA 检测在自身免疫病的诊断、鉴别诊断、疗效评价及预后评估中具有重要的意义。

【实验材料】

1. 小白鼠、待测血清、对照血清（ANA 阴性血清）。

2. 羊抗人 IgG 荧光抗体 [异硫氰酸荧光素（FITC）标记，呈黄绿色荧光]、0.01mol/L PBS 缓冲液（pH8.0）等。

3. 载玻片、试管、吸管、恒温培养箱、荧光显微镜等。

【实验方法】

1. 制作肝印片　小鼠断颈处死后，固定于木板上，解剖取出肝脏，用 PBS 缓冲液或生理盐水漂洗干净，吸水纸吸水，横断剪开，立即将肝横断面印于载玻片上（制作印片，越薄越好），左右各一处；自然干燥后，滴加无水乙醇固定，室温晾干，即制备好肝印片。

2. 滴加血清　左右印片处分别盖上一小片吸水纸（以免加样后血清相混），在吸水纸上分别滴加对照血清（ANA 阴性血清）和待测血清（1∶10 稀释）各 1 滴，置 37℃恒温培养箱 30min。

3. 取出印片，去除吸水纸片，分别用 0.01mol/L PBS 缓冲液（pH8.0）冲洗 3 次，每次 10s，吸干水分。

4. 滴加二抗　左右印片处再分别盖上小片吸水纸（同 2），分别滴加 FITC 标记的羊抗人 IgG（二抗）1 滴，置 37℃恒温培养箱 30min。

5. 去除吸水纸片，洗涤 3 次（同 3），吸干水分。

6. 荧光显微镜镜检。

【实验结果】

1. 阳性结果　镜下可见明亮、清晰、圆点状荧光，大小不一，可分为均质型、周边型、颗粒型（斑点型）、核仁型等，其中以均质型（主要为抗 DNA、抗组蛋白）和颗粒型多见。

2. 阴性结果　细胞不发出荧光，镜下可见模糊、暗淡、片状（或块状）、无细胞形态的非特异性干扰荧光。

3. 荧光强度分级　“–”无荧光；“+”荧光可见；“+++”荧光耀眼；“++”介于荧光可见与耀眼之间。

4. 效价　以出现明显荧光强度（++）的血清最高稀释度，作为 ANA 的效价。

间接免疫荧光法测 ANA，血清效价≥1∶10 以上判为阳性。SLE 患者 ANA 阳性率达 90% 以上，荧光形态主要呈均质型、周边型或斑点型；SLE 患者 ANA 效价可达（1∶640）~（1∶80），经治疗缓解后，其效价维持在 1∶10 左右。正常人中有 2%～4% 呈阳性，特别是年轻妊娠女性和年龄大于 60 岁的老人，但其 ANA 效价均较低，一般低于 1∶20。

【注意事项】

1. 肝断面印片（核抗原片）不宜过厚，否则容易出现非特异性染色。制作肝印片时，肝组织不宜过干，否则印片太厚；但也不宜过湿，否则影响肝细胞的附着。制备好的抗原片需要放入冰箱干燥保存，否则将失去抗原特性。

2. 荧光抗体一次融化后不宜再次保存。

3. 滴加的血清或荧光抗体要充分盖满抗原片，温育时尽量不让其流失，否则将可能出现假阴性。

4. 染色后的片子应及时镜检，不宜放置过久（尤其是光照处）。一般室温放置 1h 或 4℃ 放置 4h。

5. 结果观察时，应注意鉴别阳性荧光与组织的非特异性荧光，后者常大小不一、形态不一、边缘不规整。

6. 作间接免疫荧光检测时，最好同时设置阳性对照、阴性对照和荧光标记物对照。

7. 制备核抗原片除可用大（小）鼠肝细胞外，还可用外周血中性粒细胞（可受血型和抗白细胞抗体的干扰）、Hep-2 细胞及 HeLa 细胞等。鸡红细胞不但敏感性差，且其血红蛋白还可以熄灭并干扰荧光，故已不常用。

（陶　崑）

第二节　固相膜免疫分析技术

固相膜免疫分析技术是以微孔膜为固相载体，吸附已知抗原或抗体后，加入待测标本，标本中的抗体或抗原与膜上的相应抗原或抗体发生特异性结合，再通过胶金体标记物或酶标记物的作用，使膜上出现显色效果。常用的固相膜包括硝酸纤维素膜（nitrocellulose membrane，NC 膜）和醋酸纤维素膜、尼龙膜等，因其含有表面活性剂而具有亲水性，对蛋白质等具有很强的吸附性能。常用的固相膜免疫分析技术包括胶体金斑点层析技术、斑点酶联免疫吸附试验及 Western blotting 等，可用于定性或定量检测、分析抗原或抗体。

实验一　胶体金斑点层析技术检测早期妊娠

【实验目的】

1. 掌握胶体金斑点层析试验检测早期妊娠的原理及方法。
2. 熟悉免疫金标技术及层析技术的基本原理。

【实验原理】

当受精卵着床 1 周后，孕妇尿液即可出现人绒毛膜促性腺激素（human chorionic gonadotropin，hCG）。胶体金斑点层析技术首先将鼠抗人 hCG 的单克隆抗体吸附在胶体金微粒上（常用的胶体金微粒直径为 5～50nm，分散状态的胶体金微粒一般肉眼不可见，但是大量胶体金微粒因抗原 - 抗体反应而被聚集后，便可呈现明显紫红色），将此携带有抗体的胶体金微粒（称为抗体致敏胶体金）松弛地附着在玻璃纤维滤纸上。鼠抗人 hCG（一抗）及羊抗鼠 IgG（二抗）分别吸附在硝酸纤维素膜上的检测线处及阳性对照线（又称质控线）处。当尿液通过吸水垫料的毛细管作用上行时，尿液中的 hCG 与玻璃纤维上的胶体金标记的鼠抗人 hCG（抗体致敏胶体金）结合，形成 hCG- 抗 hCG- 胶体金免疫复合物，该复合物继续上行至检测线处，并与固定于该处的鼠抗人 hCG（一抗）发生特异性结合反应，形成双抗体夹心免疫复合物，因抗体 Fc 段标记有胶体金，胶体金便随此双抗体夹心复合物的形成而聚集于检测线处，便可在检测线处呈现出清晰的紫红色条带。未结合 hCG 或已结合 hCG 但未形成双抗体夹心结构的抗体致敏胶体金会继续上行，与阳性对照线处的羊抗鼠 IgG（二抗）发生结合，固定致敏胶体金微粒，形成一清晰的紫红色条带，即无论尿液中有无 hCG，在阳性对照线处均应出现清晰的紫红色条带。该法简便、快速、灵敏，可用于早期妊娠的检测（图 6-3）。

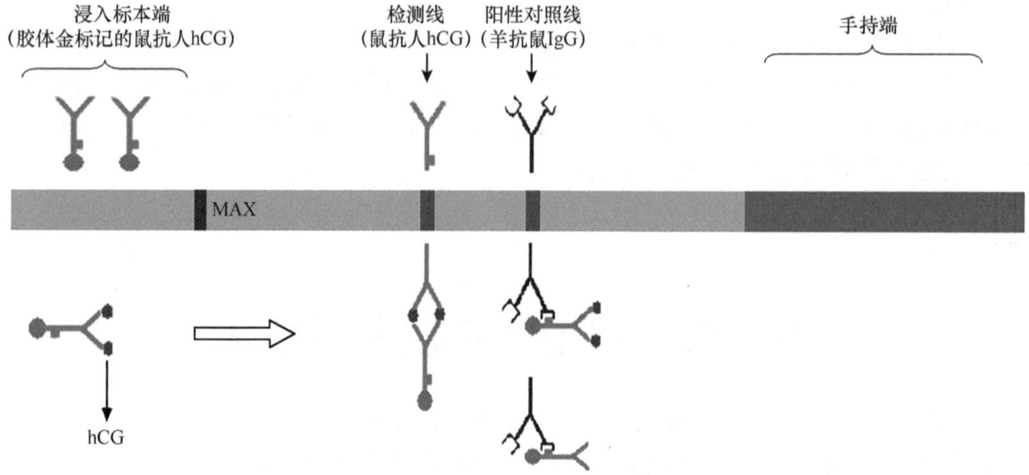

图 6-3 胶体金斑点层析技术原理示意图

胶体金标记的鼠抗人 hCG 松弛地附着在玻璃纤维滤纸上（可移动），已知鼠抗人 hCG（一抗）固相化在硝酸纤维素膜的检测线处（固定，不可移动）；羊抗鼠 IgG（二抗）固相化在硝酸纤维素膜阳性对照线（即质控线）处（固定，不可移动）

【实验材料】

1. 待检尿液 1 号和 2 号。
2. 胶体金早孕检测试纸。

【实验方法】

1. 将胶体金早孕检测试纸的箭头一端插入尿液中，注意尿液不要超过 MAX 线。
2. 5～10s 取出试纸条，静置平放，3min 内读取结果。

【实验结果】

1. 阳性结果　测试纸条出现两条紫红色条带，说明尿液中有 hCG。

2. 阴性结果　测试纸条仅在阳性对照线（质控线）处出现一条紫红色条带，说明尿液中无 hCG。

3. 无效　测试纸条上阳性对照线（质控线）处无紫红色条带出现，说明试纸条失效或其他原因导致试验失败，需重新测试。

【注意事项】

1. 试纸条单条密封包装，室温保存，但大批暂时不用的试纸条应放于 4℃中保存备用，以免抗体失效。从冰箱中刚取出的试纸条应待其恢复至室温，然后才进行检测，可避免反应线模糊不清。

2. 试纸条打开密封包装后，极易受潮，受潮的试纸不可使用。已使用过的试纸条，即使是阴性结果，也不可重复使用。

（朱　钰）

实验二 斑点酶联免疫吸附试验

【实验目的】

1. 掌握斑点酶联免疫吸附试验的基本原理、特点及用途。

2. 熟悉斑点酶联免疫吸附试验检测微量抗原的方法及步骤。

3. 了解斑点酶联免疫吸附试验结果的定量分析。

【实验原理】

斑点酶联免疫吸附试验（dot enzyme linked immunosorbent assay，Dot-ELISA）又称免疫斑点试验、抗原斑点试验（antigen-spot test）、斑点免疫结合试验（dot-immunobinding assay，DIBA）及斑点免疫测定（spot immunodetection）等，是利用纤维素膜（硝酸纤维素膜或醋酸纤维素膜）作为固相支持物进行抗原 - 抗体反应的免疫学检测方法。它不仅具有简单、快速、特异性强、敏感度高等优点，而且可以检测微量抗原。

硝酸纤维素膜等纤维素膜具有很强的静电吸附力，在中性条件下即可有效地吸附蛋白质等生物大分子，其结合蛋白质的能力为 80～90μg/cm^2，大于常规 ELISA 或放射性免疫测定（RIA）所用的聚苯乙烯微量板或琼脂糖小珠等一般固相吸附材料。将抗原吸附于纤维素膜后，就可利用纤维素膜作为固相载体进行抗原 - 抗体反应。当加入抗体后，即可与膜上的抗原结合；再加入带有标记物的二抗，使标记物通过二抗与相应抗体的结合间接地交联于纤维素膜上。加入标记物相应的底物后，标记物即可与底物作用形成不溶性有色产物，在纤维素膜上呈现斑点状着色，从而判定结果，此为 Dot-ELISA（间接法）。如果标记物是直接标记在特异性抗体上（即标记在一抗上）以检测膜上的待测抗原，则为 Dot-ELISA（直接法）。常用的标记物有辣根过氧化物酶、碱性磷酸酶和胶体金等。下面以辣根过氧化物酶作为标记物来介绍 Dot-ELISA（直接法）。

【实验材料】

1. 硝酸纤维素膜　浸泡于 0.01mol/L pH7.4 PBS 缓冲液中，以平衡膜电荷。

2. 封闭液　5% 脱脂牛奶（0.01mol/L pH7.4 PBS 缓冲液稀释），以防止纤维素膜对蛋白质的非特异性吸附。

3. 洗涤液　含 0.05% Tween-20 的 0.01mol/L pH7.4 PBS 缓冲液。

4. 抗原　IL-2 阳性对照溶液、IL-2 阴性对照溶液及待测抗原（0.01mol/L pH7.4 PBS 缓冲液稀释）。

5. 酶标抗体　辣根过氧化物酶标记的兔抗人 IL-2 抗体，用 0.01mol/L pH7.4 PBS 缓冲液稀释成合适浓度。

6. 底物液　用底物稀释液配制邻苯二胺（OPD）溶液（临用前配制）。

7. 脱色摇床、吸水滤纸、镊子、微量移液器等。

【实验方法】

1. 用镊子取出浸泡于 PBS 缓冲液中的硝酸纤维素膜片，置于吸水滤纸上吸干水分，用铅笔在一端做好标记。

2. 取 2～5μl 已稀释的抗原液点于硝酸纤维素膜上，室温自然干燥。在同一膜片上，设置一阴性对照。

3. 将膜片放入封闭液中振荡封闭 15min。

4. 将膜片用洗涤液振荡洗涤 3 次，每次 1min，末次洗涤后用滤纸吸干。

5. 将膜片放入稀释好的酶标抗体溶液中，振荡反应 15min。

6. 将膜片放入洗涤液中，洗涤 3～5 次（同 4），末次洗涤后用滤纸吸干。

7. 将膜片放入底物液中，振荡反应 5～10min，将膜片取出，用自来水冲洗以终止反应，肉眼观察结果。

【实验结果】

1. 阳性对照处出现棕色斑点、阴性对照处无棕色斑点。

2. 如果待测标本与阳性对照均出现棕色斑点，即为阳性，说明标本中含有相应抗原；如果待测标本与阴性对照一样，无棕色斑点，即为阴性，说明标本中无相应抗原。

3. 半定量分析　将已显色膜片扫描后，用图像分析软件，通过分析膜片上“斑点”灰度值，可半定量分析待测抗原。

【注意事项】

1. 在纤维素膜上滴加标本时，不宜过多，一般 2～5μl 即可。

2. 在纤维素膜上滴加标本后，必须待其自然干燥后再进行封闭，否则标本中的抗原会因未结合至膜上而被封闭液洗掉。

3. 在洗去未结合的酶标抗体时，洗涤应彻底，否则会导致本底着色加深，影响观察和检测。

4. 显色时间一般控制在 5～10min，显色时间过长也可导致本底着色加深。

（王应明）

实验三　Western blotting

【实验目的】

1. 掌握 Western blotting 的检测原理。

2. 熟悉 Western blotting 的检测方法。

3. 了解 Western blotting 的应用。

【实验原理】

Western blotting 又称免疫印迹试验（immunoblot test，IBT）或蛋白质印迹法，是一种将高分辨率凝胶电泳与固相膜上的抗原 - 抗体反应的特异性相结合的技术，具有分析容量大、敏感性高、特异性强等优点，是检测蛋白质特性、表达与分布的一种最常用方法。

聚丙烯酰胺经过亚甲双丙烯酰胺交联后形成具有筛分功能的聚丙烯酰胺凝胶，凝胶的筛分特性取决于其孔径，而孔径又随双丙烯酰胺与丙烯酰胺比率的增加而变小，比率接近 1：20 时孔径达到最小值。蛋白样品经过加热变性后与 SDS 结合而带负电荷，在聚丙烯酰胺凝胶中从负极向正极泳动，蛋白质结合 SDS 的量与蛋白质分子质量成正比而与其序列无关，因此 SDS 蛋白质复合物在聚丙烯酰胺凝胶电泳中的迁移率只与蛋白质分子质量大小相关，分子质量越小，泳动速度就越快，从而将蛋白质样品按分子质量不同而分离，借助已知蛋白质分子质量的标准参照物（蛋白质 Marker），即可初步估计样品中各蛋白质组分的分子质量。通过 SDS 聚丙烯酰胺凝胶电泳将蛋白质复合物按分子质量大小分开为不同条带后，再通过电场或虹吸作用将凝胶中已经分离的蛋白质条带转移至硝酸纤维素膜等固相载体上，固相载体以非共价键形式吸附蛋白质，且能使电泳分离的蛋白质与其特异性抗体结合的活性保持不变。以固相载体上的蛋白质作为抗原，与相应抗体发生特异性结合，再与酶或放射性核素标记的二抗结合，经底物显色或放射自显影以检测电泳分离的特异性目的蛋白成分（图 6-4）。本实验以检测宫颈癌细胞系 HeLa 细胞表达的微管蛋白 γ 为例介绍 Western blotting。

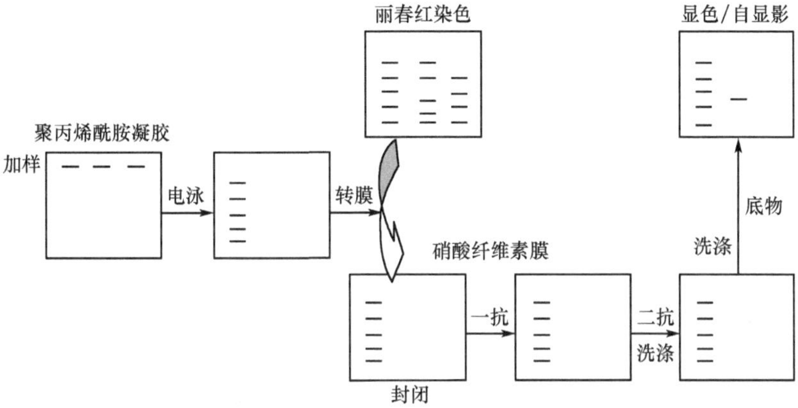

图 6-4　Western blotting 原理示意图

【实验材料】

1. 试剂与细胞

（1）抗体及分子量标准：小鼠抗人微管蛋白 γ（γ-tubulin）的单克隆抗体（一抗）；辣根过氧化物酶标记的抗小鼠 IgG（二抗）；已知分子质量的预染蛋白质标准参照物（预染蛋白质 Marker）。

（2）30% 丙烯酰胺溶液：29%（*W*/*V*）丙烯酰胺、1%（*W*/*V*）*N*, *N*- 亚甲双丙烯酰胺，置棕色瓶中储存于室温。

（3）化学发光底物液：多为商品化的试剂盒，主要含有鲁米诺和 H_2O_2，在碱性条件下辣根过氧化物酶催化鲁米诺产生吖啶酯，吖啶酯与 H_2O_2 反应而发光，从而使 X 线片感光、显影。

（4）细胞：培养的宫颈癌细胞系 Hela 细胞。

（5）其他：细胞裂解液、SDS 聚丙烯酰胺凝胶、SDS 凝胶加样缓冲液、1.5mol/L Tris（pH8.8）、10%SDS、10% 过硫酸铵、四甲基乙二胺（TEMED）等。

2. 材料与仪器

（1）实验材料：硝酸纤维素膜、滤纸、EP 管、Tip 头、大小方盘等。

（2）仪器：电泳仪、垂直电泳装置、半干转移仪、超声粉碎仪、水浴箱、摇床、离心机、分光光度计等。

【实验方法】

1. 蛋白质样品制备

（1）细胞裂解：收集培养 HeLa 细胞，按照 1×10^6 细胞加入细胞裂解液 100μl，混匀后置冰上，用超声粉碎仪 10W 作用 5～10s，共 3 次。然后 4℃，12 000r/min 离心 20min，将上清液转移至干净 EP 管，紫外分光光度计测定蛋白浓度，储存于 –70℃保存备用。

（2）蛋白变性：取适量蛋白样品（在厚 0.75mm 的 SDS 聚丙烯酰胺凝胶上，每个泳道约可加样 100μg），加入等体积的 2×SDS 凝胶加样缓冲液，混匀后置 100℃水浴煮沸 10min 使蛋白变性。

2. 电泳

（1）γ-tubulin 分子质量大小在 48kDa 左右，推荐使用 10% 的分离胶。

（2）清洁电泳玻璃板，根据说明书安装垂直电泳装置。

（3）根据垂直电泳装置的参数，确定灌注该装置所需凝胶溶液的体积（7.5cm×8.5cm，厚 0.75mm 的垂直电泳装置大约需要 5ml），按照表 6-1 配制 10% 的分离胶。

表 6-1　不同浓度分离胶的配制方案（单位：ml；总体积：10ml）

溶液成分 / 分离胶浓度	6%	8%	10%	12%	15%
水	5.3	4.6	4.0	3.3	2.3
30% 丙烯酰胺溶液	2.0	2.7	3.3	4.0	5.0
1.5mol/L Tris（pH8.8）	2.5	2.5	2.5	2.5	2.5
10% SDS	0.1	0.1	0.1	0.1	0.1
10% 过硫酸铵	0.1～0.2	0.1～0.2	0.1～0.2	0.1～0.2	0.1～0.2
TEMED	0.008	0.006	0.004	0.004	0.004
可分离蛋白的分子质量范围（kDa）	55～175	40～150	20～100	15～80	8～50

（4）依次加入各成分，当最后加入 TEMED 后，小心混匀，避免产生气泡，迅速用刻度吸管或 1ml 加样器在两玻璃板的间歇中灌注丙烯酰胺溶液（避免产生气泡），留出灌注积层胶所需的空间（梳子的齿长再加 1cm），再在丙烯酰胺上覆盖一层异丙醇，垂直放置于室温。

（5）分离胶完全聚合后（约 30min），倾出覆盖层液体，用去离子水洗涤凝胶顶部数次，倾出液体，用滤纸条尽可能除去凝胶上的液体和尚未聚合的凝胶。

（6）根据垂直电泳装置的参数，按照表 6-2 配制积层胶（7.5cm×8.5cm，厚 0.75mm 的垂直电泳装置大约需要 2ml），混匀后直接灌注于分离胶上，立即插入干净的梳子，将凝胶垂直放置于室温。

表 6-2　5% 积层胶的配备方案（单位：ml）

溶液成分 / 不同体积积层胶	3	4	5	6
水	2.1	2.7	3.4	4.1
30% 丙烯酰胺溶液	0.5	0.67	0.83	1.0
1.0mol/L Tris（pH 6.8）	0.38	0.5	0.63	0.75
10% SDS	0.03	0.04	0.05	0.06
10% 过硫酸铵	0.03	0.04	0.05	0.06
TEMED	0.003	0.004	0.005	0.006

（7）积层胶完全聚合后（约 30min），把凝胶固定于电泳装置上，小心向上垂直移出梳子，上、下槽各加入 Tris-甘氨酸电泳缓冲液，上槽加满，下槽加至 1/3 左右。

（8）根据梳齿的大小和多少确定加样量，在厚 0.75mm 的 7.5cm×8.5cm SDS 聚丙烯酰胺凝胶上，10 孔梳齿每孔最多可加 50μl，15 孔梳齿每孔最多可加 30μl。

（9）按预定顺序加样，依次加入预染蛋白质 Marker 和经过处理的蛋白样品。最后在所有未加样品的孔中加上等体积的 1×SDS 凝胶加样缓冲液。

（10）电泳：开始用 8V/cm 电压（或 20mA），当溴酚蓝迁移至分离胶时，用 15V/cm 电压（或 40mA），直至溴酚蓝迁移至距分离胶底部 1cm 处。

3. 转移（半干式转移）

（1）电泳结束后取出凝胶，用转移缓冲液浸泡平衡 5min，共 3 次。

（2）膜处理：预先裁好与凝胶同样大小的滤纸和硝酸纤维素膜，浸入转移缓冲液中浸泡 5min。

（3）转膜：转膜装置从下至上依次按阳极碳板、滤纸（不少于 6 层）、硝酸纤维素膜（滤膜）、凝胶、滤纸（不少于 6 层）、阴极碳板的顺序放好，滤纸、凝胶、硝酸纤维素膜精确对齐，每一步均要去除气泡，加盖上方电极板，接通电源，根据凝胶面积，按 0.65mA/cm^2，电转移 1.5～2h。

4. 免疫学检测

（1）小心取出滤膜，用铅笔标记蛋白质 Marker 条带，可防止后续洗涤过程中条带的消失，也可用以区分滤膜的正反面。

（2）在一个大小合适的方盘中加入适量的封闭液（以能覆盖滤膜为宜），将滤膜正面向下置于封闭液中，平放在平缓摇动的摇床上，室温封闭 1h。

（3）根据产品说明用封闭液稀释一抗（抗 γ-tubulin）至工作浓度，一抗的量取决于滤膜的大小，7.5cm×8.5cm 滤膜需要 3ml。

（4）根据滤膜的大小，剪取一张大于滤膜的石蜡膜平铺于一个玻璃或金属方盘的底部，滴加一抗于石蜡膜上，将滤膜正面朝下反扣于抗体上，避免产生气泡，将方盘四周放上湿巾纸，上方用洁净保鲜膜覆盖，置于 4℃孵育过夜或室温 2h。

（5）取出滤膜，正面朝下置于一小方盘中，用 TBST 冲洗 3 次，再加 TBST 置摇床上漂洗滤膜 3 次，每次 15min。

（6）用封闭液稀释辣根过氧化物酶标记的抗小鼠 IgG（二抗）至工作浓度（15ml 左右，以能覆盖滤膜为宜），加入一有盖小方盘中，将滤膜正面朝下浸入其中，置摇床上缓慢平稳摇动，室温孵育 1h。

（7）取出滤膜，正面朝下置于一小方盘中，用 TBST 冲洗 3 次，再加 TBST 置摇床上漂洗滤膜 3 次，每次 15min。

5. 显色或化学发光检测免疫反应结果

（1）显色：加入二氨基联苯胺（DAB）和显色液 H_2O_2（用前配制），避光显色至出现条带时（2～3min），将滤膜浸入去离子水中略微漂洗，再将滤膜转移至 PBS 溶液中终止反应。

（2）化学发光检测：根据产品说明，将试剂盒的 A、B 液按照 40∶1（如 2ml A 液 +50μl B 液）配制适量的底物工作液（最终体积 0.1ml/cm^2），将硝酸纤维素膜放入底物液中浸泡 5min，用保鲜膜包裹后固定于暗盒中，于暗室中进行 X 线片曝光、显影和定影。

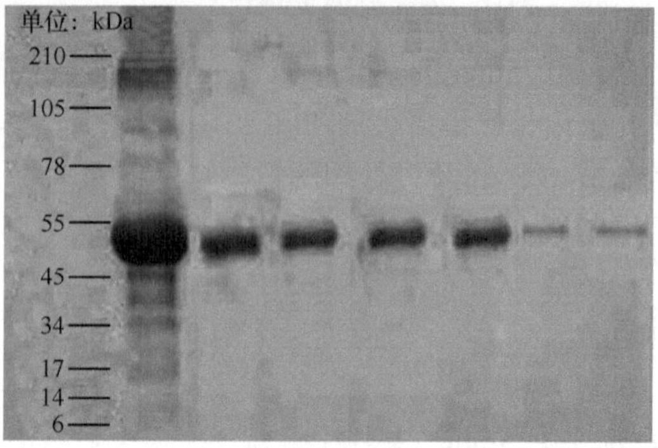

图 6-5 Western blotting 法检测人 γ-tubulin 的结果（酶染色法）

【实验结果】

根据标记的蛋白质 Marker 各条带的分子质量大小和每一泳道蛋白样品的名称，观察在相应靶蛋白分子量大小位置处有无显色条带或显影条带。如果用化学发光底物检测，条带为黑色；用 DAB 显色，条带则呈棕黄色。γ-tubulin 的分子质量约为 48kDa，对照蛋白质分子质量标准，可于相应分子质量位置看到一条黑色或棕色条带，表明所检测的样本中含有该蛋白（图 6-5）。

【注意事项】

1. 配制胶液时，最后加过硫酸铵和 TEMED，加入后应即刻使胶液充分混合、制胶，同时防止剧烈摇晃而产生气泡。

2. 凝胶的聚合受温度影响，天气较冷时，应延长凝胶聚合时间，待凝胶充分聚合后方可使用。

3. 丙烯酰胺、双丙烯酰胺具有神经毒性，DAB 有潜在的致癌性，实验操作中应戴手套。

4. 在转膜时，滤纸和滤膜的大小应与凝胶大小完全吻合，以避免造成电流短路而使蛋白质不能从凝胶向滤膜转移。

5. DAB 显色时，显色液必须新鲜配制使用，最后加入 H_2O_2，一旦特异性蛋白质条带清晰可见即终止显色反应；化学发光显影可通过调整曝光时间来达到最佳效果。

（王应明）

第三节　免疫细胞的分离纯化及功能测定

免疫细胞是指所有参与免疫应答或与免疫应答相关的细胞，主要包括三类：单核吞噬细胞系（单核细胞、巨噬细胞），淋巴细胞系（T 细胞、B 细胞、NK 细胞）以及粒细胞系（中性粒细胞、嗜酸性粒细胞、嗜碱性粒细胞）等。测定免疫细胞的功能一般首先要从人或动物外周血或组织中分离纯化目标细胞，然后根据所测细胞的生物学特性选择合适的方式进行功能测定。

实验一　密度梯度离心法分离外周血单个核细胞

【实验目的】

掌握外周血单个核细胞分离、计数及活力测定方法。

【实验原理】

外周血单个核细胞（PBMC）包括淋巴细胞和单核细胞，可根据它们与外周血其他细胞形态、体积和比重的不同进行分离，常采用的分离方法为密度梯度离心法。外周血中红细胞与多形核白细胞（粒细胞）比重为 1.092～1.093，单个核细胞比重为 1.076～1.090，而 Ficoll 液（聚蔗糖 - 泛影葡胺）的比重为 1.077±0.001，介于两者之间。外周血覆盖于 Ficoll 液表面后，经过密度梯度离心，可将外周血中的不同细胞按其比重大小作相应密度梯度分布，从而达到分离的目的（图 6-6）。本法分离的单个核细胞纯度可达 95%，淋巴细胞占 90%～95%。

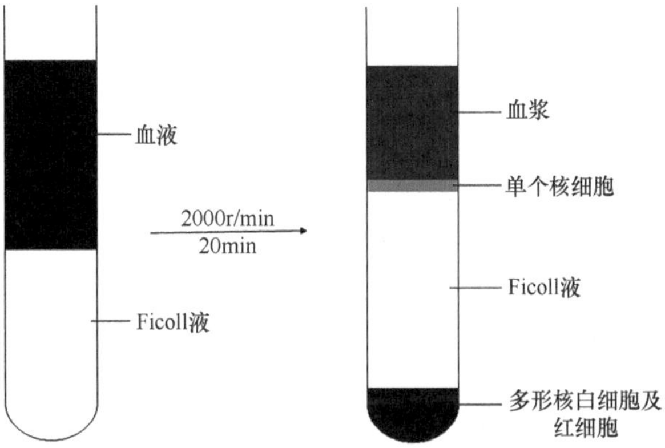

图 6-6　密度梯度离心法分离 PBMC 示意图

【实验材料】

1. 静脉血 3ml、肝素 250μg/ml、Hank's 液（pH7.2）、淋巴细胞分离液（Ficoll 液）、含 20% 胎牛血清的 RPMI-1640 培养液、白细胞稀释液、2% 台盼蓝染液等。

2. 血细胞计数板、计数器、显微镜、消毒注射器、针头、试管、刻度吸管、消毒锥形瓶、毛细吸管、水平离心机等。

【实验方法】

1. 取静脉血 3ml，注入含肝素的抗凝瓶内，轻轻摇匀。

2. 稀释　加等量或 2 倍量的 Hank's 液（pH7.2）于抗凝瓶内，吸管轻吹，混匀。

3. 叠加　试管中加入 2～3ml 淋巴细胞分离液（Ficoll 液），然后用毛细吸管吸取稀释血液，沿管壁缓缓叠加于分离液之上，注意保持液体界面清晰。

4. 水平离心分离，2000r/min 离心 20min。

5. 用毛细吸管轻轻吸取分离液中呈白膜状的单个核细胞层，充分吸尽，移入另一试管。

6. 洗涤　吸出的单个核细胞用 5 倍体积的 Hank's 液洗涤 2 次，每次 1500r/min 离心 10min，弃上清液，沉淀中加入含 20% 小牛血清的 1640 培养液至 1ml，摇匀。

7. 计数　取细胞悬液 0.1ml，加白细胞稀释液 0.9ml（1 ∶ 10 稀释），混匀，取 1 滴充入血细胞计数板（图 6-7）。显微镜下计数外围 4 个大格细胞

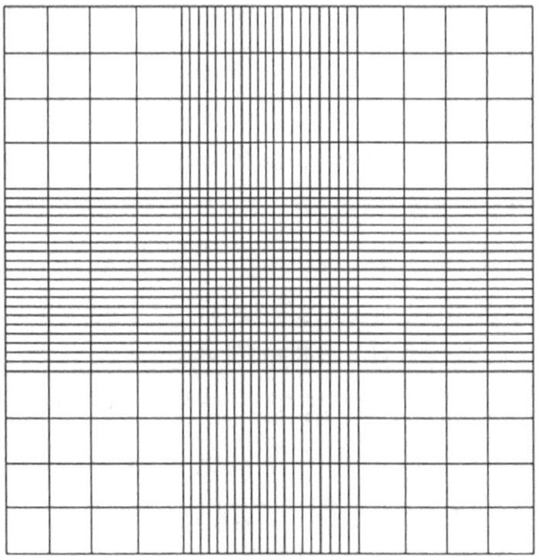

图 6-7　血细胞计数板示意图

总数 X（每一大格含 16 个小方格，每个小方格内的细胞全数；如遇压线的细胞，则按“数左不数右，数上不数下”的原则数），计算细胞数。

实际细胞数 /ml=X/4×10×1000×10（因计数板一大格长、宽均为 1mm，深为 0.1mm，乘 10 便为 $1mm^3$，乘 1000 便为 $1cm^3$，即 1ml，稀释 10 倍，故再乘 10）。

8. 活力测定 取一载玻片，加上述第 6 步所制作的悬液 2 滴，再加 2% 台盼蓝 1 滴，混匀，3min 后显微镜下计数 100 个细胞，染上蓝色者为死细胞，不着色者为活细胞，求出存活细胞百分率。

【实验结果】

1. 密度梯度离心法所分离的 PBMC 一般＞ $2×10^6$ 个 /ml。

2. 细胞活力测定 活细胞无色，死细胞呈蓝色（死细胞的胞膜受损，其通透性增加，染液进入细胞，与解体的 DNA 结合而着色），活细胞得率应＞ 95%。

【注意事项】

1. 活力测定时间应控制在 3min 内，否则活细胞得率将下降。

2. 本法分离的单个核细胞纯度可达 95%，但仍有少量粒细胞及红细胞混杂，细胞得率可达 80% 以上，室温（如超过 25℃）等因素可影响细胞得率。

3. 凋亡小体拒染台盼蓝。台盼蓝可被巨噬细胞吞噬，使活体巨噬细胞染色。

（陶 崑）

实验二 淋巴细胞转化试验

【实验目的】

1. 掌握淋巴细胞转化试验的原理。

2. 熟悉 MTT 法淋巴细胞转化试验的方法。

【实验原理】

T、B 淋巴细胞在体外培养时，当受到植物凝集素（PHA）、伴刀豆球蛋白 A（ConA）等有丝分裂原或特异性抗原刺激时，可发生克隆性增殖和分化，成为能进行分裂和增殖的淋巴母细胞。淋巴母细胞代谢旺盛、细胞内核酸和蛋白质合成增加，体积明显增大，染色质疏松，胞质丰富，核仁清晰可见。淋巴细胞转化试验是基于淋巴细胞对有丝分裂原和特异性抗原的反应性的体外检测淋巴细胞增殖水平的试验。淋巴细胞转化试验测定的方法有形态学检测法、^{3}H- 胸腺嘧啶核苷（TdR）同位素掺入法、MTT 法等。淋巴细胞增殖反应能力的强弱可在一定程度上反映淋巴细胞对外来抗原刺激反应能力的水平，淋巴细胞转化试验常用于患者细胞免疫功能检测、器官移植中组织相容性检测及免疫制剂的免疫调节功能评价等。

MTT 法，即四甲基偶氮唑盐微量酶反应比色法。淋巴细胞受到 ConA、特异性抗原等刺激后发生活化、增殖，其胞内线粒体琥珀酸脱氢酶活性相应升高，该酶可将外源性 MTT 还原为水不溶性的蓝紫色甲臜（formazan）结晶并沉积于细胞内，而死细胞和线粒体无琥珀酸脱氢酶的细胞（如红细胞）均不能转化 MTT 产生甲臜。二甲基亚砜（DMSO）能溶解细胞中的甲臜，形成蓝色溶液。溶液的蓝色深浅与细胞增殖程度成正比。活化增殖的淋巴细胞和增殖旺盛的肿瘤细胞代谢活跃，琥珀酸脱氢酶活性高，形成的甲臜量多，蓝色就较深，而非增殖细胞的琥珀酸脱氢酶活性低，产生的甲臜量少，蓝色就较浅。用酶标仪测定细胞培养物于570nm波长的OD值，OD值的大小可反映体系中细胞的相对增殖程度。该法简便、快速，无同位素放射性污染，但敏感性较差。

【实验材料】

1. 健康6～8周龄BALB/c小鼠。

2. 伴刀豆球蛋白A（ConA） 根据ConA的纯度，用RPMI-1640培养液配制成最适浓度，用0.22μm微孔滤膜过滤除菌。ConA刺激小鼠T细胞增殖的最适刺激浓度一般为1.25～5μg/ml。

3. 淋巴细胞分层液、Hank's液、RPMI-1640培养液、胎牛血清等。

4. 5mg/ml四甲基偶氮唑盐（MTT）储存液、ACK红细胞裂解液、DMSO等。

5. 器材 注射器内芯、培养皿、试管、吸管等。

6. 仪器设备 37℃恒温CO_2培养箱、酶标仪等。

【实验方法】

1. 淋巴细胞的分离与培养

（1）无菌取小鼠脾脏，置于预先加入5ml Hank's液的平皿中的100目钢网上，用注射器内芯将脾压碎后，将细胞液移至离心管内，用PBS缓冲液洗涤一次，1000r/min离心5min，去上清液。

（2）用2ml ACK红细胞裂解液重悬细胞，室温2min。

（3）用10ml PBS缓冲液洗涤一次，1000r/min离心5min，去上清液。

（4）用5ml含10%胎牛血清的RPMI-1640培养液重新悬浮细胞，计数细胞后，用该培养液调整细胞浓度为5×10^6/ml，加入96孔培养板中，每孔100μl细胞悬液。

（5）加入最适剂量的ConA，100μl/孔，同时设只加含10%胎牛血清的RPMI-1640培养液作为阴性对照，每组设3个复孔。

（6）将细胞置于细胞培养箱内，37℃、5% CO_2条件下培养48～72h。

2. MTT法检测淋巴细胞增殖水平

（1）在上述培养细胞的96孔培养板中，每孔加入5mg/ml MTT 10μl，继续培养4h。

（2）1000r/min离心5min，小心吸弃上清液，再加入二甲基亚砜（DMSO）100μl/孔，于微量振荡器上轻轻振荡10min，待甲臜完全溶解。

（3）用配标仪测定细胞培养孔570nm波长的OD值。

【实验结果】

根据有丝分裂原刺激组和对照组各自的OD均值，计算出刺激指数（SI）。

SI=ConA刺激孔OD均值/对照孔OD均值。

【注意事项】

1. 淋巴细胞要新鲜制备，否则会影响实验结果。

2. ConA剂量应合适。其浓度过高对细胞有毒性，浓度过低不足以刺激淋巴细胞发生母细胞化。

3. MTT法最后吸弃上清液时，要小心操作，在尽量吸弃上清液的同时，注意不要将甲臜颗粒吸出，以免影响结果。同时，加入DMSO溶剂后要等甲臜颗粒充分溶解后，再进行比色检测。

4. 如果用特异性抗原刺激淋巴细胞，ConA 刺激孔可作为阳性对照孔。

（陈 全）

实验三 细菌计数法检测中性粒细胞的吞噬功能

【实验目的】

1. 掌握细菌计数法测定中性粒细胞吞噬功能试验的原理、方法及用途。

2. 了解中性粒细胞生物学特性及意义。

【实验原理】

相对于巨噬细胞而言，中性粒细胞常被称为小吞噬细胞。成年人外周血中的中性粒细胞的数量占白细胞总数的 60%～70%，是数量最多的一种白细胞。中性粒细胞来源于骨髓的造血干细胞，产生速率快（约为 10^7 个 /min），但生命周期短（2～3 天）。中性粒细胞胞核呈多叶状，属多形核白细胞，细胞质内分布着不能被苏木素、伊红等染色的颗粒而得名。该颗粒内含有髓过氧化物酶、防御素、溶菌酶及组织蛋白酶 G 等，其中，髓过氧化物酶是中性粒细胞所特有的，巨噬细胞没有这种酶，为中性粒细胞在细胞化学上的标志。

中性粒细胞是机体发生急性炎症时的主要反应细胞，它具有很强的变形运动能力，中性粒细胞可通过趋化、调理、吞入和杀菌等步骤，吞噬和消化细菌及机体本身的坏死组织和衰老、死亡的细胞等异物，参与抗化脓性细菌感染、急性炎症反应及Ⅲ型超敏反应等多种重要的生理和病理过程，是机体固有免疫的重要组成部分。

中性粒细胞吞噬功能的检测，又被称为“小吞噬试验”。在体外将新鲜血液与细菌混合，经适当时间孵育后涂片染色，在显微镜下可观察到被吞噬到中性粒细胞内但还未被消化的细菌。计算吞噬有细菌的中性粒细胞数占中性粒细胞总数的百分率和每个中性粒细胞平均吞噬的细菌数，可反映中性粒细胞的吞噬功能，可作为辅助判断机体非特异性免疫力的指标之一。本试验以白色葡萄球菌为吞噬颗粒来进行“小吞噬试验”。

【实验材料】

1. 白色葡萄球菌孵育 18h 的肉汤培养物。

2. 肝素抗凝试管、碘伏、无菌棉签、压脉带、采血针、吸管、EP 管、载玻片、水浴箱或恒温培养箱等。

3. 瑞氏染液、pH6.8 PBS 缓冲液、蒸馏水、显微镜、香柏油等。

【实验方法】

1. 制备细菌悬液 取白色葡萄球菌 18h 肉汤培养物，经麦克法兰（McFarland）比浊法测定细菌数后，用生理盐水调整至（6～9）$\times 10^9$ 个 /ml，100℃加热 15min 杀死细菌，4℃保存备用。

2. 准备血液样本 用碘伏消毒手臂皮肤后，静脉采血 2ml，收集于含肝素（50U/ml）的抗凝管中，轻轻混匀。

3. 孵育 将血液和菌液按体积比 2∶1 的比例混合，轻柔混匀后，置 37℃恒温培养箱或水浴箱孵育 16min，中间隔 8min 混匀一次。

4. 制作血涂片　用吸管将血液 - 细菌混合液轻轻吹打均匀，取一小滴置于洁净的载玻片的一端，然后用另一载玻片拖成血涂片，使血细胞呈薄层分布，空气中自然晾干。

5. 瑞氏染色　滴加瑞氏染液数滴覆盖血膜，染 1min，再加等量 pH6.8 PBS 缓冲液与染液混合，轻轻摇晃混匀后，静置，染 10～15min，注意勿使染液干涸。倾去染液，斜持玻片，用蒸馏水冲洗玻片一端，用细水流将染料“漂”走，空气中自然干燥。

6. 油镜观察　先用低倍镜观察染色整体效果，再用油镜观察中性粒细胞及其吞噬的白色葡萄球菌。可见中性粒细胞分叶状的细胞核及吞噬的细菌染成蓝紫色，而中性粒细胞胞质染为淡红色。

【实验结果】

1. 观察血涂片中的免疫细胞，主要包括中性粒细胞、淋巴细胞及单核细胞等。

2. 观察中性粒细胞吞噬细菌后的现象，注意中性粒细胞的大小、形态及其完整性。

3. 观察 100 个中性粒细胞，分别记录吞噬细菌的中性粒细胞数和每个中性粒细胞吞入的细菌数。按以下公式计算吞噬百分率和吞噬指数：

$$\text{吞噬百分率}=\frac{100\text{个中性粒细胞中吞噬细菌的中性粒细胞数}}{100(\text{中性粒细胞})}\times 100\%$$

$$\text{吞噬指数}=\frac{100\text{个中性粒细胞吞噬的细菌总数}}{100(\text{中性粒细胞})}$$

一般情况下，人中性粒细胞吞噬百分率正常参考值为 62%～76%，吞噬指数正常参考值为 1.32～1.72。

【注意事项】

1. 中性粒细胞的吞噬活性在 37℃时最好，温度过高或过低均会使其吞噬能力减低。

2. 个体差异、年龄、健康状况的不同，其吞噬能力亦不同。

3. 掌握好细菌与中性粒细胞的作用时间。中性粒细胞对细菌的吞噬是一个非常迅速的过程，吞噬 5min 时吞噬率达 45%，10min 时接近 80%，20min 即达到平台。

4. 取细菌 - 全血混合液涂片时，应混匀后再取。

5. 血涂片不宜太厚或过薄，要求推出尾部。越接近推片末梢，白细胞数越多。计数时应取载玻片前、中、后三段计数，以提高准确率。

（陈　全）

第四节　超敏反应的免疫学检测

超敏反应（hypersensitivity）是指机体受到某些抗原刺激时，出现生理功能紊乱或组织细胞损伤的异常适应性免疫应答。根据超敏反应发生机制和临床特点，可将超敏反应分为四型，其中Ⅰ型超敏反应最常见，该型超敏反应又称速发型超敏反应、过敏反应。Ⅰ型超敏反应由针对某种变应原的特异性 IgE 抗体引起，患者体内 IgE 抗体含量显著增高，可表现为全身或局部过敏反应。本节以血清总 IgE 测定和皮肤速发型超敏反应为例介绍Ⅰ型超敏反应的检测试验。

实验一 血清总 IgE 测定

【实验目的】

1. 掌握用 ELISA 法测定血清总 IgE 的原理。
2. 熟悉用 ELISA 法测定血清总 IgE 的试验方法。

【实验原理】

IgE 是介导Ⅰ型超敏反应的抗体，检测血清总 IgE 含量对Ⅰ型超敏反应性疾病具有诊断意义。血清总 IgE 是体内各种特异性 IgE 的总和，正常人血清中的 IgE 含量极低（0.13～0.92mg/L），故须用放射免疫测定或 ELISA 等高灵敏度的方法进行检测。

本试验采用双抗体夹心 ELISA 法。用羊抗人 IgE 抗体包被固相载体，加入待检血清，再加酶标羊抗人 IgE 抗体，最后加底物显色。待检样品的吸光度值与样品中的 IgE 含量成正比。IgE 升高常见于Ⅰ型超敏反应性疾病，如过敏性鼻炎、过敏性哮喘、特应性皮炎以及某些寄生虫感染等。

【实验材料】

1. 待检血清。
2. 羊抗人 IgE 抗体、羊抗人 IgE-HRP 结合物。
3. IgE 标准参考品（WHO 标准冻干血清制剂标定的 IgE 含量）。
4. 包被缓冲液（0.05mol/L pH9.6 碳酸盐缓冲液）、样品稀释液（0.01mol/L pH 7.4 PBS 缓冲液）、洗涤液（0.01mol/L pH 7.4 PBS 缓冲液 /Tween-20）、HRP 底物液、终止液（2mol/L H_2SO_4）。
5. 恒温培养箱、酶标仪、湿盒、洗涤瓶、吸管等。

【实验方法】

1. 包被　将羊抗人 IgE 抗体用包被缓冲液稀释成 10μg/ml，包被聚苯乙烯微孔，每孔 0.2ml，4℃过液。甩掉孔内液体，用洗涤液洗 3 次（每次加满洗涤液后静置 1min，再弃去洗涤液）。
2. 加样　A 排孔依次加入连续倍比稀释的 IgE 标准参考品 0.2ml，浓度分别为 200～0.05U/ml。B 排孔加入 1：10 和 1：100 的待检血清 0.2ml，各设 2 个复孔，同时设阴性、阳性及空白对照。
3. 孵育　放入湿盒内，加盖置 37℃孵育 2h，洗涤 3 次（同 1），于吸水纸上拍干。
4. 加酶标抗体　每孔加入 0.2ml 羊抗人 IgE-HRP 结合物，37℃孵育 2h，洗涤 3 次（同 1），于吸水纸上拍干。
5. 加底物液　每孔加入 0.2ml 底物液，37℃恒温培养箱孵育 10～20min。
6. 终止反应　每孔加入终止液（2mol/L H_2SO_4）0.05ml，终止反应。

【实验结果】

于酶标仪上 492nm 波长测定并记录各孔吸光度值（*A* 值），以 IgE 标准参考品的含量对数值为横坐标，以相应 *A* 值为纵坐标，绘制标准曲线；由标准曲线查出待测样品中 IgE 的相对含量，再乘以稀释倍数，即为待测血清中的 IgE 含量。

血清总 IgE 水平一般用国际单位（U）或 ng 表示，1U=2.4ng，相当于 WHO 标准冻干血清制剂 0.00928mg 内所含的 IgE 量。成人血清 IgE 水平在 20～200U/ml，一般认为大于 333U/ml（800ng/ml）时为异常升高。

【注意事项】

1. 实验中应设置阴性对照与阳性对照以控制实验条件；待测样品应做 2 个复孔，以保证实验结果的准确性。

2. 一定要准确稀释 IgE 标准参考品。

3. 如果本底较高，说明有非特异性显色，可在包被后采用牛血清白蛋白或脱脂乳等封闭液进行封闭后再检测。

4. IgE 含量与吸光度值呈线性关系，如果所测样品的结果不在标准曲线的敏感范围内，可增加待测样品稀释度后再次测定。

5. 该法为双抗体夹心 ELISA（二步法），待测抗原先与固相抗体结合成免疫复合物，经洗涤后，再加酶标抗体与固相上的免疫复合物结合，形成“双抗体夹心结构”。

（蒋　英）

实验二　皮肤速发型超敏反应

【实验目的】

1. 掌握皮肤速发型超敏反应试验的原理和用途。

2. 熟悉皮肤速发型超敏反应试验的基本操作方法。

【实验原理】

皮肤试验（skin test），简称皮试，是一种在机体皮肤组织完成的体内免疫学试验。如果某变应原可诱发速发型超敏反应，就可通过皮试来检测该变应原所诱发的 I 型超敏反应，又称为皮肤过敏反应试验，最常用的方法为皮内试验。

当诱发 I 型超敏反应的变应原进入致敏者皮肤时，皮肤组织中的肥大细胞上的特异性 IgE 与相应变应原结合，导致肥大细胞脱颗粒，释放组胺等生物活性介质，引起局部小血管扩张，血管通透性增高，局部皮肤出现风团、红晕，即为阳性反应。反之，若受试者未受该变应原致敏，局部皮肤就无风团、无红晕，即为阴性反应。

皮肤过敏反应试验主要用于变应原的检查，只有发现变应原，才能采取有效措施避免与之接触。注射容易引起过敏反应的药物（如青霉素、抗血清等）前，均应作皮试，以避免过敏性休克等速发型超敏反应的发生。本试验以皮内试验为例进行介绍。

【实验材料】

1. 皮试抗原　蒿属花粉皮试液（原液），按说明书以 1：1000 比例稀释。也可选用其他市售过敏原。

2. 无菌 0.01mg/ml 磷酸组胺、注射用生理盐水等。

3. 皮试用一次性注射器、皮肤消毒用碘伏、小三角尺等。

【实验方法】

1. 用碘伏消毒受试者前臂屈侧皮肤，此处皮肤较为光滑细腻，便于试验操作和结果观察。

2. 在左前臂屈侧注射 1∶1000 稀释的蒿属花粉皮试液 0.02ml，间隔 4cm 以上再注射 0.01mg/ml 磷酸组胺 0.02ml 作为阳性对照。在右前臂屈侧注射生理盐水 0.02ml 作为阴性对照。注射时针尖应进入皮内（不是皮下），皮内注射后，使局部形成一圆形皮丘。

3. 注射后 15～20min，观察结果。

【实验结果】

1. 阳性对照的注射部位见风团，周围有红晕；阴性对照局部皮肤正常。

2. 注射蒿属花粉局部，如见风团，周围有红晕，为阳性反应，提示受试者对蒿属花粉过敏。皮试的分级标准一般根据风团直径大小，按表 6-3 判定结果。

表 6-3　皮肤过敏试验（皮内试验）分组标准

分级	风团直径（mm）	红晕直径（mm）	分级	风团直径（mm）	红晕直径（mm）
−	＜5	＜5	+++	15	30
+	5	10	++++	20	40
++	10	20			

注：①风团直径为分级的主要依据，红晕大小作参考；②风团若有伪足，可上调一级，但最高为“++++”。

【注意事项】

1. 严格消毒，严禁重复使用注射器或针头。

2. 严格按市售变应原说明书进行无菌稀释。

3. 正确皮内注射，避免注射入皮下。

4. 结果判定应比较阳性对照和阴性对照的结果。

5. 皮试用的变应原的量极少，注入皮内后使皮内致敏肥大细胞脱颗粒的量有限，故皮试一般不会导致较为严重的过敏反应。但是，做好必要的重症过敏反应的处理预案和准备措施（如备好盐酸肾上腺素注射液等）也是必要的。

（蒋　英）

第三篇

医学寄生虫学实验

寄生虫学实验课与理论课紧密联系，并构成一个整体，以达到理论与实践的密切结合。通过实物观察和技术操作，进一步加强、巩固和掌握理论课内容，并掌握寄生虫检验、鉴定的基本技能，同时培养学生具有严谨的科学态度、科学思维的方法以及培养独立工作的能力，为将来独立进行寄生虫相关科学研究、临床工作、检验诊断及卫生防疫工作奠定基础。

第七章　寄生虫学基础实验

寄生虫学基本实验要求医学生掌握检查寄生虫的基本方法，并能根据特征性结构鉴别寄生虫种类。

第一节　寄生虫病诊断常用检查方法

【实验目的】

1. 掌握常用寄生虫感染病原学诊断方法。

2. 熟悉寄生虫感染免疫学检查方法；寄生虫感染分子生物学检查方法；光学显微镜的使用；粪便中类似虫卵或虫体的结构。

3. 掌握实验报告绘图要求。

【观察内容】

1. 自学标本　虫卵混悬液、花粉、植物细胞等混合液。

2. 示教标本　植物细胞、酵母菌、蛔虫卵。

【检查方法及结构特征】

1. 寄生虫感染病原学检查方法　病原学检查方法是最直接的检查方法，从人体的分泌物、排泄物、组织液及组织中发现寄生虫即可确诊，故临床上常用。常用方法有：

（1）粪便检查方法

1）生理盐水直接涂片法：滴 1 滴生理盐水于洁净载玻片，用竹签挑取绿豆大小的粪便块，在生理盐水中涂抹均匀，涂片的厚度以透过涂片隐约可辨认书上的字迹为宜。一般在低倍镜下检查，如用高倍镜观察，可加盖玻片。观察时应注意与粪便中虫卵或虫体类似物的鉴别。虫卵一般都具有一定形状和大小，如一般有柔和或流线型的体态，有的虫卵有颜色，卵内一般含卵细胞或幼虫。该法检查蠕虫卵、原虫的包囊和滋养体，方法简便，连续做三次涂片，可提高检出率。

2）碘液染色涂片法：取 1 滴碘液滴于洁净载玻片，用竹签挑取绿豆大小的粪便块，在碘液中涂抹均匀；涂片的厚度以透过涂片隐约可辨认书上的字迹为宜，盖上盖玻片。如碘液过多，可用吸水纸从盖片边缘吸去过多的液体。用高倍镜寻找包囊（光线应适当加强）。若同时需检查活滋养体，碘液染色也可与直接涂片法结合进行，即在直接涂片检查滋养体的基础上，盖上盖片，从盖片的一侧用吸管加碘液 1 滴，碘液自动渗入涂片中，涂片染色的一半查包囊；未染色的一半查活滋养体，临床常用此法。该法用于检查原虫包囊，染色后包囊呈黄色或浅棕黄色，糖原泡为棕红色，细胞核隐约可见，但核仁和拟染色体均不着色。

3）铁苏木素粪膜染色法：首先用竹签挑取少许粪便，按一个方向在洁净载玻片（或盖玻片）上涂成薄粪膜，然后立即置入 60℃肖氏固定液 2min。接着依次将涂片放入碘酒、70% 乙醇溶液、50% 乙醇溶液中各 2min，用自来水和蒸馏水各洗涤 1 次，放入 40℃ 2% 铁明矾溶液 2min，流水冲洗 2min，放入 40℃ 0.5% 苏木素染液染色 5～10min，流水冲洗 2min，放入冷 2% 铁明矾溶液褪色 2min，然后将湿玻片在显微镜下观察褪色效果，褪色应直到核膜、核仁清晰为止，然后流水冲洗 15～20min，直至标本呈现蓝色，再用蒸馏水洗涤 1 次，依次在 50%、70%、80%、90%（2 次）乙醇溶液中逐级脱水各 2min，二甲苯透明 3～5min，最后用中性树胶封片。该法主要用于阿米巴和蓝氏贾第鞭毛虫的滋养体和包囊染色鉴定。染色后，原虫细胞质呈灰褐色，细胞核、包囊内的拟染色体呈黑色，糖原泡则被溶解而呈空泡状。

4）金胺 - 酚改良抗酸染色法

A. 金胺 - 酚染色法：滴加 1g/L 金胺 - 酚染色液于晾干的粪膜上，10～15min 用流水冲洗；滴加 3% 盐酸乙醇溶液，1min 后水洗；滴加 5g/L 高锰酸钾液，1min 后水洗，静置晾干；置荧光显微镜检查。低倍荧光镜下，可见卵囊为一圆形小亮点，发出乳白色荧光。高倍镜卵囊呈乳白或略带绿色，卵囊壁为一薄层，多数卵囊周围深染，中央淡染，似环状，有些卵囊全部为深染，但有些标本可出现非特异的荧光颗粒，应注意鉴别。

B. 改良抗酸染色法：滴加石炭酸复红染色液于粪膜上，1.5～10min 后水洗；滴加 10% 硫酸溶液，1～10min 后水洗；滴加 20g/L 孔雀绿液，1min 后水洗，晾干；置显微镜下观察。经染色卵囊为玫瑰红色，子孢子呈月牙形，共四个。其他非特异颗粒则染成蓝黑色，容易与卵囊区分。

该法是检查隐孢子虫卵囊的较佳方法，对于新鲜粪便或经 10% 福尔马林固定保存（4℃，1 个月内）的含卵囊粪便都可用此法染色。染色过程是先用金胺 - 酚染色，再用改良抗酸染色法复染。观察金胺 - 酚染色效果理论上要求用荧光显微镜，不具备荧光镜的实验室，亦可用上述方法染色，然后在光镜低、高倍下过筛检查，发现小红点再用油镜观察，可提高检出速度和准确率。

5）改良加藤厚涂片透明法（modified Kato's thick smear）：操作时将大小约 5cm×5cm 的 80～100 目（网孔直径约 150μm）尼龙网覆盖在粪便上，以刮片通过筛网刮取粪便，将刮取的粪便置于载玻片上的定量板模孔内，用一手的两指压住定量板的两端，将刮片上的粪便填满模孔，用刮匙刮去多余粪便。小心掀起定量板，载玻片上留下一个长圆形粪块，然后在粪块上覆盖浸透甘油 - 孔雀绿溶液的大小约为 5.0cm×2.5cm 的亲水玻璃纸条，展平后加压，使玻璃纸下的粪便铺成长椭圆形。置 30～36℃恒温培养箱中约 30min 或 25℃恒温培养箱约 60min，待粪膜透明后置显微镜下计数。使用此法需掌握粪膜的合适厚度 / 透明的时间和温度。如粪膜厚，透明时间短，虫卵难以发现；如粪膜薄，透明时间过长，则虫卵变形，不易辨认。若不能及时镜检，应置于 4℃冰箱中存放，一般应在 24h 内镜检。该法适用于各种粪便内蠕虫卵的检查及计数。既可定性也可定量计算每克粪便虫卵数（eggs per gram，EPG），估计患者感染蠕虫数量。在大规模流行病学调查中，EPG= 每张玻片全部虫卵数 ×24；在小范围调查或药物疗效考核中，EPG= 每张玻片全部虫卵数 ×24× 粪便性状系数（成形便为 1，半成形便为 1.5，软便为 2，粥样便为 3，水泻便为 4）。

6）自然沉淀法（natural sedimentation method）：取粪便 20～30g，加水搅匀成混悬液，经金属筛（40～60 目）或 2～3 层湿纱布过滤于 500ml 量杯，加清水冲洗残渣，再加清水至杯口 3～5cm 处；过滤粪液在容器中静置 20～30min，缓慢倒去上层粪液，重新加满清水，以后每隔 15～20min 缓慢倒去上清液并换水一次（3～4 次），直至上清液清晰。最后倒去上层粪液，用长吸管取沉渣作涂片镜检。

7）离心沉淀法（centrifugal sedimentation method）：将上述自然沉淀法中滤去粗渣的粪液或经清水稀释后的粪液装入 10ml 离心管，以 1500～2000r/min 速度离心 1～2min，倒去上清液，加入清水，再离心，如此反复离心沉淀 3～4 次，直至上清液澄清，最后弃去上清液，取沉渣镜检即可。

8）醛醚沉淀法（formalin-ether sedimentation method）：置 1～2g 粪便于小容器内，加 10～20ml 水调匀，将粪便混悬液经 2 层纱布（或 100 目金属筛网）过滤，将粪液装入内，2000r/min 离心 2min；倒去上层粪液、保留沉渣，加水 10ml 混匀，2000r/min 离心 2min；倒去上液，加 10% 甲醛 7ml，5min 后加乙醚 3ml，塞紧管口并充分摇匀，取下管口塞，2000r/min 离心 2min，即可见管内自下而上分为 4 层：微细粪渣层、甲醛层、黄绿色粪渣层、乙醚层。用竹签将黄绿色粪渣层与管壁分离，倒去上面 3 层，取管底沉渣涂片镜检。如检查原虫包囊，可加卢戈液染色，加盖片镜检。该法较适于含脂肪多的粪便，浓集效果好，且不损伤原虫包囊和蠕虫卵的形态，易于观察鉴别。

9）尼龙袋集卵法：取粪便约 30g 放入玻璃杯，加适量水搅匀成混悬液，经金属筛（60 目）过滤入双层尼龙袋的内层，将套在一起的尼龙袋在清水中缓慢上下提动，洗滤袋内粪液，或用自来水缓缓冲洗，至袋内流出清水。将内层尼龙袋提出，取下外层尼龙袋下端的金属夹，将外袋内的全部粪渣洗入量杯内，静置 15min，倒去上清液，取沉渣镜检。或将沉渣倒入的三角烧瓶内，加适量清水，作血吸虫毛蚴孵化。该法主要用于日本血吸虫虫卵的浓集，优点是虫卵丢失少，并可避免在自然沉淀过程中孵出的毛蚴在换水时被倒掉。

10）饱和盐水浮聚法（saturated brine floatation）：用竹签取黄豆粒大的粪便置于浮聚瓶中，加入少量饱和盐水调匀，继续加饱和盐水距浮聚瓶瓶口约 1cm 处，再用吸管慢慢加入饱和盐水到液面略高于瓶口，但不溢出为止，在瓶口覆盖一载玻片，注意载玻片下必须无气泡，若有较大气泡，应揭开载玻片，加满饱和盐水后再覆盖上载玻片，静置 15～20min，将载玻片向上提起并迅速翻转，镜检。该法用以检查比重较小的虫卵，尤其检查钩虫卵效果最好，也可检查带绦虫虫卵、原虫卵囊等。

11）钩蚴孵化法：加蒸馏水（或冷开水）1～2ml 于洁净试管内，将滤纸剪成与试管等宽但较试管稍长的“T”形纸条，用铅笔书写受检者姓名或编号于横条部分。取粪便0.2～0.4g，均匀地涂抹在纸条的上部2/3处，再将纸条插入试管，下端浸泡在水中，以粪便不接触水面为度。在20～30℃条件下培养。培养期间每天沿试管壁补充蒸馏水（或冷开水），以保持水面位置。3天后肉眼或放大镜检查试管底部。钩蚴在水中常作蛇形游动，虫体透明。如未发现钩蚴，应继续培养观察至第5天。气温太低时可将培养管放入温水（30℃左右）中数分钟后，再行检查。注意不要让滤纸上的粪便掉入水中。此外，操作中注意防止感染，用过的试管和滤纸要置于沸水内杀灭钩蚴。

12）毛蚴孵化法：取粪便约30g，先经自然沉淀法浓集处理，将粪便沉渣倒入三角烧瓶，加清水至瓶口，在20～30℃条件下经4～6h孵化后，肉眼或放大镜观察，可见白色点状毛蚴在水面下作直线来往游动，必要时也可用吸管将毛蚴吸出镜检。如无毛蚴，每隔4～6h（24h内）观察一次。气温高时，毛蚴可在短时间内孵出，因此在夏季要用1.2%食盐水或冰水冲洗粪便，最后一次才改用室温清水。毛蚴的形状是针尖大、长椭圆形、大小一致；半透明、灰白色、有折光性；运动方向为直线性斜向及横向，孵化过久时会有摇摆或翻滚现象；运动范围一般在水面下1～4cm且运动迅速。

13）肛门透明胶纸法：剪取长约6cm的透明胶纸，将其黏附在被检处（肛周黏膜或皮肤），然后取下胶纸，将有胶面平贴于玻片上，镜检。透明胶纸的粘胶阴影可能会妨碍观察，可在胶面下加1滴二甲苯，压平胶面，可使视野清晰。检查操作人员应戴上塑料或乳胶手套，注意防止感染；检查结束后要对手套、载玻片进行无害化处理。若检查蛲虫卵应在清晨解便前取材。

14）肛门棉签拭子法：先将棉签浸泡在生理盐水中，使用时取出棉签挤去过多的盐水，用棉签在肛门周围擦拭，随后将棉签放入盛有饱和盐水的试管中，用力搅动后迅速提起棉签在试管内壁挤干盐水后弃去，再加饱和盐水至管口处，覆盖载玻片，务必使其接触液面，5min后取载玻片镜检。也可将擦拭肛周的棉签放在盛清水的试管中，经充分浸泡，在试管内壁挤去水分后弃去。试管静置10min，或经离心后倒去上清液，取沉渣镜检。该法主要用于检查蛲虫卵和带绦虫虫卵。

15）绦虫和带绦虫孕节检查：取患者服药后24～72h的全部粪便，加水搅拌，用金属或尼龙筛（40目）或2层纱布滤出粪渣，经水反复冲洗后，倒在盛有清水的大型培养皿内。检查混杂在粪渣中的较小虫体时应在培养皿下衬以黑纸。发现虫体后用镊子夹取或挑起，较小虫体可用毛笔挑起，放入培养皿保存。若发现扁平状结构，可用清水洗净，置于两载玻片之间，轻轻压平，对光观察内部结构，并根据子宫分支情况鉴定虫种。也可用注射器从孕节后端正中部插入子宫内徐徐注射碳素墨汁或卡红，待子宫分支显现后计数子宫分支。该法常用于考核驱虫疗效，检查时要采集患者服药后24～72h的全部粪便。

（2）血液检查：厚（薄）血膜染色法

取血与涂片：用酒精棉球消毒耳垂，待干后用左手拇指与示指捏着耳垂下方，并使耳垂下侧方皮肤绷紧，右手持取血针、刺破皮肤，挤出血滴。薄、厚血膜可涂制在同一张玻片上，但注意要用蜡笔划线分开薄、厚血膜。在稀释各种染液和冲洗血膜时，如用缓冲液则染色效果更。常用的染色方法有吉姆萨染色（Giemsa staining）法、瑞氏染色（Wright's staining）法。吉姆萨染色法的染色效果良好，血膜褪色较慢，保存时间较久，但染色需时较长。瑞氏染色法操作简便，适用于临床诊断，但甲醇蒸发甚快，掌握不当时易在血片上发生染液沉淀，并较易褪色，保存时间不长，多用于临时性检验。

（3）分泌物和排泄物检查

1）痰液直接涂片法：嘱患者用力咳出气管深处的痰液，在洁净载玻片上先加 1～2 滴生理盐水，挑取痰液少许，最好选带铁锈色的痰，涂成痰膜，加盖片镜检。如未发现肺吸虫虫卵，但有夏科 - 莱登结晶，提示患者可能感染肺吸虫或溶组织内阿米巴原虫。若痰液过于黏稠，应先加 10% NaOH 消化后再离心，吸取沉渣镜检。多次涂片检查为阴性者，可改用浓集法。

2）十二指肠液检查法：用十二指肠引流管抽取十二指肠液及胆汁，可将各部分十二指肠引流液滴于载玻片上，加盖片后直接镜检。为提高寄生虫检出率，常将各部分引流液加生理盐水稀释搅匀后，分装离心管，2000r/min 离心 5～10min，吸取沉渣涂片镜检。如引流液过于黏稠，应先加 10% NaOH 消化后再离心，吸取沉渣镜检。该法可检查蓝氏贾第鞭毛虫滋养体、华支睾吸虫虫卵、肝片吸虫虫卵和布氏姜片虫虫卵等；急性阿米巴肝脓肿患者偶在胆汁中发现大滋养体。引流液中的贾第虫滋养体常附着在黏液小块上，或虫体聚集成絮片状物。肝片吸虫虫卵与姜片虫虫卵不易鉴别，但前者可出现于胆汁，而后者只见于十二指肠液中。

3）十二指肠液肠检胶囊法：将尼龙线（成人线长 140cm，儿童线长 90cm）装入一粒药用胶囊，尼龙线的一端经胶囊一端的小孔引出。嘱待检者禁食后吞下该胶囊，但尼龙线的囊外端须固定在待检者的口外侧或颈部。吞下的胶囊在胃内溶解，尼龙线便自行松开、伸展，随胃肠蠕动到十二指肠或空肠，经 4h 后缓慢拉出尼龙线，刮取线上的黏附物涂片镜检。该法主要用于检查蓝氏贾第鞭毛虫滋养体。

4）尿液离心沉淀法：收集患者尿液，装入离心管，2000r/min 离心 5～10min，弃去上清液，吸取底部尿液镜检。该法主要用于检查阴道毛滴虫。

5）阴道分泌物直接涂片检查法：用消毒棉签在受检查者阴道后穹隆、子宫颈及阴道壁上取分泌物，然后在滴有 1～2 滴生理盐水的载玻片上作涂片镜检，可发现活动的阴道毛滴虫。

6）前列腺液检查法：用前列腺按摩法取前列腺液少许，滴加于载玻片上，加 1 滴生理盐水，加盖玻片，镜检。该法主要用于检查阴道毛滴虫。

7）脑脊液检查法：取脑脊液 2ml，加入离心管，2000r/min 离心 5min，弃去上清液，取沉淀镜检。

（4）活组织检查

1）皮肤及皮下组织检查

检查蠕虫幼虫方法：肺吸虫幼虫、猪囊尾蚴、曼氏裂头蚴等蠕虫幼虫可以寄生在人体皮下形成结节或包块，可用手术刀切开肿块，检获虫体，直接观察或制片后鉴定。

检查利什曼原虫方法：选择疑似皮肤型黑热病患者丘疹和结节等皮损较明显处作局部消毒，用干燥灭菌的注射器刺破皮损处，抽取组织液作涂片；或用消毒的锋利小剪，从皮损表面剪取一小片皮肤组织，以切面作涂片；也可用无菌解剖刀切一小口，刮取皮肤组织作涂片。以上涂片均用瑞氏染色法或吉姆萨染色法。如涂片未见原虫，可割取小丘疹或结节，固定后作组织切片染色检查。

检查疥螨方法：用消毒针尖挑破皮下隧道尽端，取出疥螨，镜检。也可用消毒的手术刀片蘸取无菌液体石蜡滴在丘疹表面，平行刮取丘疹处的角质，移至载玻片上的液体石蜡滴内，加盖玻片，镜检。

检查蠕形螨方法：取长约 5cm 的透明胶纸于夜晚睡前贴在鼻、额等处，次晨揭下胶纸，贴在载玻片上，镜检。也可用痤疮压迫器、弯镊子等刮压皮肤，取皮脂腺分泌物置于载玻片，镜检。

2）肌肉检查

A. 检查旋毛虫幼虫方法：用外科手术从患者的病变肌肉处取米粒大的组织，置于载玻片上，加 50% 甘油，盖上另一载玻片，均匀用力压紧，低倍镜下观察。取下肌肉须立即检查，否则幼虫变得模糊，不易检查。

B. 检查猪囊尾蚴方法：摘取肌肉内的结节，剥除外层纤维被膜，在两张载玻片间压平、镜检。也可经组织固定后作切片染色检查。

3）淋巴结检查

A. 检查利什曼原虫方法：一般选腹股沟部，先将局部皮肤消毒，用左手拇指和示指捏住淋巴结，右手取干燥无菌的 6 号针头刺入淋巴结，此时淋巴结组织液自动进入针内。稍待片刻，拔出针头，将针头内少量的淋巴结组织液注于载玻片上作涂片，染色后镜检。也可用摘除的淋巴结的切面作涂片，染色后镜检。

B. 检查丝虫成虫方法：可用注射器从可疑的淋巴结节中抽取成虫，或剖检摘除的淋巴结寻找成虫，也可作病理组织切片检查。

4）骨髓检查：骨髓穿刺一般常选髂骨穿刺，患者侧卧，露出髂骨部位。视年龄大小，选用 17～20 号带有针芯的干燥无菌穿刺针，从髂骨前上刺后约 1cm 处刺入皮下，当针尖触及骨面时，再慢慢地钻入骨内 0.5～1.0cm，即可拔出针芯，接上 2ml 的干燥注射器，抽取骨髓液。取少许骨髓液作涂片：甲醇固定，按薄血膜染色法染色，镜检。

5）肝组织检查：穿刺肝脓肿，取近脓肿壁处或组织一小块，作生理盐水涂片或病理组织切片。

6）肺组织检查：用穿刺法或开胸取一小块肺组织在载玻片上作涂片，自然干燥后甲醇固定，用吉姆萨染色法或改良银染色法进行染色，镜检。

7）结肠与直肠黏膜检查

A. 检查日本血吸虫虫卵方法：用直肠镜自直肠取米粒大小的黏膜一块，经水洗后，放在载玻片上，用另一张载玻片盖上，轻轻压平，镜检。

B. 检查溶组织内阿米巴方法：用乙状结肠镜观察溃疡形状，自溃疡边缘或深层刮取溃疡组织，置于载玻片上，加少量生理盐水，盖上盖玻片，轻轻压平，立即镜检。也可取出一小块病变的黏膜组织，固定切片，染色检查。

2. 寄生虫感染免疫学检查方法　免疫学检查是临床诊断寄生虫病的一种重要辅助诊断方法，当早期、轻度或隐性感染时，寄生虫未出现在人体排泄物或体液内，又或组织内寄生虫无途径排出，因此临床上对可疑患者进行病原学诊断有困难，此时可采用免疫学方法。另外，在寄生虫病疫情监测和流行病学调查中，免疫学检查具有较大的应用价值。根据不同的检测原理将免疫学检查方法主要分为皮内试验、抗体检测和抗原检测等方法。常用的寄生虫病免疫诊断为检测血清抗体的方法，故又称为血清学诊断（serodiagnosis）。

（1）皮内试验（intrademal test）

1）原理：皮内试验是利用宿主机体变态反应的局部皮肤表现来检测是否感染某种寄生虫。如受试者曾感染某种寄生虫，则其体内存在相应的抗体（特异的 IgE），受试者呈现局部组织反应，产生局部红肿现象（丘疹），即为阳性反应。如受试者未感染寄生虫，则在注射该种寄生虫抗原后不会引起局部红肿现象，即为阴性反应。

2）方法：用碘酒、酒精棉球作一般皮肤消毒，待酒精完全挥发后再用 1ml 的皮内试验注射器将抗原液作皮内注射，10min 后注射抗原后出现的丘疹直径扩大至 0.8cm 以上者为阳性反应，小于 0.8cm 者为阴性。

3）适用：检测蠕虫感染，如血吸虫病、肺吸虫病、华支睾吸虫病、丝虫病、棘球蚴病及囊虫病等。一般阳性率都较高，但有假阳性及交叉反应。由于治疗后抗体可持续较长时间，因此无疗效考核价值。

（2）血吸虫环卵沉淀试验（circum oval precipitating test，COPT）

1）原理：血吸虫虫卵的抗原性物质与血吸虫病患者血清内的特异性抗体（IgG，IgM）结合后可在虫卵周围形成光镜下可见的沉淀物（图 7-1），这是一种用已知抗原检测患者血清中有无特异性抗体的血清学试验，用于诊断血吸虫感染，具有较高的敏感性与特异性，并有考核疗效的价值。

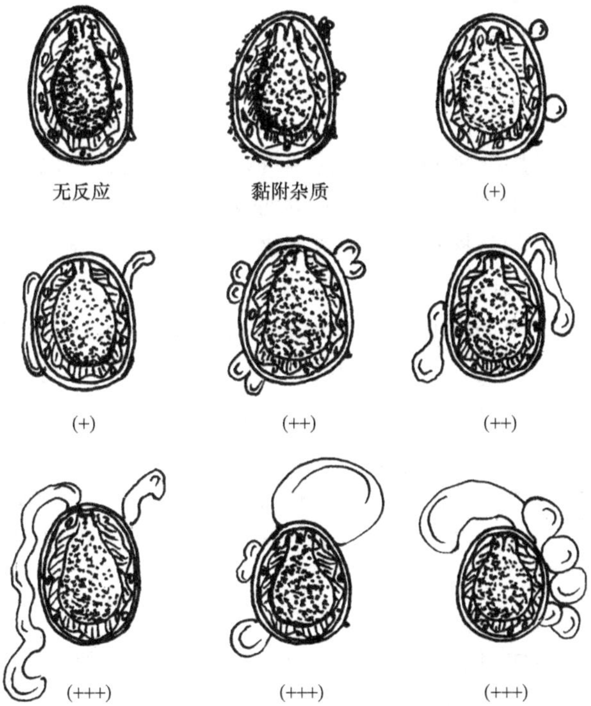

图 7-1　血吸虫环卵沉淀反应结果

2）方法：取一洁净载玻片，在载玻片中央滴加受试者血清 2 滴（约 50μl）。用针头挑取血吸虫干卵（冻干虫卵抗原）（100～150 个）或用滴管吸取已用生理盐水混悬的干卵悬液，约 50μl。含虫卵 100～150 个，加入血清中混匀。加盖玻片，在盖玻片周围用石蜡封闭。置搪瓷湿盒内，保持温度 37℃，48～72h 后在显微镜下观察结果。显微镜下观察：计算有环卵沉淀物的虫卵数（环沉率），并计算反应强度。“–”无沉淀物，或泡状沉淀物直径小于 10μm 者。“+”虫卵外周出现泡状沉淀物，直径大于 10μm，累计沉淀物面积小于虫卵面积的 1/2；或呈指状的细长卷曲样沉淀物，不超过虫卵的长径。“++”虫卵外周出现泡状沉淀物的面积大于虫卵面积的 1/2；或细长卷曲样沉淀物相当于或超过虫卵的长径。“+++”虫卵外周出现沉淀物面积远大于虫卵本身面积；或细长卷曲样沉淀物相当或超过虫卵长径的 2 倍。

环沉率（%）=（阳性反应虫卵数 / 观察的虫卵总数）×100%

适用：COPT 为血吸虫病现场查病的重要血清学诊断方法之一，与粪检阳性符合率可达 94%～100%。在血吸虫流行区通常以 5% 环沉率作为临床治疗患者的参考依据，在基本消灭血吸虫病地区则为≥ 3%。

（3）酶联免疫吸附试验（enzyme-linked immunosorbent assay，ELISA）

1）原理：酶联免疫吸附试验简称酶联试验，通过抗原或抗体的固相化及抗原、抗体的酶标记，加入酶反应的底物后，底物被酶催化成有色产物，产物的量与标本中受检物质的量有直接相关，由此进行定量和定性分析（图 7-2）。

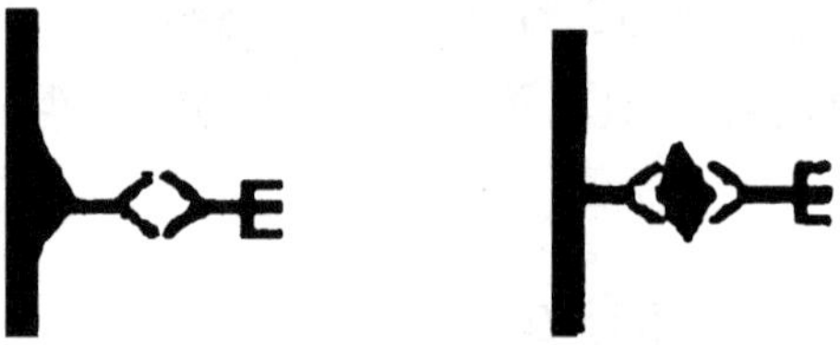

图 7-2 酶联免疫吸附试验常用方法示意图

2）方法：酶联试验的基本操作过程可分为：①固相包被；②温育洗涤；③加样；④酶结合物反应；⑤底物显色；⑥终止反应读取结果等若干步骤。温育和洗涤需贯穿在每两步骤之间，用以去除多余的反应物。最常用的是间接法（检测抗体）和双抗法（检测抗原）。

3）用途：可检测宿主体液、分泌物和排泄物内特异抗体或抗原微粒。

3. 寄生虫感染分子生物学检查方法 近年来，随着分子生物学技术的发展，检测病原体的方法与技术为寄生虫病诊断开辟了新的途径，尤其是当临床上发现不典型虫体或虫体残端（段）时，分子生物学方法可提供较为准确的结果，并且能准确鉴定寄生虫的种属。早期多采用种特异性 DNA 探针来检测，但目前已被敏感性高的聚合酶链反应（polymerase chain reaction，PCR）技术取代，而基因芯片的出现又为寄生虫病的诊断提供了新的手段。最近，第二代 DNA 测序技术（next-generation sequencing，NGS）也逐渐用于临床诊断，新的分子工具的开发以及新一代测序技术和新的生物信息学方法的使用提高了我们对寄生虫病流行病学、诊断、治疗、疫苗开发和监测策略的认识。下面以裂头蚴病的 PCR、NGS 检测技术为例作一一介绍。

（1）PCR 技术检测裂头蚴残片

1）一般器材准备：PCR 仪，电泳仪，PCR 扩增试剂（引物、Taq 酶、dNTP、$MgCl_2$、缓冲液等），DNA Marker、溴化乙锭、琼脂糖等。

2）引物设计和合成：根据裂头蚴 COX1 和 28SrRNA 基因的 DNA 序列，设计并合成 2 对引物，cox1-F 5′-CGGCTTTTTTTGATCCTTTGGGTGG-3′，cox1-R 5′-GTATCATATGAA-CAACCTAATTTAC-3′；28S-F 5′-CACCGAAGC CTGCGGTA-3′，28S-R 5′-GAAGGTCGACCTG-GTGAA-3′，经 BLAST 基因检索，与 GenBank 内的其他所有基因均无显著同源性。

3）DNA 模板制备：取 3mm×3mm 一小片残片虫体组织用无菌 PBS 缓冲液洗涤 3 次后在冰浴下碾磨，加蛋白酶 K（终浓度为 200μg/ml）、Triton X-100，60℃水浴 3h 后加氯仿、异戊醇抽提一次，然后用无水乙醇沉淀，经 12 000r/min 离心，80% 乙醇洗涤 1 次，弃上清液，沉淀溶于 TE 缓冲液（Tris-EDTA 缓冲液）或 ddH_2O 中，即为模板 DNA。

4）常规 PCR 反应：以制备的虫体双链 DNA 模板，反应体积 25μl，包括模板，PCR buffer（10mmol/L Tris-HCl [pH 8.3]，50mmol/L KCl，3mmol/L $MgCl_2$，0.01% 明胶），200mmol/L（each）dNTP 和 1.0U Taq 多聚酶，ddH_2O。反应程序为 94℃变性 4min，按 94℃ 60s、55℃ 60s、72℃ 60s 扩增 60 个循环，然后 72℃延伸 10min。

5）电泳：PCR 产物用快速凝胶提取试剂盒（QIAGEN）进行凝胶纯化。取扩增产物 10μl 于 1.5% 琼脂糖凝胶电泳分离，电压为 100V，时间为 70min 左右，电泳后以溴化乙锭染色，在紫外荧光检测仪下扩增结果。

6）比对：将扩增产物用 ABI Prism 3700 DNA 分析仪（Applied Biosystems）测序，通过BLAST分析将PCR产物序列与已知序列进行比较，与猫曼氏迭宫绦虫有 100% 的同源性。

（2）第二代 DNA 测序技术（NGS）检测肺孢子虫（菌）或间日 / 恶性疟原虫

1）DNA 提取：采用试剂盒（如 QIAamp DNA FFPE Tissue 提取试剂盒）待检物提取 FFPE 样本的基因组 DNA，操作严格按照说明书进行。DNA 样品满足 OD_{260}/OD_{280} 为 1.8±0.2，OD_{260}/OD_{230} ≥ 1.7，浓度≥ 10ng/μl，于 –20℃储存至使用。样品用紫外分光光度仪测定 DNA 浓度及纯度，1% 琼脂糖电泳检测 DNA 完整性。

2）构建 DNA 测序文库：将提取的基因组 DNA 用超声打断仪打成小片段核酸。采用 IlluminaTruSeq 试剂盒构建 DNA 测序文库，并采用特定的探针捕获目标 DNA 片段。采用打断后的基因组 DNA 为起始模板，构建文库，主要过程如下：采用酶反应的方法，将打断后的 DNA 小片段 5′ 端突出末端补平或将 3′ 端突出末端削平；通过 T4 DNA 连接酶将接头连接在 DNA 小片段两端；采用琼脂糖凝胶切胶法，选择合适范围的片段进行回收；通过 PCR 扩增的方法进行富集；采用磁珠纯化的方法再次进行片段选择和纯化，去除反应体系中引物二聚体等干扰，从而得到 DNA 小片段文库。

3）测序：在 Illumina HiSeq4000 测序平台将通过质控的 DNA 文库按照染色体异常分析所需的数据量进行测序，分辨率在 100kb。

4）数据分析：将高通量测序结果进行碱基识别，测序过程经碱基识别将信号转化成 FASTA 或 FASTQ 等格式的原始序列数据，随后应用 Fast QC 软件检测数据质量，并选择合适的序列比对工具，如 BWA、Bowtie、SOAP2 等将得到的序列信息比对到相应的基因组参考序列上，按照 SAM 格式（序列比对 / 定位）输出比对结果。应用 GATK 等软件识别序列变异，包括单核苷酸变异和插入缺失。运行过程包括序列的局部比对→量分值的重新校准→别变异→列变异过滤等过程。通过 ANNOVAR 或 VEP 等注释工具对检测到的变异进行数据库注释，注释信息包括变异类型、区域信息、在不同群体中的发生频率以及与已知疾病的确切关系等。临床实验室需要结合检测目的选择适当的注释数据库。

相比传统技术，NGS 有更高的检出率和更低的假阳性率，而且 NGS 能一次性筛查成百上千个基因，使大样本、多基因数据分析成为可能，大大提高了检测效率和准确度。但目前大部分医院还不具备 NGS 检测平台，导致大量第三方检测机构进入市场，其各自的测序平台及分析方法都不同，没有独立机构能依据统一标准对其质控及报告准确性等进行评估，导致行业乱象频出；同时现阶段的卫生保健体系依赖于国家医保或公司性的商业险，而相关检测服务尚未被纳入且价格不菲，因此 NGS 在疾病诊断及病原微生物等方面的潜力远没有释放出来。

4. 光学显微镜的使用及寄生虫标本基本观察方法　大体标本和针插标本一般直接肉眼观察。封片标本置于显微镜下观察，虫卵混悬液采用直接涂片法，制作好涂片后加或不加盖玻片置于显微镜下观察，一般虫卵观察遵循低倍遵循从低倍（如 10 倍物镜）到高倍（40 倍物镜）的原则，原虫封片标本因原虫太小会使用到油镜（将香柏油滴于标本上，让 100 倍镜头浸浴在香柏油中），但亦必须遵循低倍（10 倍物镜）—高倍（40 倍物镜）—油镜（100 倍物镜）顺序观察，注意油镜使用完毕后，应及时用清洁剂（二甲苯或乙醇乙醚）清洁，并保持干燥。

5. 粪便中常见类似虫体或虫卵的结构

（1）虫卵基本形态特征：在粪便中发现可疑目标时，可根据寄生虫虫卵的形状、大小、颜色、卵壳及其附属物、卵内容物等特征综合分析加以鉴别，不能只记一点不记其余，否则就可能造成误诊。另外，由于虫卵为完整而立体的目标，每个焦距下观察到的结构是不一样的。

1）形状：多数呈圆形或者椭圆形，也有不规则形状，如蛲虫卵呈“D”形。但是各种虫卵其种属性，故都有相对一致的外形。

2）大小：每一种寄生虫卵都有一定的大小范围，可用测微尺进行测量。例如，蛔虫受精卵长 45～75μm，宽 35～50μm。一般可将蛔虫受精卵作为一个比较标准，所观察到的虫卵疑似物与之进行比较。如肠吸虫比蛔虫卵大，钩虫卵与蛔虫卵大小相似，而肝吸虫虫卵明显比蛔虫卵小。

3）颜色：有的虫卵无色透明或半透明，有的虫卵具有金黄、淡黄、棕褐等深浅不一的颜色。

4）卵壳及其附属物：卵壳围绕虫卵内容物，其形状决定了虫卵的外形。各种寄生虫虫卵的卵壳厚薄不一，是虫卵的一个重要鉴别特征。卵盖是卵壳上的特殊结构，线虫卵没有卵盖，而大多数吸虫卵有卵盖。有的虫卵表面有棘状突起。鞭虫卵两端各有一透明塞状物，蛔虫卵有凹凸不平的蛋白质外膜。

5）卵内容物：虫卵内受精卵细胞发育程度不同，在显微镜检查时其特征也有不同。蛔虫卵和鞭虫卵的卵细胞在宿主肠内不发育，因此在新鲜粪便中只有单细胞期。钩虫卵的卵细胞在宿主肠道内可以发育，所以在新鲜粪便中的卵细胞细胞核已分裂，一般有 4～8 个核。吸虫卵的卵细胞位于虫卵的中央或偏向一端，其周围包绕着数目不等的卵黄细胞。不少吸虫卵随宿主粪便排出时，卵细胞已经发育形成毛蚴。如日本血吸虫虫卵、肝吸虫虫卵、猫后睾吸虫虫卵、异形吸虫虫卵、横川后殖吸虫虫卵等。假叶目绦虫虫卵具有卵盖，其形态与吸虫卵相似，虫卵内有一个卵细胞和数目不等的卵黄细胞。圆叶目绦虫虫卵内有一个六钩蚴，有的在显微镜下还可看到小钩或极丝。

（2）成虫或幼虫虫体的基本特征：虫体由于外被膜状结构，具有折光性，而且一般有柔和或流线型的体态。有时虫体内部结构亦能看清，如常可看到口囊、咽管球、消化道、生殖器官等结构。

（3）种类鉴别

1）变异虫卵：特点是卵内的卵细胞已经裂解，卵壳内充满脂肪样大小不一的粗大颗粒，有的虫卵出现不规则或异形。

2）真菌和酵母菌：标本形态特征（图 7-3）为在粪便中常可发现真菌和酵母菌等，有人认为其是粪便中的正常成分。多为椭圆形，胞壁厚，带折光性，但缺少内部结构，有时可看到出芽的形式。

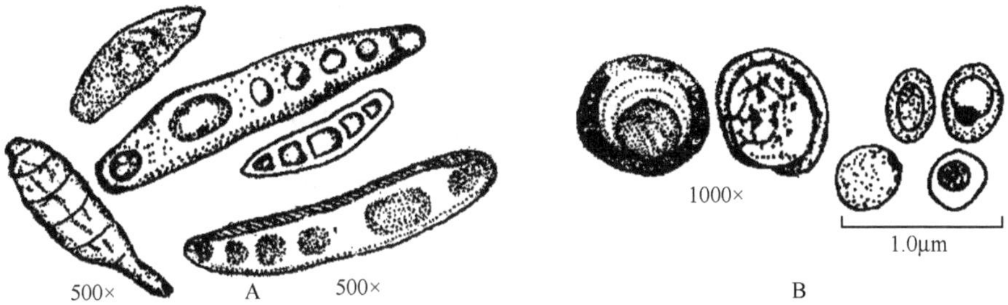

图 7-3　真菌（A）和酵母菌（B）形态

3）花粉颗粒：标本形态特征（图 7-4）为形态与植物种属有关，通常胞壁厚，呈多边形或多角形，易粘连，缺少内部特征，看不到卵细胞。与常见的寄生虫卵或包囊在大小、形态或颜色上有区别。

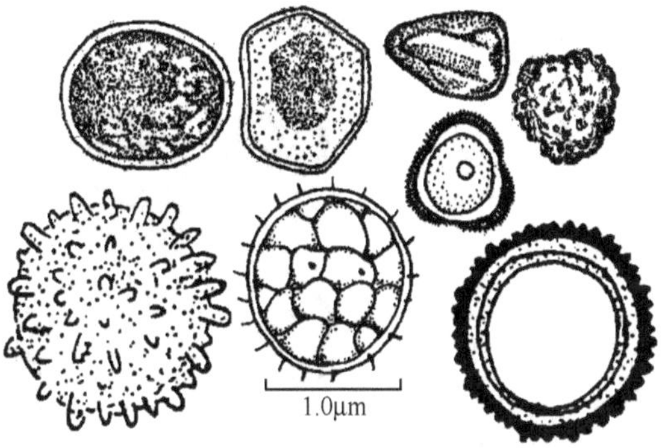

图 7-4　花粉颗粒形态

4）植物细胞：标本形态特征（图 7-5）为粪便中有大量的蔬菜等食物残渣，形态复杂多变。有圆形、椭圆形、多角形、苯环状、螺旋状，这些物质常被误认为虫卵或包囊；透明条状物质常被初学者误认为是寄生虫幼虫，但是如果仔细分析其大小和内部结构不难作出正确判断。

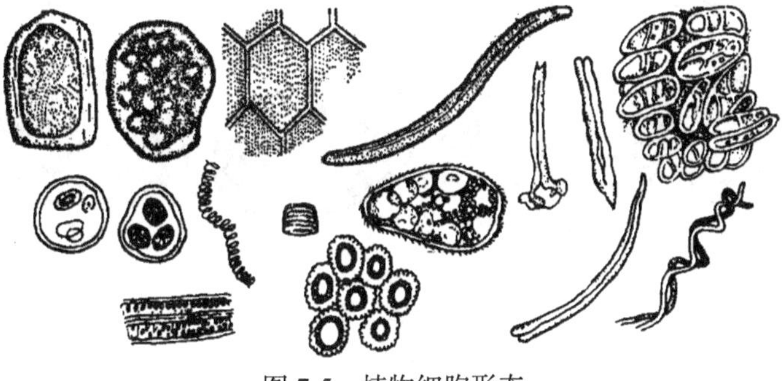

图 7-5　植物细胞形态

5）动物细胞：标本形态特征（图 7-6）具体如下。

多形核白细胞：患者出现肠炎或痢疾的时候，粪便中可见大量具有多种形态细胞核的白细胞。显微镜下可见胞质呈颗粒状，细胞轮廓不是很光滑，其大小与寄生虫卵有较大区别。

巨噬细胞：肠炎或痢疾患者粪便中可出现，也可出现于使用导泻药的患者粪便内。巨噬细胞的核较大，核形不规则，有时也可能看不到核。胞质颗粒状，伪足不清楚。

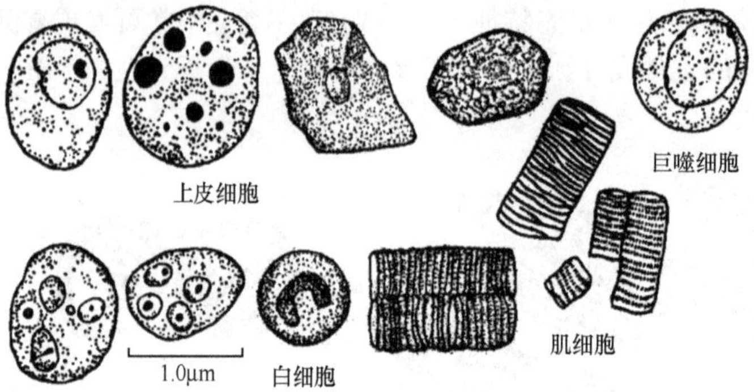

图 7-6　动物细胞形态

上皮细胞：柱状上皮细胞来自肠黏膜，鳞状上皮细胞来自肛门黏膜，两种细胞特点相同，其细胞界线清楚，胞质光滑，核大，有反光性。

6）淀粉颗粒、油滴和气泡：标本形态特征（图 7-7）为气泡圆形或成角，反光强，无内部结构；油滴无染色变化；淀粉颗粒无色、大小不一，用碘液可染成红色或紫色。

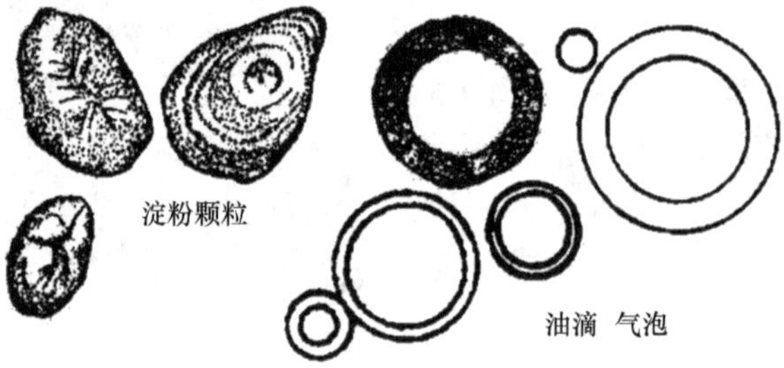

图 7-7　淀粉颗粒、油滴和气泡形态

7）纤维体：标本形态特征（图 7-8）为圆形折光，较大，无色透明，可见髓状环形结构。

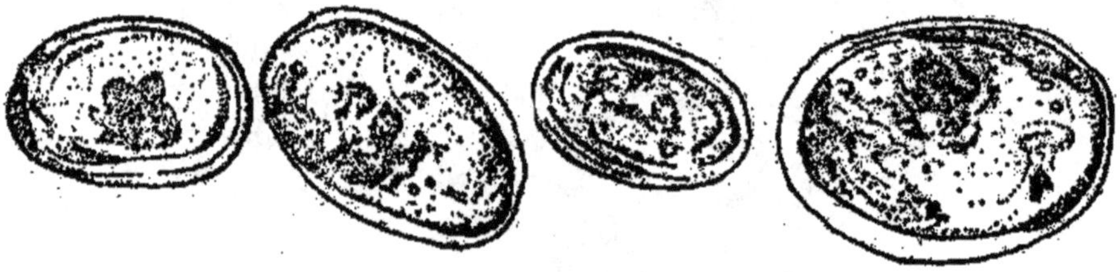

图 7-8　纤维体形态

6. 技术操作　粪便生理盐水直接涂片或混悬液直接涂片，滴 1 滴生理盐水于洁净载玻片，用竹签挑取绿豆大小的粪便块，在生理盐水中涂抹均匀；或者用吸管吸取摇匀的混悬液 1～2 滴，滴于载玻片上涂抹均匀，注意量不要太多，以防液体溢出污染镜台及操作者的手。涂片的厚度以透过涂片隐约可辨认书上的字迹为宜。一般在低倍镜下检查，如用高倍镜观察，可加盖玻片。该法用以检查蠕虫卵、原虫的包囊和滋养体。方法简便，连续作 3 次涂片，可提高检出率。

7. 实验报告绘图要求　医学寄生虫学是以形态学为基础的学科，实验内容以观察标本为主，真实准确地记录所观察的标本，对正确掌握标本的特点、增强记忆、理解理论课内容至关重要，绘图是基本实验技能之一，应重点掌握。实验前准备好实验报告册或实验报告纸，绘图笔包括 HB 铅笔、2B 铅笔、彩色铅笔，不能用钢笔或圆珠笔绘图；认真观察标本，仔细绘图，把寄生虫的主要形态特征用绘图方式真实记录下来；根据标本的特点选择不同的绘图方法，像铁苏木素染色和其他非染色标本应选择铅笔点线图，用点和线勾画标本结构图，要求线条光滑、点要圆滑，用点的疏密来表示颗粒，体现寄生虫的立体感。除铁苏木素染色标本外，其他染色标本一般要求彩图，按标本的实际颜色绘制。按标本大小、比例绘图，对于结构复杂、体积较小的标本，可画大些，以展示其结构。而结构简单、较大的标本，可画小些，以展示其清晰结构、不影响标注为准。在绘图中要注意标本的长宽比例和内部结构的位置，要注意不同虫种同类标本之间，如虫卵、包囊之间，以及同种寄生虫不同阶段之间的大小比例，如疟原虫环状体、滋养体、裂殖体和配子体之间，绘制的标本图以符合实物为准。画面要求字迹整洁、可用中文或中英文标注结构名称，一律用平行线引出，所有标注应上下对齐，标本名称一律写在标本下方，在括号中标明观察及作图的放大倍数。

（张 静）

第二节 线 虫

线虫属于线形动物门，是无脊椎动物种群中一个庞大的群体，种类繁多，目前自然界中已知有 100 多万种，大多数虫种在自然界营自生生活，仅有一小部分营寄生生活。已知寄生于人体的线虫有 100 多种，常见虫种有寄生于肠道的蛔虫、钩虫、蛲虫、鞭虫等，寄生于组织的旋毛形线虫、丝虫、广州管圆线虫等，严重威胁人类健康。典型线虫呈线形或圆柱形，雌雄异体，体表光滑且不分节，虫体大小与虫种有关。体壁由角皮层、皮下层和纵肌层构成。线虫成虫消化系统完整，由口、咽、食管、肠支、肛门构成。成虫生殖系统呈细长管状，雄虫生殖系统通常为单管型，雌虫生殖系统大多为双管型，也有单管型者（如旋毛虫）。亦有排泄系统和神经系统。线虫虫卵一般为卵圆形或椭圆形，棕黄色或无色，无卵盖，基本结构包括卵壳和卵内容物，不同虫种有较大差异。

实验一 似蚓蛔线虫、毛首鞭形线虫、钩虫和蠕形住肠线虫

一、似蚓蛔线虫

似蚓蛔线虫（*Ascaris lumbricoides*）简称蛔虫，成虫寄生于人体空、回肠，是最常见的肠道寄生虫之一，引起蛔虫病和各种并发症。雌虫产卵于肠腔内，蛔虫卵随粪便排出体外，在粪便中检获虫卵或虫体即可确诊为蛔虫病。

【实验目的】

1. 掌握蛔虫卵的形态特征，识别蛔虫成虫形态。
2. 掌握检查蛔虫卵的主要操作方法（粪便直接涂片或虫卵混悬液直接涂片）。

【实验内容】

1. 自学标本　受精蛔虫卵、未受精蛔虫卵、脱蛋白质膜蛔虫卵。

2. 示教标本

（1）大体标本：蛔虫成虫浸制标本、蛔虫成虫内部结构剖析标本、蛔虫肠梗阻病理标本。

（2）玻片标本（显微示教）：蛔虫唇瓣、感染期蛔虫卵。

3. 实验操作　粪便生理盐水直接涂片（具体操作参见第七章第一节）。由于采用的是临时直接涂片（即湿片）观察，所以要防止玻片倾斜，勿让虫卵混悬液溢出污染镜台、实验台和周围环境。标本观察完毕应放入污物缸内。

【形态特征】

1. 受精蛔虫卵　椭圆形，棕黄色，长 45～75μm，宽 35～50μm。壳质层厚而透明，卵壳表面覆盖凹凸不平的蛋白质外膜（为蛔虫子宫分泌物，被胆汁染成黄色）。新鲜虫卵内可见一个大而圆的卵细胞，其两端与卵壳之间有一新月形间隙（图 7-9，彩图 1）。

2. 未受精蛔虫卵　虫卵长椭圆形或不规则，棕黄色，长 88～94μm，宽 39～44μm。壳质层和蛋白质外膜均较薄，虫卵内没有卵细胞，仅可见较多折光颗粒（卵黄颗粒）（图 7-10，彩图 2）。

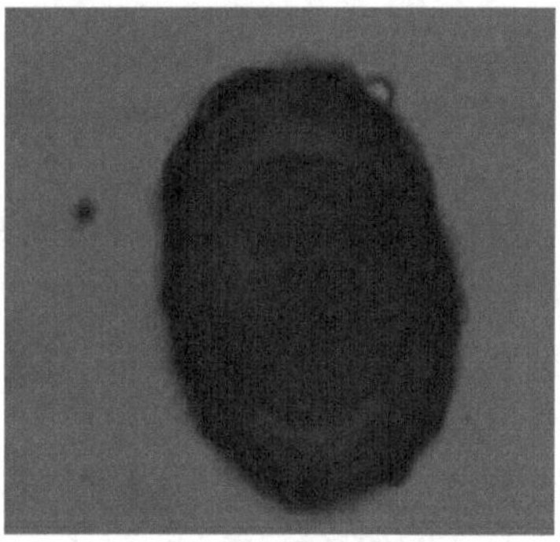

图 7-9　受精蛔虫卵

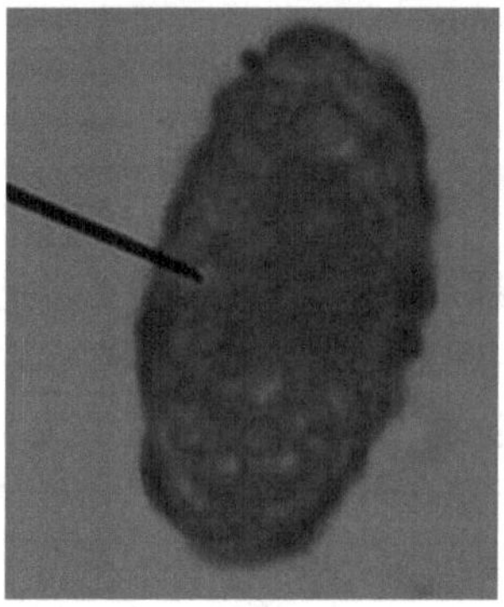

图 7-10　未受精蛔虫卵

3. 脱蛋白质膜蛔虫卵　虫卵表面的蛋白质外膜脱落，虫卵无色，可见较厚的卵壳，但厚薄均匀，仍保留蛔虫卵的其他基本结构特征，应注意与钩虫卵区别（图 7-11）。

4. 感染期蛔虫卵　蛔虫受精卵发育，卵细胞不断分裂，经桑葚期、胚胎期后的阶段，虫卵内可见一条卷曲的幼虫，其余特征同受精蛔虫卵（图 7-12）。

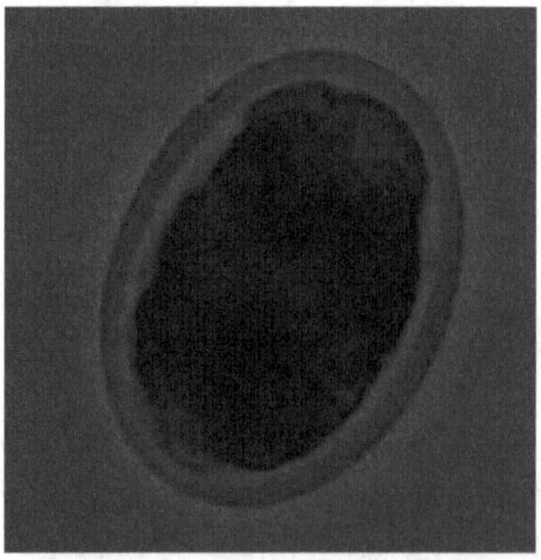

图 7-11　脱蛋白质膜蛔虫卵

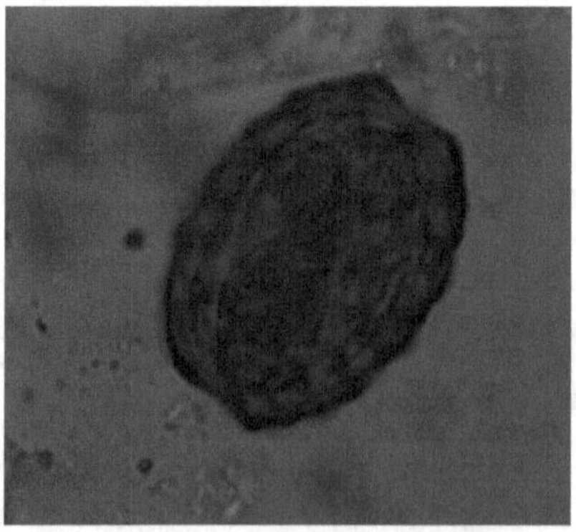

图 7-12　感染期蛔虫卵

5. 蛔虫虫体浸制标本　成虫长 15～40cm，经 10% 福尔马林固定后的虫体呈黄白色，体表光滑有横纹，虫体两侧各有一条纵行的侧线。雄虫较细小，尾部向腹面弯曲。雌虫较雄虫粗大，尾部尖直。有时蛔虫随患者粪便排出时虫体已经腐烂不易辨认，可根据其头端的唇瓣、子宫内虫卵形态、角皮层体表横纹等特征进行鉴别（图 7-13）。

6. 蛔虫唇瓣封片标本　蛔虫唇瓣呈“品”字形排列，背侧一个，腹侧两个。唇瓣内侧缘有细齿，外侧缘各有一对乳突，为虫体感觉器官（图 7-14）。

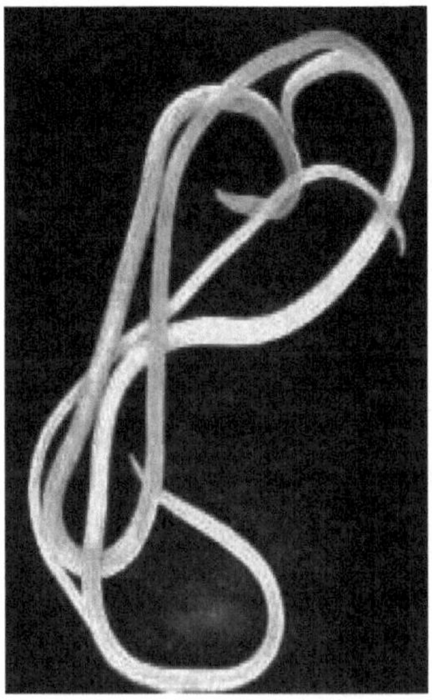

图 7-13　蛔虫虫体浸制标本

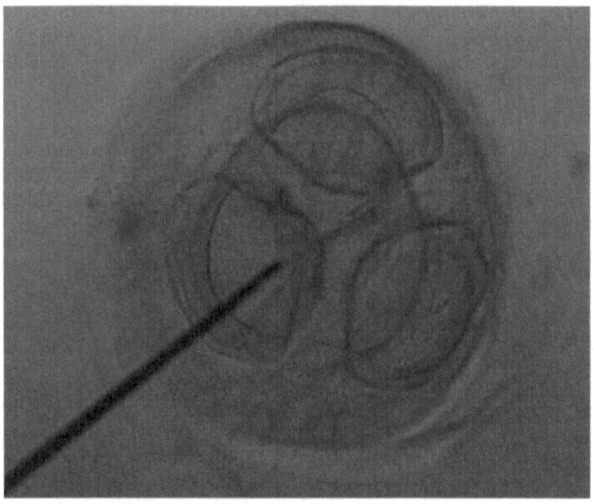

图 7-14　蛔虫唇瓣封片标本

7. 蛔虫性肠梗阻（瓶装标本）　可见蛔虫聚结成团堵塞肠管，肠管外壁可见一条条线状虫形轮廓。蛔虫性肠梗阻在非肿瘤性堵塞性肠梗阻中占首位，多为单纯性、部分性肠梗阻。

二、毛首鞭形线虫

毛首鞭形线虫（*Trichuris trichiura*）简称鞭虫，人体因食入被感染性鞭虫卵污染的食物而感染，主要寄生于人体的回盲部，引起鞭虫病。雌虫受精后产卵于肠腔，随粪便排出体外，在粪便中检获到鞭虫卵可确诊。

【实验目的】

1. 掌握鞭虫成虫与虫卵的形态特点。

2. 掌握粪便直接涂片或虫卵混悬液直接涂片的操作。

【实验内容】

1. 自学标本　鞭虫卵。

2. 示教标本　鞭虫成虫浸制标本、鞭虫寄生于肠壁病理标本。

3. 实验操作　虫卵混悬液或待检粪便标本直接涂片（具体操作参见第七章第一节）。

【形态特征】

1. 鞭虫成虫　鞭虫形似马鞭，前 2/3 呈细线状，后 1/3 较为粗大。雄虫长 30～45mm，尾部向腹面弯曲；雌虫长 30～50mm，尾部直而圆钝（图 7-15）。

2. 鞭虫卵　长椭圆形，腰鼓状，棕褐色，长 50～54μm，宽 22～23μm。卵壳较厚，两端各有一个透明塞状突起，卵内有一个卵细胞（图 7-15，彩图 4）。

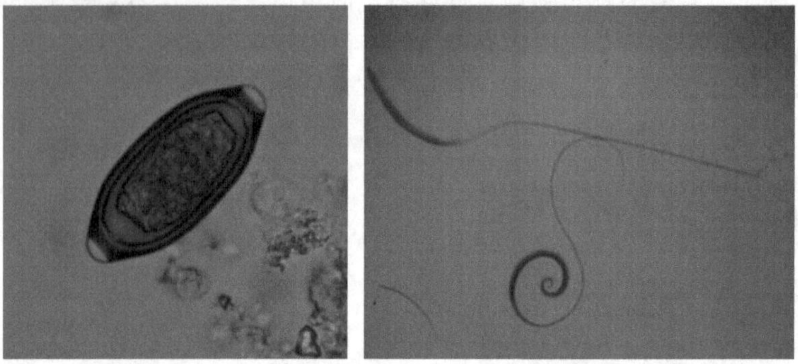

图 7-15　鞭虫卵及鞭虫成虫

三、钩　虫

十二指肠钩口线虫（*Ancylostoma duodenale*）简称十二指肠钩虫，美洲板口线虫（*Necator americanus*）简称美洲钩虫，是最常见的肠道寄生虫。两种钩虫生活史相似，均寄生于人体小肠上段，人体因皮肤接触有钩虫丝状蚴的土壤感染，雌虫受精后产卵于肠腔，虫卵随粪便排出体外，在粪便中检获到钩虫卵可确诊本病。两种钩虫卵相似，但成虫及幼虫有明显差别。

【实验目的】

1. 掌握钩虫（hookworm）成虫与虫卵的形态特点。

2. 学习常见钩虫成虫的鉴别方法。

【实验内容】

1. 自学标本　钩虫卵、十二指肠钩虫口囊、美洲钩虫口囊。

2. 示教标本

（1）大体标本：两种钩虫成虫浸制标本、钩虫寄生于肠壁。

（2）玻片标本（显微示教）：十二指肠钩交合伞、美洲钩虫交合伞。

3. 实验操作　饱和盐水浮聚法、钩蚴培养法（具体操作参见第七章第一节）。

【形态特征】

1. 钩虫卵　虫卵椭圆形，无色透明，卵壳较薄，内有 4～8 个卵细胞；卵细胞与卵壳之间有明显的空隙。虫卵长 57～76μm，宽 36～40μm（图 7-16，彩图 3）。

2. 十二指肠钩虫成虫、口囊、交合伞（图 7-17）

（1）十二指肠钩虫雄虫生殖系统为单管型，尾端膨大，角皮层向后延伸形成较短而宽的膜质交合伞，内有起支撑作用的肌性辐肋。雄虫背辐肋在远端有特征性分支。雌虫较雄虫稍大，生殖系统为双管型，尾端尖。

（2）十二指肠钩虫口囊内可见钩齿两对，透明角质状。咽管长 1.04～1.35mm，为虫体长度的 1/6，前与口囊相连接，管壁肌肉发达，利于吸血。

（3）十二指肠钩虫雄虫交合伞张开后一般呈圆形，可见到肌性的、染色较深、辐条状结构，为背辐肋、侧辐肋、腹辐肋；角皮层染色浅，覆盖在辐肋上形成膜状。背辐肋在远端分成 2 支，每支又分成 3 小支，其形态特征是虫种鉴定的重要依据。虫体后部伸出两根细长的交合刺，末端呈分开状。

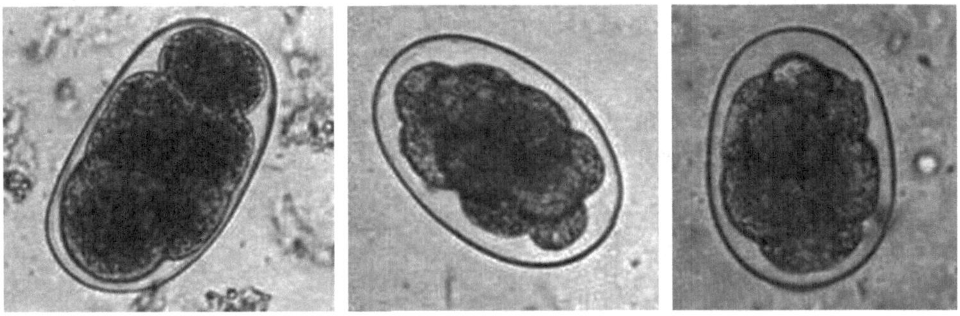

图 7-16 不同发育时期的钩虫卵

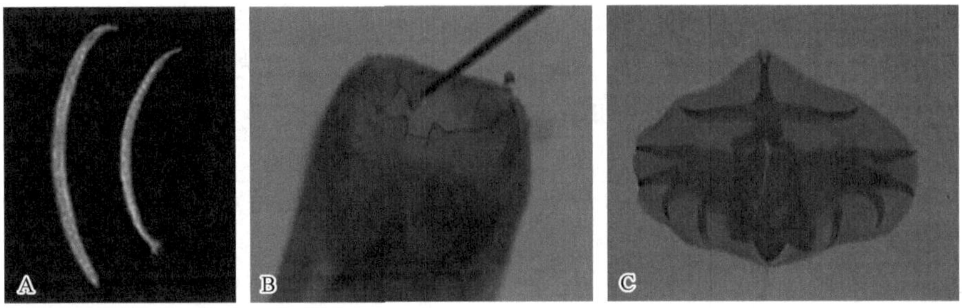

图 7-17 十二指肠钩虫成虫（A）、口囊（B）、交合伞（C）

3. 美洲钩虫成虫、口囊、交合伞（图 7-18）

（1）美洲雄虫生殖系统亦为单管型，尾端膨大形成较狭长而圆的交合伞，伸出的两根交合刺在远端合成一支，末端形成一倒钩状。雄虫背辐肋在基部即形成特征性分支。雌虫较雄虫稍大，生殖系统为双管型，尾端尖。

（2）美洲钩虫口囊内有一对半月形板齿，咽管较短，长 0.6～0.8mm。雄虫尾端膨大形成较狭长而圆的交合伞，伸出的两根交合刺在远端合成一支，末端形成一倒钩状。雄虫背辐肋在基部即分成 2 支，每支又分成 2 小支。雌虫尾端尖直。

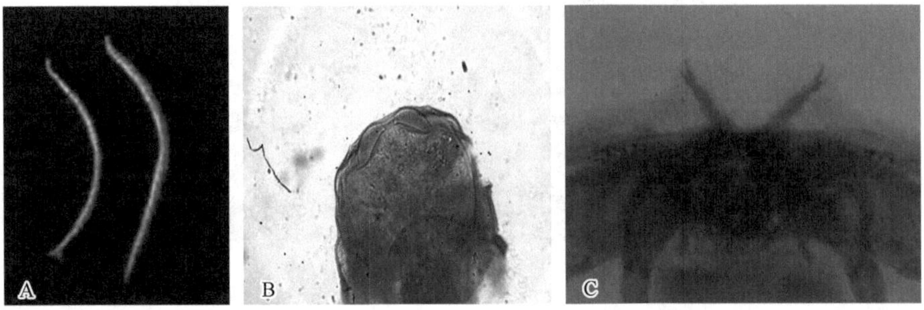

图 7-18 美洲钩虫成虫（A）、口囊（B）、交合伞（C）

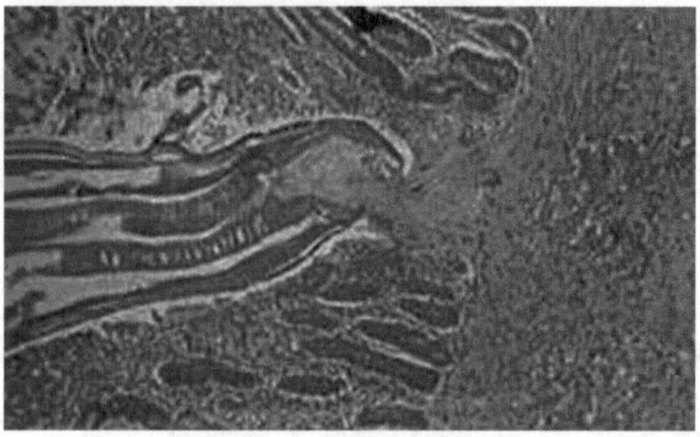

图 7-19 钩虫寄生于肠壁

（3）美洲钩虫雄虫交合伞张开后一般呈扁圆形，肌性的、染色较深、辐条状结构被称为背辐肋、侧辐肋、腹辐肋；角皮层染色浅，覆盖在辐肋上形成膜状。背辐肋在基部即开始分成 2 支，每支又分成 2 小支。伸出的两根交合刺在远端合成一支，末端形成一倒钩状。

4. 犬钩虫寄生于肠壁病理标本（图 7-19）可见虫体咬附在肠黏膜上，深达黏膜下层，被寄生的肠壁可见多处出血病灶。

四、蠕形住肠线虫

蠕形住肠线虫（*Enterobius vermicularis*）简称蛲虫，主要寄生于人体回肠段、盲肠、阑尾和结肠，引起蛲虫病。人体因食入含有蛲虫卵的食物而感染，蛲虫雌虫一般在宿主睡眠后经结肠移行到直肠，最后至肛门周围产卵，虫卵黏附于肛周黏膜上，可采用肛门拭子法检获虫卵或直接在肛周获取成虫而确诊本病。

【实验目的】

1. 掌握蛲虫（*Enterobius vermicularis*）成虫与虫卵的形态特点。
2. 掌握蛲虫感染的诊断方法。

【实验内容】

1. 自学标本　蛲虫卵。
2. 示教标本　蛲虫成虫浸制标本、蛲虫成虫染色标本。
3. 实验操作　肛门拭子法（具体操作参见第七章第一节）。

【形态特征】

1. 蛲虫卵　虫卵无色透明，长椭圆形，两侧不对称，一侧扁平，另一侧稍凸，大小为（50～60）μm×（20～30）μm，卵壳较厚，分为 3 层，由外到内为光滑的蛋白质膜、壳质层及脂层，但光镜下可见内外两层。刚产出的虫卵内含一蝌蚪期胚胎（图 7-20，彩图 5）。

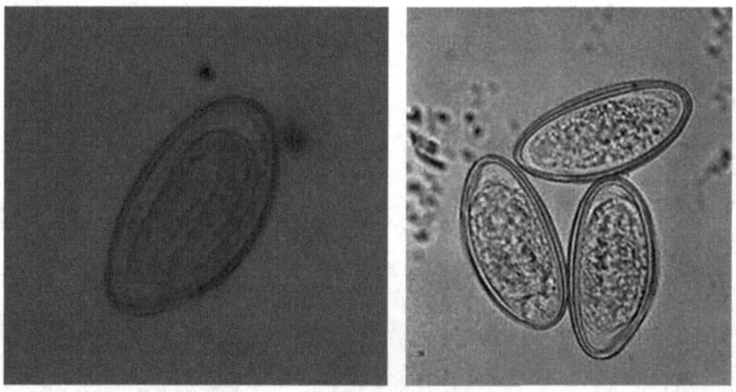

图 7-20 蛲虫卵

2. 蛲虫成虫浸制标本　成虫细小，乳白色。雄虫长 2～5mm，尾部向腹面卷曲；雌虫长 8～13mm，尾部长而尖细，呈半透明状。解剖镜下可见膨大的、透明角质状头翼（图 7-21）。

3. 蛲虫成虫染色标本　低倍镜下观察隐约可见虫体头端有三个唇片，前端体壁角皮层向两侧扩展成翼状，形成透明角质状的头翼（cephalic alae）。食管末端膨大为圆形的食管球（图 7-22）。

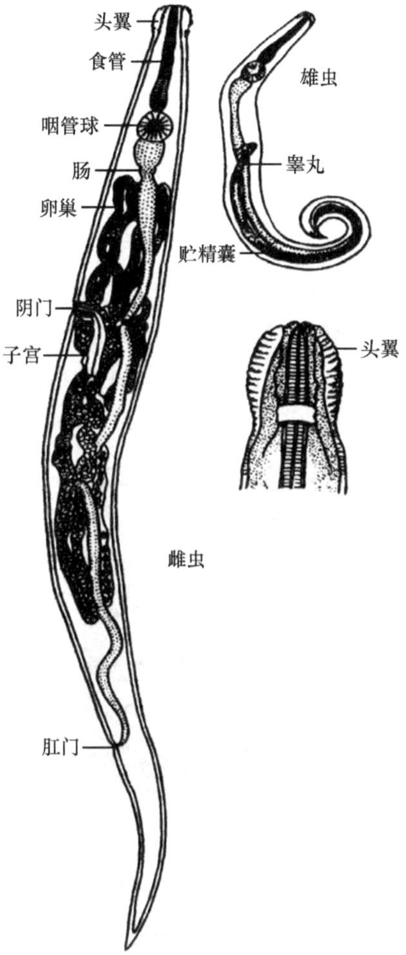

图 7-21　蛲虫成虫（雌虫、雄虫、头翼）

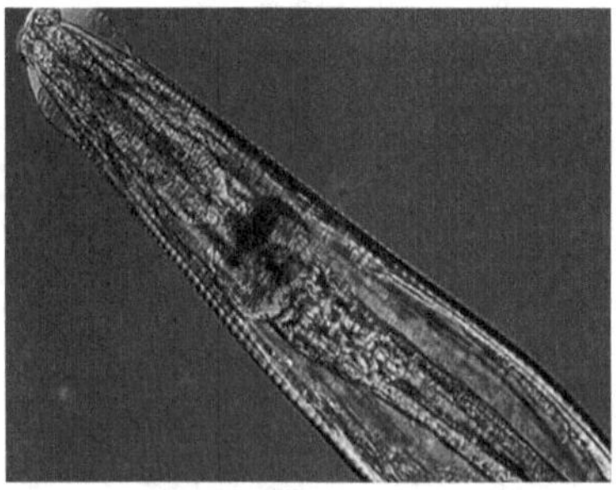

图 7-22　蛲虫成虫染色标本

实验二　旋毛形线虫和丝虫

一、旋毛形线虫

旋毛形线虫（*Trichinella spiralis*）简称旋毛虫，成虫和幼虫分别寄生于同一宿主的小肠和横纹肌，引起旋毛虫病，人类感染主要因生食或半生食含有旋毛虫囊包的猪肉或其他动物肉类而感染，是一种重要的食源性人畜共患寄生虫病。雌虫直接产幼虫于肠腔，然后幼虫钻入肠黏膜入血到全身各处，一般停留于横纹肌中发育成囊包，在肌肉组织中找到旋毛虫囊包可确诊本病。

【实验目的】

1. 掌握旋毛虫囊包的形态特点。

2. 掌握旋毛虫感染的病原学诊断方法。

【实验内容】

1. 自学标本　旋毛虫囊包压片染色标本。

2. 示教标本

（1）大体标本：旋毛虫成虫浸制标本。

（2）玻片标本（显微示教）：旋毛虫雌、雄成虫染色标本。

3. 实验操作　肌肉组织活检法（具体操作参见第七章第一节）。

【形态特征】

1. 旋毛虫囊包压片染色标本　旋毛虫幼虫寄生于肌纤维内，一般幼虫卷曲或螺旋状形成梭形囊包。囊包长0.25～0.5mm，宽0.21～0.42mm，其纵轴与被寄生横纹肌的肌纤维平行。一个囊包内一般为1～2条幼虫，也有的可多达6～7条。囊膜由两层结缔组织构成。外层甚薄，具有大量结缔组织；内层透明玻璃样，无细胞（图7-23）。

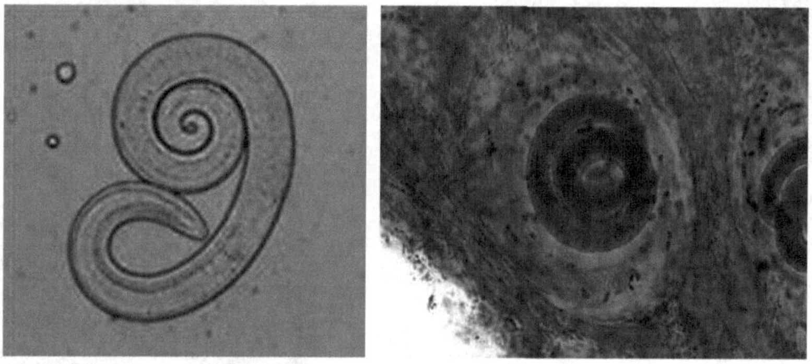

图7-23　旋毛虫幼虫及囊包压片

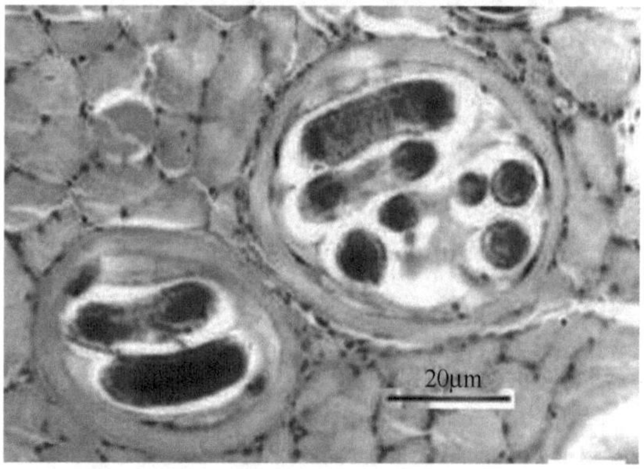

图7-24　旋毛虫囊包病理切片

2. 旋毛虫幼虫寄生于肌肉病理切片染色标本　囊包为圆形或椭圆形，囊包壁由内、外两层构成。外层较薄、内层较厚，是成肌细胞退变与结缔组织增生所形成。囊包内可见被切断的、横径大小相似的、圆形或腊肠形幼虫断面（图7-24）。

3. 旋毛虫雌、雄成虫　成虫体小，向前端渐细，雌虫长3～4mm；雄虫不及2mm，长1.4～1.6mm。雌虫较成虫粗、长，其阴门位于虫体前端1/5处，从雌虫阴门处排出的为幼虫。雄虫尾端有一对透明、叶状的交配副器（图7-25）。

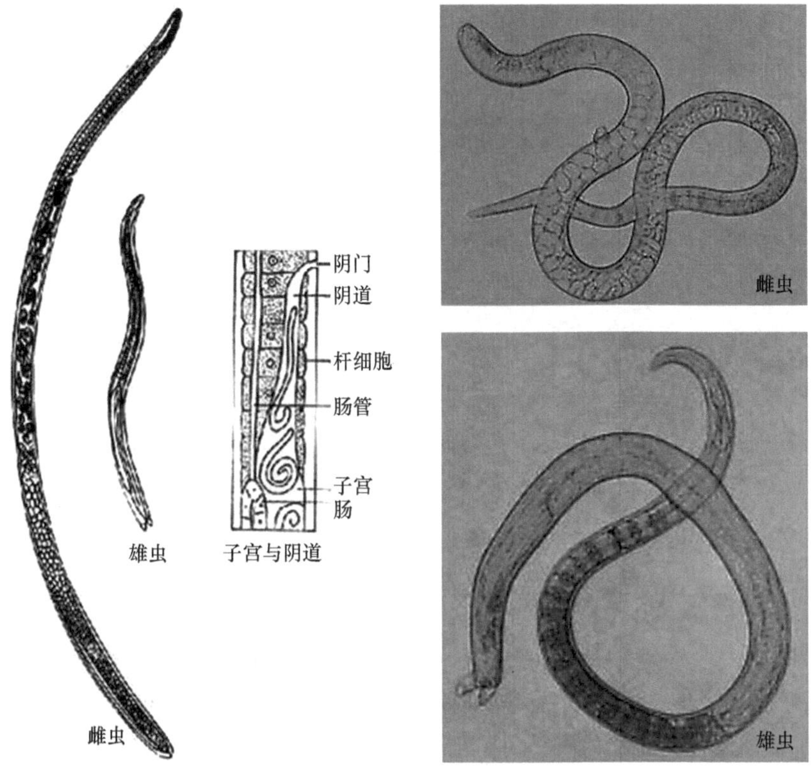

图 7-25　旋毛虫雌、雄成虫

二、丝　　虫

丝虫是由节肢动物传播的一类线虫，寄生于人体的已知有 8 种，其中班氏丝虫和马来丝虫引起的淋巴丝虫病（filariasis）及由盘尾丝虫所致的“河盲症”对人类危害最严重，我国只有班氏丝虫和马来丝虫。成虫乳白色，细长如丝线，体长不到 1cm；雄虫尾端卷曲半到 3 圈，具交合刺。雌虫大于雄虫，尾端直。几种丝虫生活史相似，成虫寄生于人体淋巴系统，受精后的雌虫产出微丝蚴，微丝蚴可停留在附近的淋巴系统内，但大多数随淋巴液经胸导管进入血液循环，微丝蚴也可出现在乳糜尿、乳糜胸腔积液、乳糜性心包积液、腹股沟等处，而且在外周血中出现具有夜现周期性。临床上以在外周血中查到微丝蚴诊断本病。

【实验目的】

1. 掌握丝虫（filaria）成虫与微丝蚴的形态特点。
2. 熟悉丝虫感染的诊断方法。

【实验内容】

1. 自学标本　班氏丝虫微丝蚴、马来丝虫微丝蚴血涂片染色标本。
2. 示教标本　丝虫成虫浸制标本。
3. 实验操作　厚血膜染色法（具体操作参见第七章第一节）。

【形态特征】

1. 班氏丝虫微丝蚴　班氏丝虫微丝蚴体态自然弯曲柔和，头间隙长宽比例大致相等，体核呈圆形，排列整齐、清晰可数（图 7-26）。

马来丝虫微丝蚴长 177～230μm，宽 5～6μm；体态僵直，虫体大弯中有小弯。头间隙长宽比例约为 2∶1，体核椭圆形，大小不等，排列密集，常相互重叠，不易数清。末端有尾核 2 个，前后排列，是虫种鉴别的重要特征（图 7-27）。

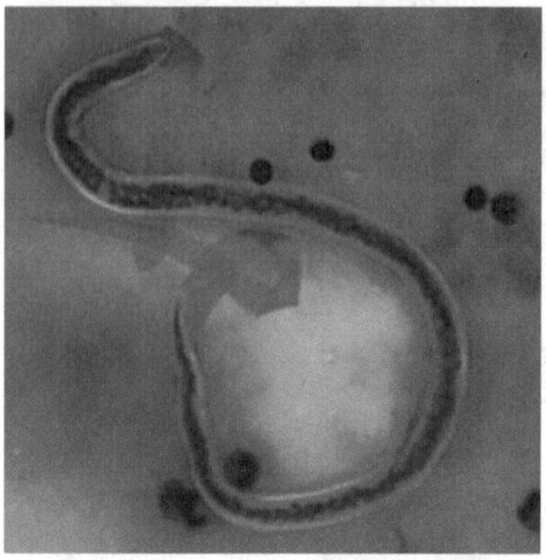

图 7-26 班氏丝虫微丝蚴

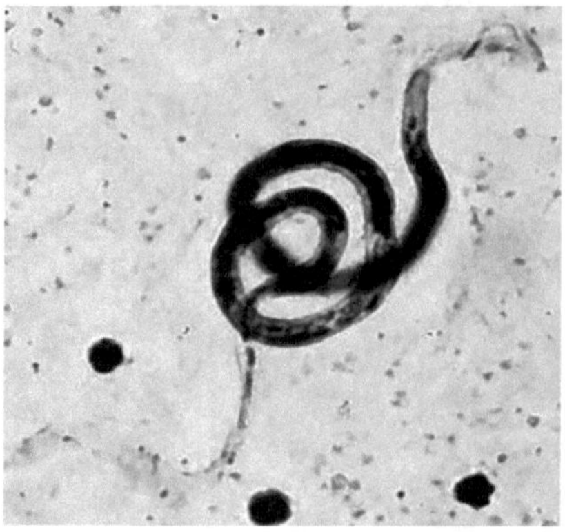

图 7-27 马来丝虫微丝蚴

2. 示教标本 大体标本：两种丝虫成虫形态相似，虫体乳白色，细长如丝线状。体长不到 10cm，雌虫较雄虫大。体表光滑，头端略膨大。雄虫尾端蜷曲成圈状，雌虫尾端钝圆，略弯曲于腹面。生殖系统为双管型，阴门靠近头端的腹面。

（叶 彬）

第三节 吸 虫

吸虫属于扁形动物门吸虫纲，该纲包括三个目：单殖目、盾殖目和复殖目，寄生于人体的吸虫都属于复殖目，故称为复殖吸虫。复殖吸虫种类繁多，大多数外观呈叶状或舌状，虫体扁平，体表有口、腹吸盘各一个；消化系统不完整，缺肛门；大多数吸虫为雌雄同体，但血吸虫为雌雄异体；具有排泄系统和神经系统。大多数吸虫虫卵有卵盖，但血吸虫虫卵无卵盖。吸虫生活史复杂，分为无性世代和有性世代，无性世代一般寄生在淡水螺、淡水鱼、虾、蟹等体内，有性世代则寄生在脊椎动物体内，感染阶段一般为囊蚴，个别为尾蚴。完成生活史需要世代交替。

实验一 华支睾吸虫、并殖吸虫和布氏姜片吸虫

一、华支睾吸虫

华支睾吸虫（*Clonorchis sinensis*）简称肝吸虫，人类感染主要因食入带有活囊蚴的鱼、虾肉而感染。成虫寄生于人体或猫、犬等肝内胆管，主要引起肝脏病变，导致肝功能障碍或诱发肝癌。成虫产卵于肝内胆管内，肝吸虫虫卵随胆汁流入肠腔，并随粪便排出体外，

在粪便中检获虫卵可确诊肝吸虫病。

【实验目的】

1. 掌握华支睾吸虫虫卵的特征。

2. 了解华支睾吸虫成虫的特征、肝吸虫尾蚴；了解肝吸虫的寄生部位。

3. 认识华支睾吸虫的中间宿主：纹沼螺、淡水鱼等。

【实验内容】

1. 自学标本

（1）华支睾吸虫虫卵混悬液。

（2）华支睾吸虫成虫浸制及染色标本。

2. 示教标本

（1）华支睾吸虫尾蚴染色标本。

（2）华支睾吸虫中间宿主。

（3）纹沼螺（*Parafossarulus striatulus*）、长角涵螺（*Alocinma longicornis*）和赤豆螺（傅氏豆螺，*Bithynia fuchsianus*）及麦穗鱼保存标本。

3. 实验操作

（1）直接涂片法（具体操作参见第七章第一节）。

（2）鱼、虾体内华支睾吸虫囊蚴的分离鉴定。

【形态特征】

1. 华支睾吸虫成虫浸制标本　肉眼观察肝吸虫体形狭长，背腹扁平，前端尖细，后端略钝，形状似葵瓜子仁状。可见口、腹吸盘，口吸盘尤为明显；子宫管状、盘曲，子宫内因充满虫卵而呈金黄色；虫体后端可见白色、树状分支睾丸。

2. 华支睾吸虫成虫染色标本　虫体顶端为口吸盘，腹吸盘约在虫体前端 1/5 处，口吸盘略大于腹吸盘；口位于口吸盘中，后接肌性球状的咽及短的食管，然后分叉为两肠支较直的延伸至虫体后端，并以盲端结束。睾丸前后排列于虫体后 1/3 处呈树枝分支，从睾丸各发出一支输出管，约在虫体的中部会合为输精管，最后开口于腹吸盘前的生殖腔。在睾丸之前为椭圆形受精囊。受精囊之前为卵巢，卵巢边缘分叶。分布于虫体两侧的滤泡或颗粒为卵黄腺，分泌物通过左、右卵黄管汇入卵黄总管至卵模。卵模较模糊，子宫从卵模开始盘绕而上，开口于腹吸盘前缘的生殖腔，因染色原因，子宫中虫卵呈黑色（图 7-28）。

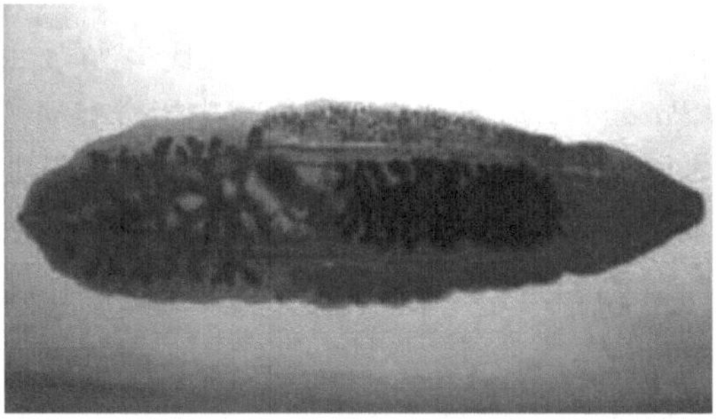

图 7-28　华支睾吸虫成虫染色标本

3. 华支睾吸虫虫卵　吸取保存的虫卵液标本作涂片观察，低倍镜下虫卵形似芝麻，呈黄褐色，平均大小为 29μm×17μm。高倍镜下观察，卵壳较厚，一端较窄且有一卵盖，卵盖周围的卵壳增厚、形成肩峰，另一端有小疣状突起，由于位置关系，小疣可能不见；卵内有一成熟的毛蚴。因肝吸虫虫卵较小，故要求在涂片中仔细寻找（图 7-29，彩图 6）。

4. 华支睾吸虫尾蚴染色标本　尾蚴自然状态下形似烟斗，分体部和尾部，尾部为体部长度的 2～3 倍。体部可见一对黑色眼点（图 7-30）。

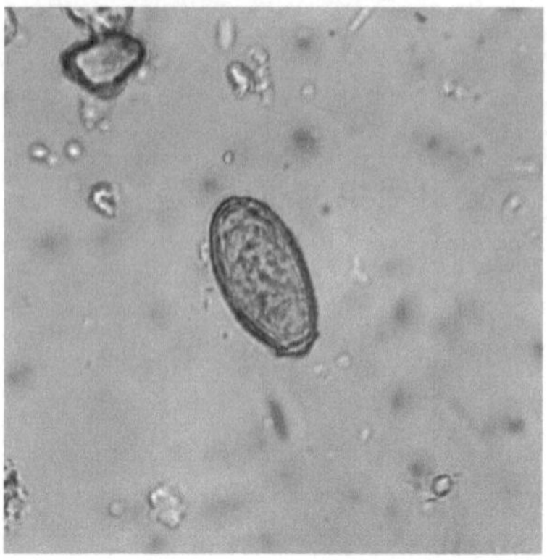

图 7-29 华支睾吸虫虫卵

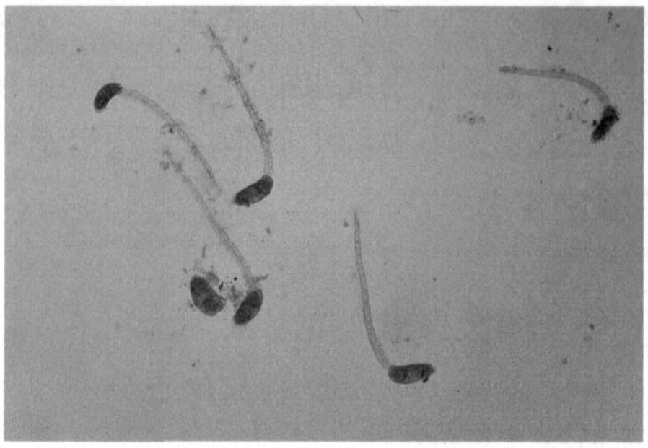

图 7-30 华支睾吸虫尾蚴

5. 华支睾吸虫中间宿主（瓶装标本） 第一中间宿主有纹沼螺、长角涵螺和赤豆螺等。以纹沼螺为例，沼螺中等大小，外形呈宽卵圆形，成体壳高 9mm 左右，宽 6mm 左右。壳质厚而坚固，有 5～6 个螺层，壳面外凸，壳顶尖，但经常被磨损，螺旋部呈宽圆锥形，螺层略膨大，缝合线浅。壳呈灰黄色、淡褐色、褐色或淡灰色，具有细的生长纹及螺旋纹或螺棱。壳口呈卵圆形，周缘完整，外折，坚厚，具有黑色或褐色框边。内缘外折，上方贴覆于体螺层上。具有同心圆的生长纹，核略偏于内缘中央处。无脐孔，或呈缝状。

第二中间宿主为各种淡水鱼。可感染肝吸虫的淡水鱼种类较多，如鲤鱼、鲫鱼、青鱼、鲢鱼等，尤其是一种小型淡水鱼——麦穗鱼（*Pseudorasbora parva*），其是鲤科、麦穗鱼属鱼类，体长 37～102mm。

【思考】

假若有肝吸虫寄生于肝脏，进行组织切片后肝吸虫可能的形态有哪些？

二、并殖吸虫

常见并殖吸虫有两种，卫氏并殖吸虫（*Paragonimus westermani*）和斯氏并殖吸虫（*Paragonimus skijabini*），因寄生于脊椎动物肺部而简称为肺吸虫，人类因食入带有活囊蚴的蟹肉而感染。由于人类不是斯氏并殖吸虫的适宜宿主，故人体感染的斯氏肺吸虫囊蚴后不能发育至成虫，童虫状态的虫体可寄生于人体各种组织和器官，如脑组织、皮下等。人类宿主感染肺吸虫后，组织中的虫体只能通过手术或活组织检出，大多数肺吸虫虫卵随痰液排出，少部分虫卵随粪便排出。两种肺吸虫的成虫形态有明显差异，而虫卵光镜下无明显差异。

【实验目的】

1. 掌握肺吸虫虫卵特征。
2. 熟悉卫氏并殖吸虫和斯氏并殖吸虫成虫特征、肺吸虫囊蚴；肺吸虫的寄生部位。
3. 了解卫氏并殖吸虫和斯氏并殖吸虫的中间宿主。

【实验内容】

1. 自学标本

（1）斯氏并殖吸虫成虫。

（2）肺吸虫虫卵。

2. 示教标本

（1）卫氏并殖吸虫成虫、吸虫囊蚴。

（2）肺吸虫中间宿主：川卷螺、拟钉螺、石蟹、蝲蛄等。

（3）病理标本：肺吸虫寄生于肺部形成的囊泡。

3. 实验操作

（1）直接涂片法（具体操作参见第七章第一节）。

（2）蟹体内肺吸虫囊蚴的分离鉴定。

【形态特征】

1. 斯氏并殖吸虫成虫　成虫虫体窄长，前宽后窄，似梭形。大小为（3.5～6.0）mm×（11.0～18.5）mm，长宽比例为（2.4～3.2）：1，最宽处在腹吸盘稍下。腹吸盘位于虫体前约 1/3 处，比口吸盘略大。卵巢在腹吸盘后侧方，分支多。睾丸 2 个，左右并列于体中、后 1/3 间部，细长，可分多叶（图 7-31）。

2. 卫氏并殖吸虫成虫　成虫虫体肥厚，半透明，腹面扁平，背侧略隆起，体表有皮棘。经固定后呈椭圆形，大小为（7～12）mm×（4～16）mm，厚 3.5～5.0mm，长宽之比为 2：1 左右；口、腹吸盘大小略等；消化道有口、咽、短的食管，两肠支呈波浪状弯曲延伸至虫体末端；卵巢一个，指状分叶，子宫盘曲成团，与子宫并列在虫体中部。睾丸 2 个，左右并列在虫体后端 1/3 处。卵黄腺分布于虫体两侧。排泄囊明显（图 7-32）。

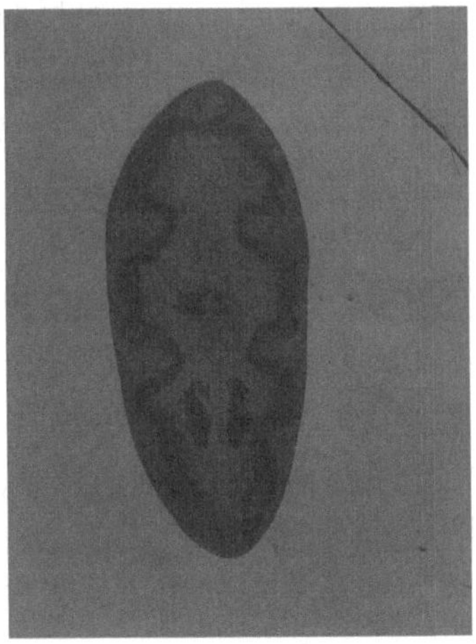

图 7-31　斯氏并殖吸虫成虫

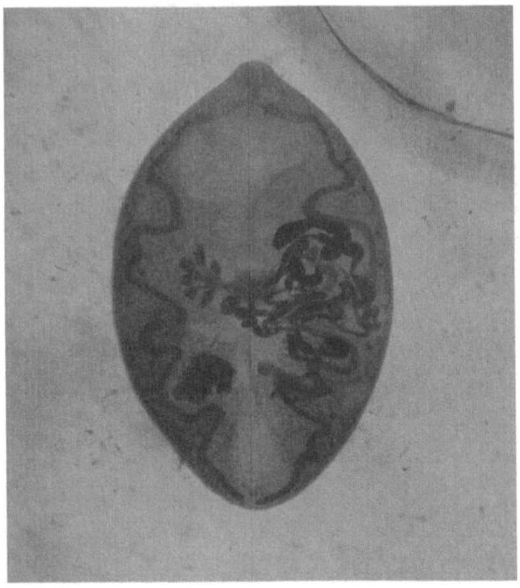

图 7-32　卫氏并殖吸虫成虫

3. 肺吸虫虫卵　斯氏肺吸虫虫卵与卫氏肺吸虫虫卵相似。金黄色，大小为（80～118）μm×（48～60）μm，虫卵外形变化较大，多为椭圆形，最宽处接近卵盖端，卵盖大而平坦，略倾斜，也可见缺卵盖的虫卵；卵壳厚薄不均，远离卵盖端卵壳最厚，内含物为一个圆形卵细胞和 10 余个卵黄细胞。从虫体排出时，卵细胞尚未分裂（图 7-33，彩图 7）。

4. 肺吸虫囊蚴　囊蚴呈椭圆形，大小平均为 0.138mm×0.15mm，囊壁分两层。囊内幼虫可见口、腹吸盘及原始肠支，排泄囊内含黑色颗粒（图 7-34）。

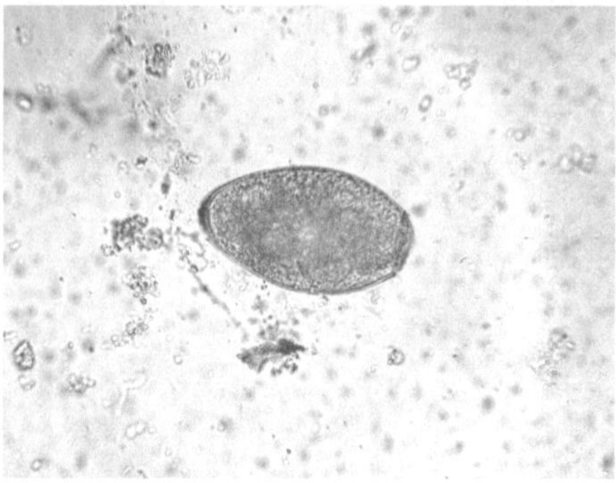

图 7-33 并殖吸虫虫卵

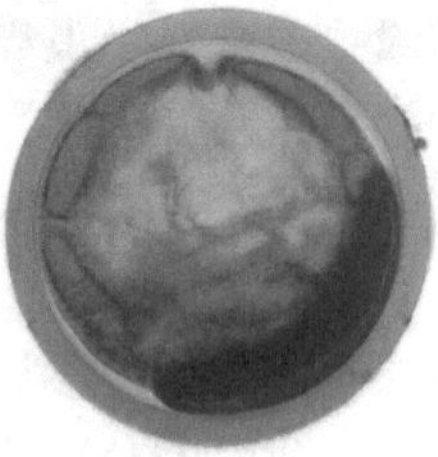

图 7-34 肺吸虫囊蚴

5. 并殖吸虫中间宿主　有川卷螺、拟钉螺、石蟹、蝲蛄等。

川卷螺呈长菱形，右旋，褐色到黑褐色，部分标本的体螺层有深褐色色带，刻纹变异很大，从光滑、螺旋纹密布到小颗粒，褐色壳顶常被酸性水质腐蚀，无脐孔，壳口呈梨状。口盖比壳口小，为角质。

第一中间宿主泥泞拟钉螺为小型螺类，外形呈长圆锥形，与钉螺相似，但比钉螺个体小得多。成体壳高 4.5mm 左右；壳宽 1.5mm 左右。壳质薄、透明、易碎、有 6～7 个螺层，壳面略凸；螺旋部高，呈尖圆锥形，其高度约占全部壳高的 3/4。

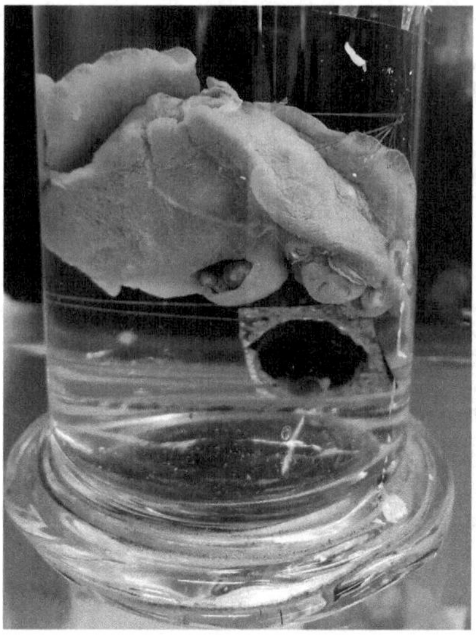

图 7-35 肺吸虫形成的肺部囊肿

第二中间宿主蟹是十足目短尾次目的甲壳动物，蟹的种类很多，如河蟹、溪蟹（旧称石蟹）等，是卫氏并殖吸虫和斯氏并殖吸虫的中间宿主。蝲蛄别称大头虾、螯虾、东北小龙虾，体形略似龙虾而小，前 3 对步足都有螯，第一对似蟹螯。我国东北产有三种，栖息于山溪或河川中，是卫氏并殖吸虫的中间宿主。

6. 病理标本　肺吸虫寄生于肺部形成的囊肿。

肺吸虫的囊肿常呈多房性，颜色较周围正常肺组织深，质硬。由于虫体具有游走性的特点，因此常数个囊肿相互有隧道沟通，当虫体死亡后囊内容物被吸收，囊肿被纤维组织填充形成瘢痕。囊内含有虫体、虫卵（图 7-35）。

【思考】

1. 怎样理解一些山区森林地带肺吸虫病是自然疫源性疾病？肺吸虫病的流行区有何特点？

2. 假若有肺吸虫寄生于睾丸，进行组织切片后肺吸虫可能的形态有哪些？

三、布氏姜片吸虫

布氏姜片吸虫（*Fasciolopsis buski*）简称姜片虫、肠吸虫，寄生于宿主空、回肠。生活史简单，人类因食入带有活囊蚴的媒介植物而感染，损伤主要由巨大腹吸盘所致，虫体吸附在肠黏膜上，产出的姜片虫虫卵随宿主粪便排出。

【实验目的】

1. 掌握姜片虫虫卵的特征。

2. 熟悉姜片虫成虫的形态特征。

3. 了解姜片虫的中间宿主及带虫植物。

【实验内容】

1. 自学标本

（1）姜片虫成虫浸制标本。

（2）姜片虫成虫染色标本。

（3）姜片虫虫卵。

2. 示教标本　姜片虫中间宿主及媒介植物。

3. 实验操作　虫卵混悬液直接涂片法。

【形态特征】

1. 姜片虫成虫浸制标本　新鲜虫体呈肉红色，浸制后呈褐色。虫体长椭圆形、较肥厚，背腹扁平，前窄后宽。长 20～75mm，宽 8～20mm，厚 0.5～3mm，为人体中最大的吸虫。口吸盘近体前端，直径约 0.5mm，可见漏斗状的腹吸盘，较口吸盘大 4～5 倍（图 7-36）。

2. 姜片虫成虫染色标本　压制后标本较浸制标本略长。体表有体棘，口吸盘近体前端，直径约 0.5mm，漏斗状的腹吸盘在口吸盘后方，肌肉发达，较口吸盘大 4～5 倍。咽和食管很短，肠支呈波浪状弯曲，向后延伸虫体末端；睾丸 2 个，高度分支，于虫体的后半部前后排列。卵巢在睾丸前方，呈指状分支。子宫盘曲在卵巢和腹吸盘之间。缺受精囊。卵黄腺较发达，分布于虫体的两侧。生殖孔位于腹吸盘的前缘（图 7-37）。

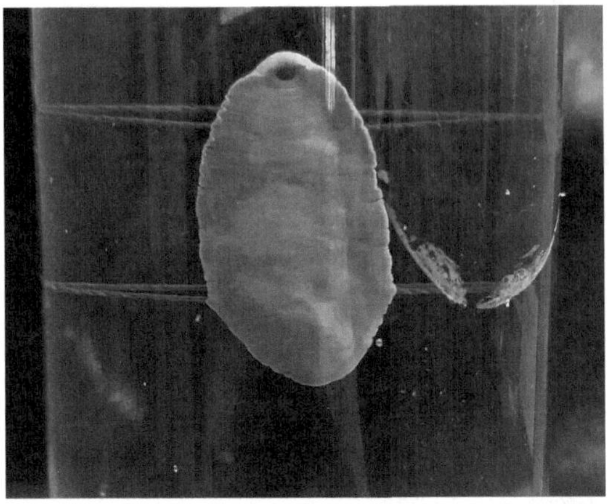

图 7-36　姜片虫成虫浸制标本

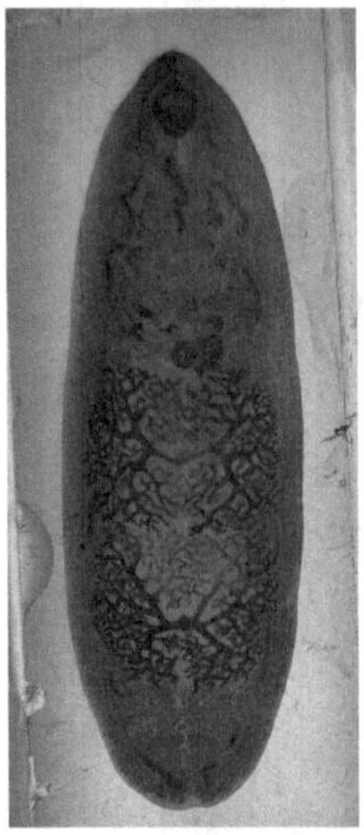

图 7-37　姜片虫成虫染色标本

3. 姜片虫虫卵　呈椭圆形，大小为（130～140）μm×（80～85）μm，淡黄色，卵壳薄，一端有不明显的卵盖。卵内含卵细胞一个，卵黄细胞 20～40 个（图 7-38，彩图 8）。

4. 姜片虫中间宿主及媒介植物浸制瓶装标本　姜片虫中间宿主有扁卷螺，带虫植物为

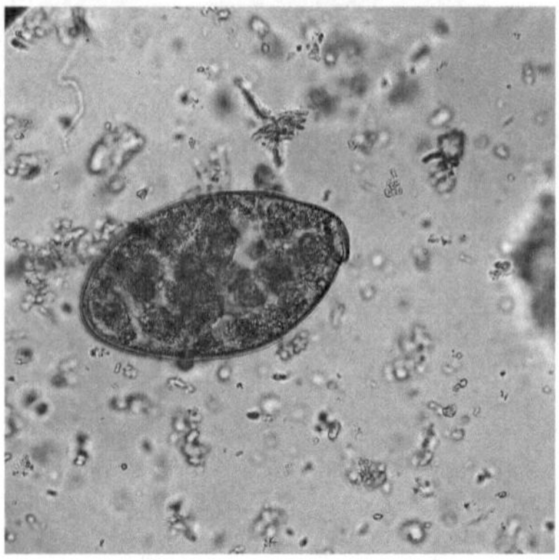
图 7-38　姜片虫虫卵

荸荠、水红菱等水生植物。

扁卷螺边缘轮廓略呈四方形，大而坚厚。扁卷螺是一种很小的螺类，它的壳体跟别的螺类有些不同，它的螺旋是在一个平面上旋转的，所以整个呈盘状，上下扁。扁卷螺的贝壳多半为红褐色，很薄。头部很大，两个触角细长，眼睛在触角基部的内侧。荸荠是莎草科荸荠属植物，是中国的特色蔬菜之一，通常以地下膨大球茎供食用，可以生食、熟食或做菜。姜片虫囊蚴藏于荸荠地上部分的管状、叶状茎及球茎上的卷折叶片中。

【思考】

带虫植物可以称为宿主吗？

实验二　日本血吸虫

在中国流行的血吸虫主要为日本血吸虫（*Schistosoma japonium*），人体因皮肤或黏膜接触含有血吸虫尾蚴的水（疫水）而感染。血吸虫成虫寄生于门静脉和肠系膜静脉（上、下），产卵于静脉血管内，但可播散至肠壁、肝、脑等处，沉积于肠壁的虫卵因肠壁破溃而落入肠腔，继而随粪便排出体外。血吸虫中间宿主为钉螺。

【实验目的】

1. 掌握日本血吸虫（*Schistosoma japonicum*）虫卵的特征。
2. 熟悉日本血吸虫成虫形态特征。
3. 认识日本血吸虫尾蚴及中间宿主钉螺的特点。

【实验内容】

1. 自学标本

（1）日本血吸虫成虫。

（2）日本血吸虫虫卵。

2. 示教标本

（1）日本血吸虫尾蚴。

（2）日本血吸虫寄生的实验动物肝脏及肠系膜。

（3）日本血吸虫的中间宿主钉螺。

3. 实验操作

（1）虫卵混悬液直接涂片法。

（2）日本血吸虫动物模型的建立及鉴定。

（3）免疫学实验。

【形态特征】

1. 日本血吸虫成虫　肉眼观察，血吸虫为雌雄异体。低倍镜观察，雄虫较粗短，长12～20mm，口、腹吸盘发达，腹吸盘呈杯状突出于虫体，虫体在腹吸盘之前为圆柱状，在腹吸盘以下虫体扁平，并略向腹面卷曲，形成抱雌沟（gynecophoral canal），肠管在腹吸盘背侧分为两支，向后延伸到虫体后端 1/3 处汇合成，以盲管终止于尾部，睾丸 6～9 个，呈串珠状排列于腹吸盘背侧，生殖孔开口于腹吸盘下方；雌虫较雄虫细长，似线虫，大小为（20～25）mm×0.3mm，口腹吸盘接近，消化道在腹吸盘前方分为两个肠支，向后在虫体中部卵巢之后又汇合成一根肠管，在尾部以盲端终止，因肠管充满消化或半消化的血液，雌虫呈黑褐色。卵巢呈椭圆形，位于虫体中部，输卵管自卵巢后端，绕过卵巢而向前；卵黄腺分布在虫体中后部肠支周围，卵黄管向前延长，与输卵管汇合成卵模，接直管状的子宫，子宫开口于腹吸盘的下方，内含虫卵 50～300 个（图 7-39）。

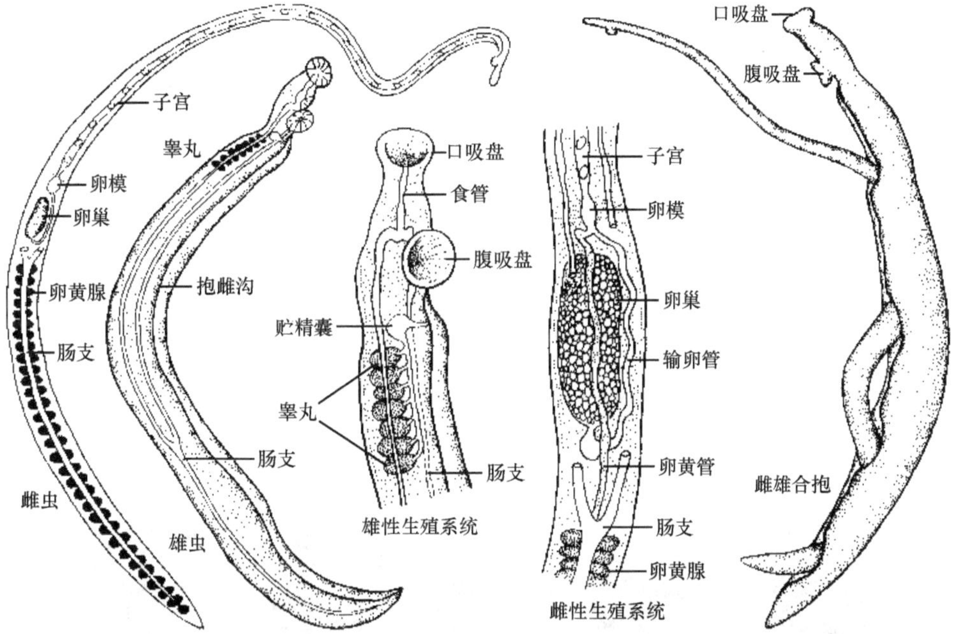

图 7-39　日本血吸虫成虫（雌、雄虫结构图）

2. 日本血吸虫虫卵　有 3 种不同发育状态的虫卵（成熟、未成熟、死亡虫卵），成熟虫卵为粪便中血吸虫虫卵常见形态。

成熟虫呈卵圆形或椭圆形，淡黄色，平均大小为 89μm×67μm。卵壳薄，无色且均匀（从粪便中排出时为淡黄色），无卵盖，卵壳一侧有一小突起，呈点状、刺状或指状，有时由于虫卵位置关系或有附着物遮盖不易观察到；虫卵内含有一毛蚴，毛蚴与卵壳之间常有大小不等的油滴状物质（图 7-40，彩图 9）。

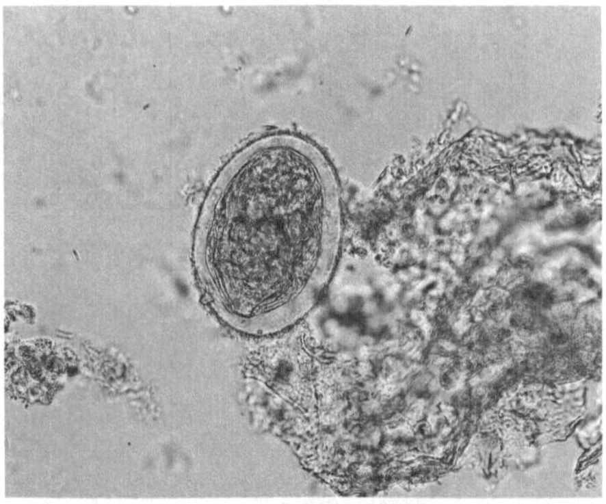

图 7-40　日本血吸虫成熟虫卵

未成熟虫卵较小，平均大小为 90μm×50μm，椭圆形，卵壳薄而均匀，可见侧棘；内含物为卵细胞、卵黄细胞或胚团（图 7-41，彩图 10）。

血吸虫虫卵在各个发育时期在宿主体内皆可死亡，故形态多样。共同特点为卵内结构模糊不清，虫卵轮廓较模糊，透明度降低，颜色变深，形成所谓“黑卵”。

3. 日本血吸虫尾蚴　血吸虫尾蚴属叉尾型，由体部及尾部组成，尾部又分尾干和尾叉。体部长 100～150μm，尾干长 140～160μm，尾叉长 50～70μm。尾叉长度小于尾干长度的 1/2，是日本血吸虫尾蚴的特征。体部前端有一头器，口吸盘位于头器腹面的亚顶端，腹吸盘较小，位于体后部。在体部的中后部有 5 对穿刺线，开口于虫体前端，能分泌溶组织酶，以利尾蚴侵入宿主皮肤（图 7-42）。

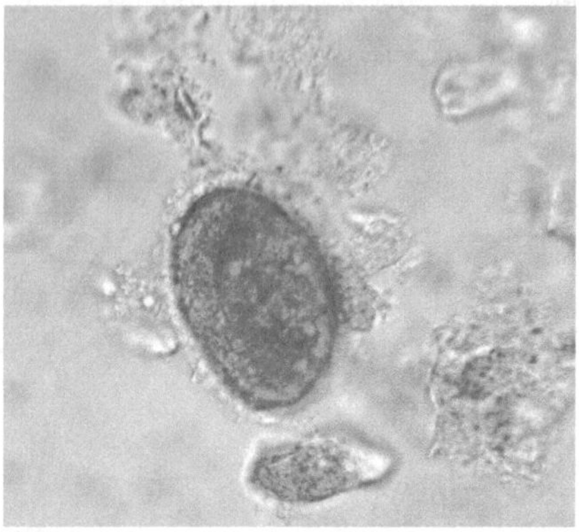

图 7-41　日本血吸虫未成熟虫卵

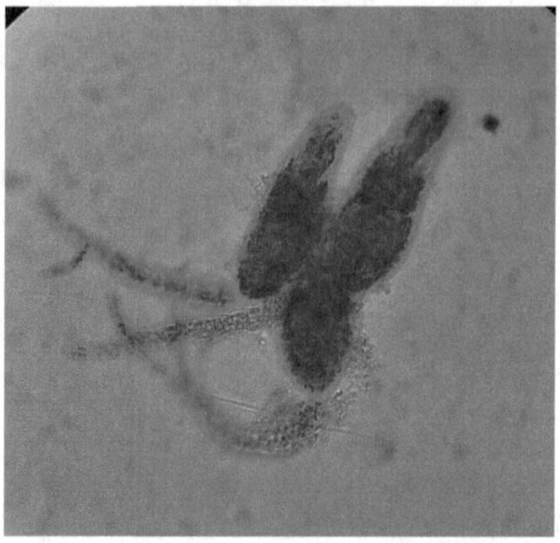

图 7-42　日本血吸虫尾蚴

4. 日本血吸虫寄生的实验动物肝脏及肠系膜（瓶装标本）　实验动物肝脏可见弥漫性白色点状虫卵结节（图 7-43）。实验动物肠系膜静脉中可见细长、丝状、白色虫体（图 7-44）。

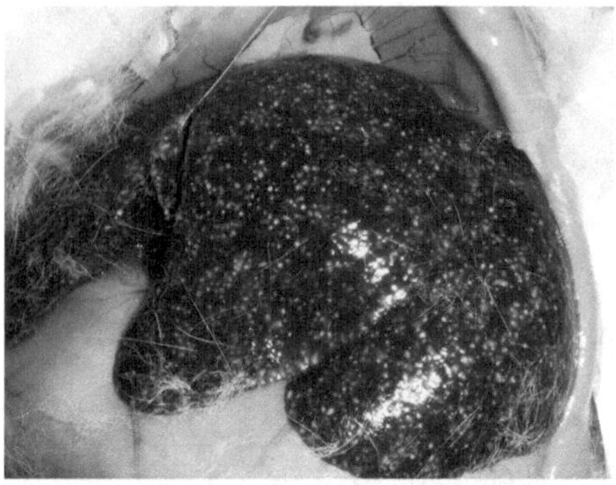

图 7-43　日本血吸虫寄生的实验动物肝脏

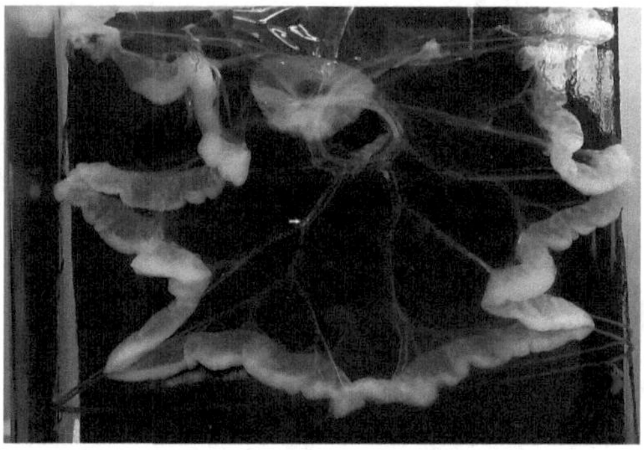

图 7-44　日本血吸虫寄生的实验动物肠系膜

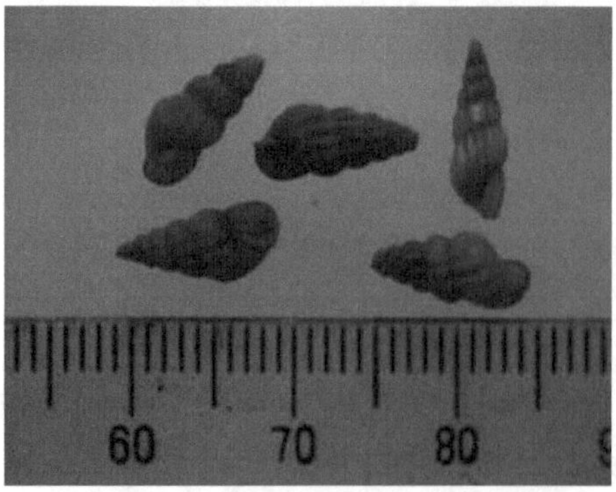

图 7-45　日本血吸虫中间宿主（钉螺）

5. 日本血吸虫的中间宿主钉螺　钉螺有光壳钉螺、肋壳钉螺两种钉螺。表面有纵肋者称“肋壳钉螺”，壳长约 10mm，宽约 4mm，生存于湖沼或水网地区；壳面光滑者为“光壳钉螺”，比肋壳钉螺稍小，长、宽分别为 6mm 和 3mm，多见于山丘地区（图 7-45）。

【思考】

若血吸虫寄生引起了肝脏或脑组织病变，

进行组织活检时能观察到什么结构？

（张　静）

第四节　绦　　虫

绦虫或称带虫，属于扁形动物门绦虫纲，该纲动物全部营寄生生活。可寄生人体的绦虫有30余种，常见虫种包括多节绦虫亚纲圆叶目的猪带绦虫、牛带绦虫、细粒棘球绦虫、多房棘球绦虫、微小膜壳绦虫等，以及属于多节绦虫亚纲假叶目的曼氏迭宫绦虫、阔节裂头绦虫等。绦虫成虫呈白色或乳白色、身体分节、左右对称、扁长如带，虫体结构包括头节、颈节和链体三个基本部分。其中链体是整个虫体最显著部分，因绦虫虫种不同可由数个节片至数千个节片组成，相应的其成虫长度因此可以是数毫米至数米不等。绦虫成虫无口和消化道；缺体腔；除极少数外，均是雌雄同体，且绦虫每个成熟节片中均有雌雄生殖系统各一套，其组成结构与吸虫类似。绦虫成虫寄生于脊椎动物的消化道，生活史需1～2个中间宿主，幼虫在中间宿主体内发育的时期称为中绦期，各种绦虫的中绦期结构和名称不同。通常中绦期幼虫寄生于宿主组织、脏器内，引起的危害远大于成虫。

实验一　曼氏迭宫绦虫

曼氏迭宫绦虫（*Spirometra mansoni*）又称孟氏裂头绦虫。成虫在人体寄生很少见，一般寄生在猫科动物消化道，但其中绦期裂头蚴可在人体寄生，导致的曼氏裂头蚴病对人危害较大，局部检获并鉴定裂头蚴可确诊。

【实验目的】

1. 掌握曼氏迭宫绦虫虫卵的形态特征。

2. 掌握中绦期裂头蚴的形态。

【实验内容】

1. 自学标本　甲醛溶液保存的曼氏迭宫绦虫虫卵混悬液。

2. 示教标本

（1）大体标本：曼氏裂头蚴寄生于蛙蛇等宿主的浸制标本、曼氏迭宫绦虫成虫浸制保存瓶装标本。

（2）玻片标本（显微示教）：曼氏迭宫绦虫头节染色玻片标本。

3. 实验操作

（1）粪便直接涂片法。

（2）检查野生蛙感染裂头蚴情况（小组操作）

1）实验准备：选择周围有池塘、水沟、稻田等的水源，村民多养猫、犬，适宜曼氏迭宫绦虫各阶段体外发育的场所，捕捉野生青蛙备用。

2）实验过程：用小锥从颈椎孔穿入处死青蛙后，使青蛙腹部向上、四肢伸展，固定在蜡盘上，从青蛙腹部剪开皮肤，剥去全身皮肤。

按一定顺序，在肌肉束之间寻找裂头蚴，重点检查大腿内侧肌肉部位。如发现蛙肌肉中有白色的可疑物，立即用小镊子沿肌纤维纵向分离，尽量将虫体完整取出。

小镊子将白色虫体放入盛生理盐水的玻璃平皿中，让其活动片刻。先肉眼观察虫体的形态、颜色和活动力，再置解剖镜下进一步观察和鉴定其形态特点，并测量长度。

3）注意事项：裂头蚴具有感染性，操作过程中要防止污染盘外和操作者；用过的器材及感染蛙肉应消毒处理，以免造成环境污染和引起感染。

【形态特征】

1. 曼氏迭宫绦虫虫卵　低倍镜下找到虫卵，再用高倍镜观察：曼氏迭宫绦虫虫卵外形近似椭圆，呈橄榄形，两端稍尖，一端有盖，长 52～76μm，宽 31～44μm，卵壳较薄，内有一个卵细胞和若干个卵黄细胞，颜色为浅灰褐色或灰黄色。属假叶目的曼氏迭宫绦虫虫卵与吸虫卵有些相似（图 7-46，彩图 11）。

2. 曼氏迭宫绦虫头节染色封片标本　显微示教，低倍镜观察：曼氏迭宫绦虫头节呈梭形或指状，细小，在头节的背腹侧面各有一条向内凹陷的纵行吸槽，具有一定的吸附能力（图 7-47）。

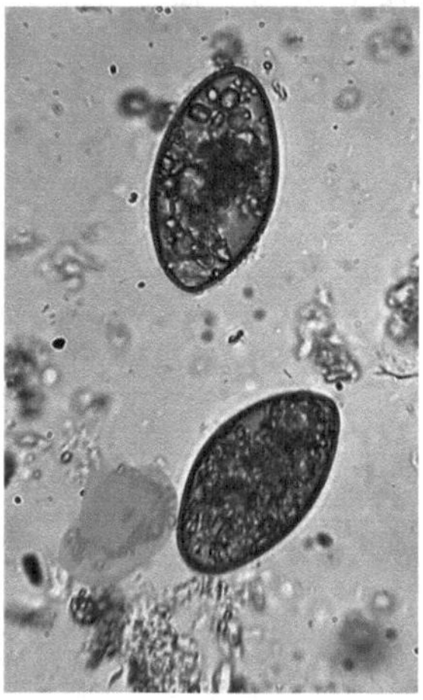

图 7-46　曼氏迭宫绦虫虫卵

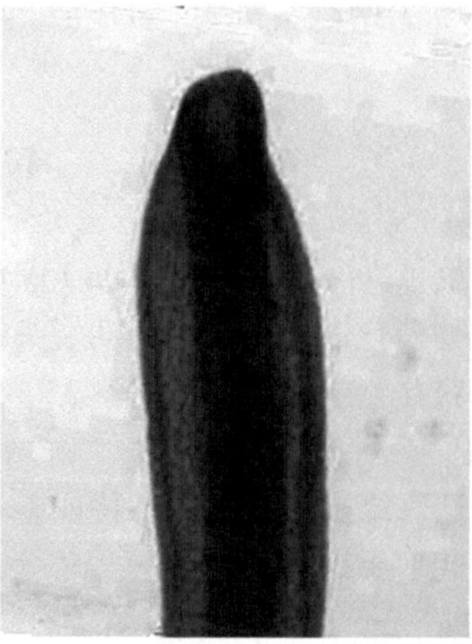

图 7-47　曼氏迭宫绦虫头节

3. 裂头蚴寄生于青蛙体浸制保存标本　原尾蚴被曼氏迭宫绦虫第二中间宿主蛙吞食后发育成裂头蚴。青蛙后腿肌肉束间可见裂头蚴寄生。裂头蚴外形呈长带状，白色，大小约 300mm×0.7mm，头端膨大，无吸槽，仅头部中央有一明显裂陷，末端多呈钝圆形。体不分节，但有横向皱褶。

4. 曼氏迭宫绦虫成虫液浸瓶装保存标本　虫体乳白色，分节，扁平带状，大小为（60～100）cm×（0.5～0.6）cm。其头节细小呈指状，颈部细长。链体部分有约 1000 个节片，节片一般宽大于长，但远端的节片长宽几近相等。成节与孕节结构基本相似，可见到每个节片中部凸起的子宫，在孕节中更为明显。

实验二　带绦虫、细粒棘球绦虫、多房棘球绦虫和微小膜壳绦虫

一、带　绦　虫

带绦虫包括同属带科带属的链状带绦虫（*Taenia solium*）和肥胖带绦虫（*Taenia saginata*），在我国古代医籍中同被记录为“寸白虫”或“白虫”。带绦虫成虫寄生于人的小肠，幼虫分别寄生于猪和牛的体内，故分别俗称为猪带绦虫或猪肉绦虫和牛带绦虫或牛肉绦虫，猪带绦虫的囊尾蚴也可以寄生于人体各组织、器官。两种带绦虫在形态、生活史发育、致病等诸多方面有相似亦有不同之处，可多加对比学习。带绦虫可用常规粪便检查方法或者肛门拭子法检获虫卵做病原学诊断；若能查获头节和孕节，可进一步鉴定虫种和明确疗效。

【实验目的】

1. 掌握链状带绦虫和肥胖带绦虫成虫的形态特征，尤其根据孕节能鉴别两种带绦虫。

2. 掌握带绦虫虫卵的形态特征。

3. 认识带绦虫囊尾蚴。

【实验内容】

1. 自学标本

（1）甲醛溶液保存的带绦虫虫卵。

（2）链状带绦虫和肥胖带绦虫头节染色封片标本。

（3）链状带绦虫和肥胖带绦虫孕节染色封片标本。

2. 示教标本

（1）带绦虫成虫瓶装浸制标本。

（2）分离的囊尾蚴瓶装浸制标本。

（3）囊尾蚴寄生于中间宿主的瓶装浸制标本。

3. 实验操作

（1）粪便生理盐水直接涂片。

（2）带绦虫孕节淘洗及压片。

【形态特征】

1. 链状带绦虫（猪带绦虫）头节染色封片标本　低倍镜下观察：链状带绦虫头节近似球形，头节上有4个杯状吸盘，头节顶部是能够伸缩的顶突，顶突上有25～50个小钩，分内外两圈相间排列，内圈小钩较大，外圈小钩较小（图7-48）。

2. 肥胖带绦虫（牛带绦虫）头节染色封片标本　低倍镜下观察：肥胖带绦虫头节大小与链状带绦虫头节相似，略呈方形，头节上有4个杯状吸盘，头节顶部稍微凹入，无顶突和小钩（图7-49）。

3. 链状带绦虫（猪带绦虫）孕节染色封片标本　放大镜或低倍镜观察：链状带绦虫孕节为长方形，子宫为孕节片内仅有的器官结构，其他器官均已退化。子宫发达有分支，子宫主干纵贯于节片中部，并向两侧分出侧支。链状带绦虫孕节子宫分支数为每侧7～13支，每一分支又分多支，呈不规则的树枝状。注意计数孕节子宫的分支数目时，应从主干处分

支的基部开始计。子宫内可见满溢的虫卵（图 7-50，彩图 12）。

4. 肥胖带绦虫（牛带绦虫）孕节染色封片标本　放大镜或低倍镜观察：肥胖带绦虫孕节为长方形状，子宫为孕节片内仅有的器官结构，其他器官均已退化。子宫发达有分支，子宫主干纵贯于节片中部，并向两侧分出侧支。注意观察其与链状带绦虫孕节的区别：肥胖带绦虫孕节子宫分支数每侧为 15～30 支，每一分支末端又多有分叉，且其两侧子宫分支基本呈对称分布，排列较整齐规则。计数子宫分支数时，注意从主干处分支的基部开始计（图 7-51，彩图 13）。

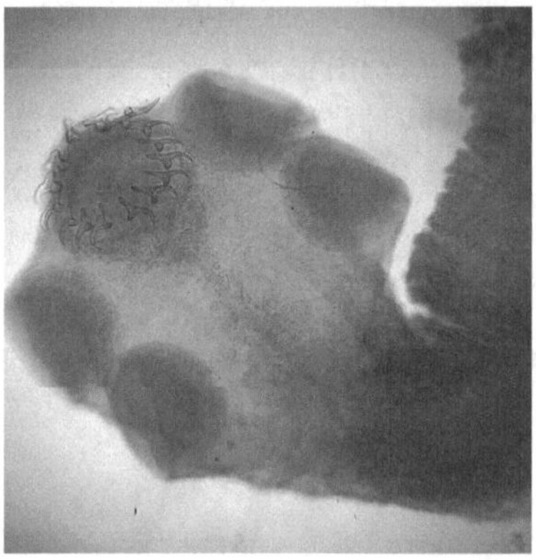

图 7-48　链状带绦虫头节

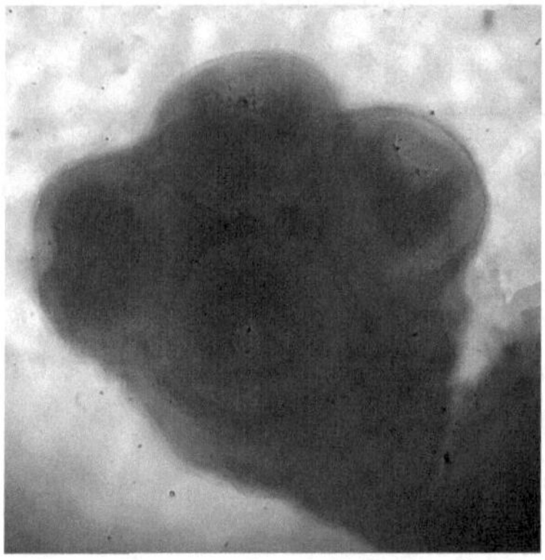

图 7-49　肥胖带绦虫头节

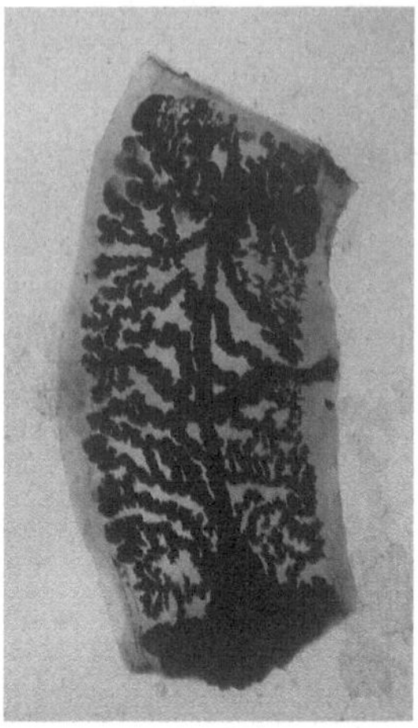

图 7-50　链状带绦虫孕节

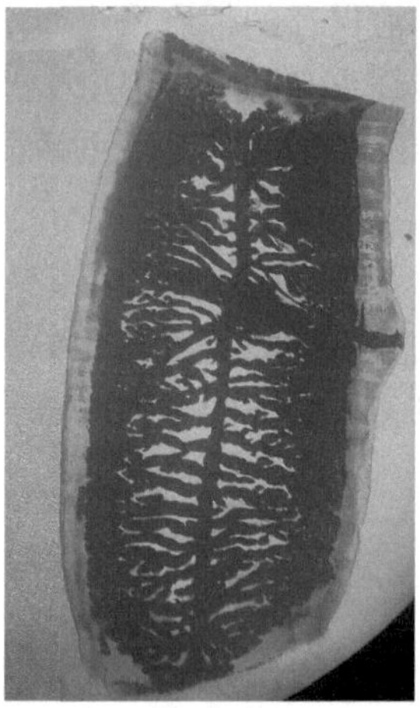

图 7-51　肥胖带绦虫孕节

5. 带绦虫虫卵　链状带绦虫虫卵与肥胖带绦虫虫卵极为相似，难以区别，常通称带绦虫虫卵。虫卵卵壳薄脆易破损，通常镜检所见多是卵壳已脱落的不完整虫卵。低倍镜下找到卵圆形或圆形虫卵，再用高倍镜观察：不完整带绦虫虫卵呈卵圆形或圆形，直径 30～40μm，外层为较厚的可见放射状条纹的胚膜，棕褐色，内含 1 个球形幼虫六钩蚴。新鲜虫卵可见到六钩蚴的 3 对小钩，而较长时间固定保存的虫卵则不一定看得到（图 7-52）。偶尔可查见完整虫卵，胚膜外尚有一层薄而无色的卵壳，在卵壳和胚膜之间有无色透明的液体和卵黄颗粒（图 7-53，彩图 14）。

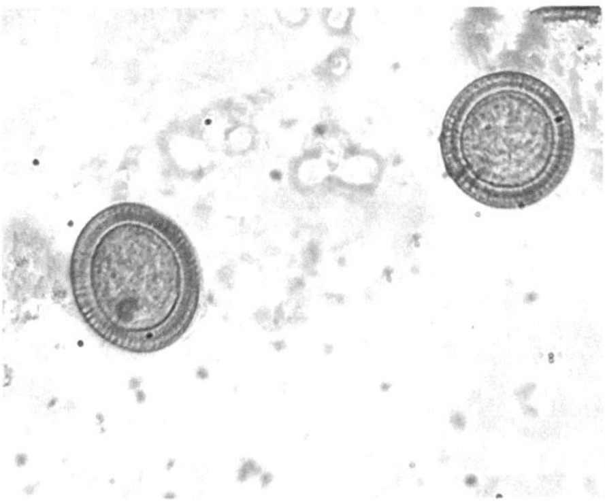

图 7-52　不完整带绦虫虫卵

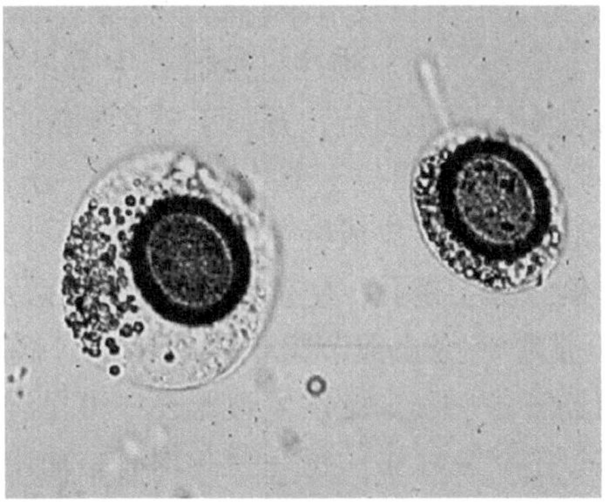

图 7-53　完整带绦虫虫卵

6. 链状带绦虫成虫液浸瓶装保存标本　肉眼观察：链状带绦虫成虫乳白色，扁平呈带状，长 2～4m，分节，节片较薄，略呈半透明。成虫头节微小，近球形，直径为 0.6～1.0mm。颈部纤细，直径约为头节之半。链体由 700～1000 个节片组成。幼节宽而短，成节近正方形，孕节窄而长，肉眼观察时隐约可见其内树枝状的子宫。每一节片侧面均可见凸出的生殖腔。

7. 肥胖带绦虫成虫液浸瓶装保存标本　肉眼观察：肥胖带绦虫成虫乳白色，扁平呈带状，长 4～8m，分节，节片比较肥厚不透明。其头节小，略呈方形，直径为 1.5～2.0mm。其后为短而细的颈部。颈部后接链体，由 1000～2000 个节片组成。幼节宽而短，成节近正方形，孕节窄而长，肉眼观察时隐约可见其内树状分支的子宫。每一节片侧面均可见凸出的生殖腔。

8. 囊尾蚴寄生于中间宿主肌肉的瓶装保存标本　牛囊尾蚴与猪囊尾蚴外观相似，肉眼观察时难以区分，通称囊尾蚴。肉眼观察：可见寄生于中间宿主肌肉内的囊尾蚴为椭圆形黄豆大小的囊状体，边缘光滑，乳白色。每个囊内可见一个小白点，为凹陷缩入的幼虫头节。被囊尾蚴寄生的肉类俗称为“米猪肉”或“豆猪肉”，或者“米牛肉”或“豆牛肉”。当人误食生的或未煮熟的含囊尾蚴的猪肉或者牛肉后，囊尾蚴在小肠受胆汁刺激而翻出头节，附着于肠壁，经 2～3 个月发育为带绦虫成虫并排出孕节（图 7-54）。

9. 剥离的囊尾蚴瓶装保存标本　肉眼观察：从所寄生组织剥离的囊尾蚴为圆形或椭圆形，黄豆大小的囊状物，大小为（7～10）mm×5mm，乳白色，半透明，囊内充满液体。囊尾蚴头节凹陷缩入囊内呈一小米粒大小的白点（图 7-55）。

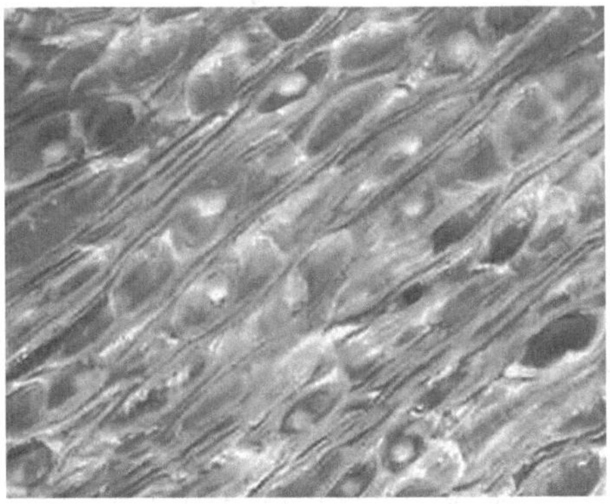

图 7-54　寄生于宿主肌肉的囊尾蚴

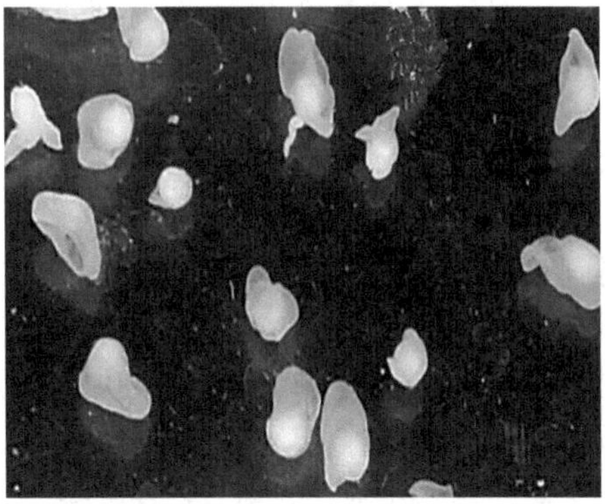

图 7-55　从寄生组织剥离出的囊尾蚴

10. 链状带绦虫成节染色封片标本 低倍镜下观察：链状带绦虫每个成节内有雌、雄性生殖器官各一套。雄性生殖器官中可见睾丸 150～200 个，呈滤泡状，分布于节片的两侧；输精管向一侧横行，开口于节片侧缘的生殖腔。雌性生殖器官可见细长盲管状的子宫位于节片中央；卵巢位于节片后部中央，分 3 叶，两侧为 2 大叶，中间有 1 小叶；节片后部、卵巢之后可见一堆染成红色的卵黄腺；阴道和输精管平行，一端与卵模相通，另一端开口于节片侧缘的生殖孔，生殖孔有时位于节片左侧缘，有时位于节片右侧缘。

11. 肥胖带绦虫成节染色封片标本 低倍镜下观察：肥胖带绦虫每片成节内有雌、雄性生殖器官各一套。雄性生殖器官中可见滤泡状的睾丸散在于间质内，以两侧为多，睾丸数目多于链状带绦虫。每一睾丸均有一输出管通出，至节片中央汇合成输精管，弯曲横行至节片侧缘，经阴茎袋开口于生殖孔。雌性生殖器官可见子宫为一棒槌状的盲管，其末端可有细而短的分支，纵列于节片中央；卵巢位于节片后部中央，分为左、右两叶；其余卵黄腺、阴道等与链状带绦虫成节相似。两种带绦虫的形态比较见表 7-1。

表 7-1 两种带绦虫的形态比较

鉴别点	猪带绦虫	牛带绦虫
虫体长	2～4m	4～8m
节片	700～1000 节，较薄、略透明	1000～2000 节，较厚、不透明
头节	球形、直径约 1mm，具顶突和 2 圈小钩	略呈方形、直径 1.5～2.0mm，无顶突及小钩
成节	卵巢分左、右两叶和中央小叶	卵巢只分 2 叶
孕节	子宫分支不整齐、每侧为 7～13 支	子宫分支较整齐、每侧 15～30 支，支端多有分叉
囊尾蚴	头节具小钩，有 4 个吸盘	头节无小钩，有 4 个吸盘
虫卵	光镜下基本无差别	

二、细粒棘球绦虫

细粒棘球绦虫（*Echinococcus granulosus*）又称包生绦虫。成虫寄生于犬科食肉类动物，幼虫称棘球蚴，寄生于人或其他食草动物体内，引起棘球蚴病。棘球蚴病分布广泛，是一种严重危害人类健康和畜牧业生产的人畜共患寄生虫病。因棘球蚴包囊内容物泄漏可能引起宿主的过敏反应以及继发性棘球蚴感染，禁止穿刺包囊取样做病原学诊断，对可疑者多用血清学结合影像学方法进行临床诊断。可从痰、胸腹腔积液或者手术中检获棘球蚴碎片做病原学诊断。

【实验目的】

1. 掌握棘球蚴的组成结构。

2. 认识细粒棘球绦虫成虫的形态。

【实验内容】

示教标本

（1）大体标本：细粒棘球绦虫成虫浸制保存瓶装标本、棘球蚴寄生于宿主肝脏，肺部、腹腔等脏器的液浸保存标本。

（2）玻片标本（显微示教）：棘球蚴切片标本、细粒棘球绦虫成虫染色封片标本。

【形态特征】

1. 棘球蚴寄生肝脏瓶装保存标本　肉眼观察：寄生于牛或羊肝脏，肺部、腹腔等脏器的棘球蚴为圆形囊状体，大小不一，切开后囊壁为3层，最外层是宿主纤维增生形成的被膜，为假囊壁；中间为角皮层，厚1～2mm，乳白色粉皮状；内衬极薄半透明的生发层（胚层），生发层上有大小不等的颗粒物为生发囊（育囊）。

2. 细粒棘球绦虫成虫染色封片标本　解剖镜观察：细粒棘球绦虫成虫多由头节、幼节、成节和孕节各1节组成。其头节呈梨形，约0.3mm，有4个吸盘和1个顶突，顶突上有28～48个小钩，呈放射状排成两圈。成节为长方形，雌雄同体，睾丸呈圆球形，均匀分布于节片中部的前后，子宫呈棒状，卵巢分叶状，卵黄腺在卵巢之后。孕节较长，子宫向两侧形成侧囊，其内充满虫卵。生殖孔通常位于成节和孕节节片的一侧中部或近中部（图7-56）。

3. 棘球蚴囊壁组织学切片标本　低倍镜观察：棘球蚴囊壁分2层，外层为角皮层，无细胞成分，是较厚的板层样结构；内层为生发层（也称胚层），是以生发细胞为主要组成成分的薄层结构。生发层向囊内长出原头蚴和生发囊，囊腔内亦可见从生发层上掉落的生发囊、子囊以及原头蚴等固体棘球蚴砂成分（图7-57）。

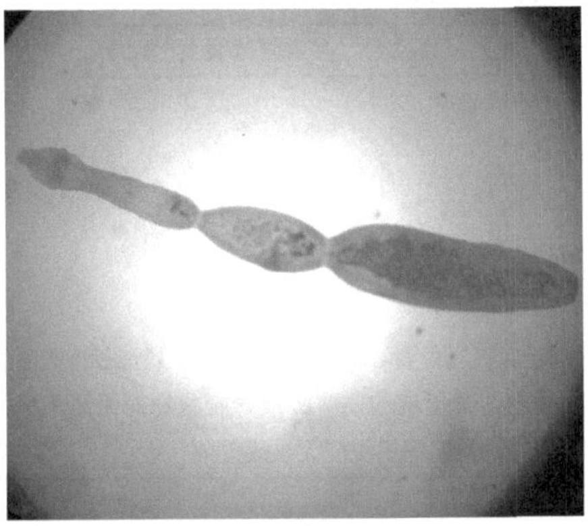

图7-56　细粒棘球绦虫成虫

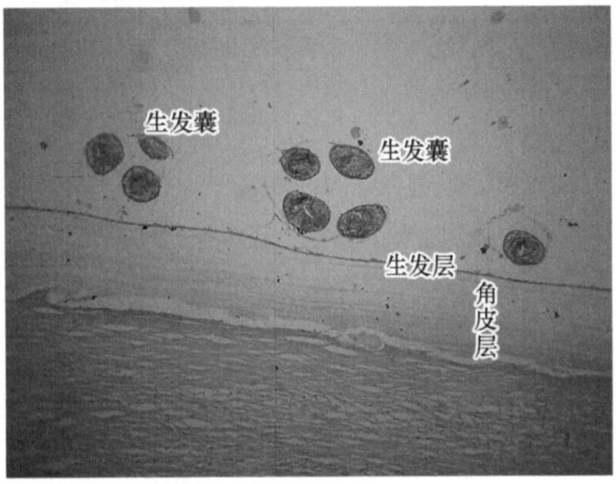

图7-57　棘球蚴囊壁切片

三、多房棘球绦虫

多房棘球绦虫（*Echinococcus multilocularis*）也称泡状棘球绦虫。其形态和生活史与细粒棘球绦虫相似。多房棘球绦虫成虫主要寄生在狐类，幼虫寄生在啮齿动物或食虫动物和人体，引起泡球蚴病，亦称泡型棘球蚴病或多房性包虫病。用于细粒棘球绦虫病的各种诊断方法均适用于多房性棘球蚴病患者，但应与肝癌、肝海绵状血管瘤鉴别。

【实验目的】

1. 熟悉多房棘球绦虫泡状棘球蚴的形态。

2. 了解多房棘球绦虫成虫的基本形态。

【实验内容】

示教标本

（1）大体标本：泡状棘球蚴寄生于宿主脏器的液浸保存标本。

（2）玻片标本（显微示教）：泡状棘球蚴染色封片玻片标本、多房棘球绦虫成虫染色封片玻片标本。

【形态特征】

1. 多房棘球绦虫成虫　低倍镜观察：多房棘球绦虫成虫虫体纤细，体长1.2～3.7mm，头节、顶突、小钩和吸盘等都相应偏小，常有4～5个节片，头节有4个吸盘，顶突上有13～34个小钩。成节生殖孔位于节片中线偏前，睾丸数较少，为26～36个，大都分布在生殖孔后方。子宫在成节中呈袋形或球形，孕节子宫无侧支，为简单的囊状，内含虫卵。多房棘球绦虫虫卵形态和大小均与细粒棘球绦虫虫卵相似，光镜下难以区别，其成虫也与细粒棘球蚴绦虫成虫相似。

2. 多房棘球绦虫的泡状棘球蚴　低倍镜观察：泡状棘球蚴是由许多囊泡聚集而成的淡黄色或灰白色团块，囊泡为圆形或椭圆形，囊泡切开后，见内含胶状物和原头蚴（人体感染无原头蚴）；囊泡壁由外层的角皮层和内层的胚层组成，角皮层很薄，常不完整，囊泡壁外无宿主形成的纤维被膜。

3. 细粒棘球绦虫与多房棘球绦虫的鉴别　见表7-2。

表7-2　细粒棘球绦虫与多房棘球绦虫的鉴别

鉴别点	细粒棘球绦虫	多房棘球绦虫
虫体	2～7mm	1.2～3.7mm
节片数	3～4节	4～5节
头节	顶突伸缩力强，28～48个小钩	顶突小，13～34个小钩
成节	睾丸45～65个	睾丸26～36个
孕节	生殖孔常偏后，子宫具不规则的分支和侧囊	子宫无侧囊
幼虫	称棘球蚴，单房性，内含生发囊、原头蚴、子囊、孙囊、囊液等，囊壁分2层，囊壁外有宿主的纤维组织包绕	称泡球蚴，囊泡状团块，由无数大小囊泡相连聚集而成，囊泡内含囊液和原头蚴或含胶状物而无原头蚴，整个泡球蚴与周围组织间无被膜分隔

四、微小膜壳绦虫

微小膜壳绦虫（*Hymenolepis nana*）又称短膜壳绦虫。其成虫主要寄生于鼠类的小肠，也可寄生人小肠，引起微小膜壳绦虫病。

【实验目的】

1. 熟悉微小膜壳绦虫虫卵的形态特征。

2. 了解微小膜壳绦虫成虫的形态。

【实验内容】

玻片标本（显微示教）：微小膜壳绦虫虫卵玻片封片、微小膜壳绦虫成虫整体固定标本。

【形态特征】

1. 微小膜壳绦虫虫卵　低倍镜下找到虫卵，高倍镜下观察：虫卵呈圆形或椭圆形，大小为（48～60）μm×（43～48）μm。无色透明，外层为很薄的卵壳，内为胚膜，卵壳和胚膜之间无色透明。胚膜较厚、浅棕黄色，胚膜的两极略隆起，并由该处各发出4～8根丝状物，亦称极丝，弯曲地延伸在卵壳和胚膜之间，胚膜内含一浅棕黄色六钩蚴。

2. 微小膜壳绦虫成虫　低倍镜观察：该虫为小型绦虫，大小为（5～80）mm×（0.5～1）mm，平均长度为20mm，极少超过40mm。头节呈球形，直径0.13～0.4mm，具有

4 个吸盘和一个可自由伸缩的顶突，顶突上有 20～30 个小钩，排成一圈。颈节细长，链体由 100～200 个节片组成，最多者可达 1000 个节片。所有节片均宽大于长并由前向后逐渐增大，孕节最大，各节片生殖孔都位于虫体同一侧。成节有 3 个较大的椭圆形睾丸，作横线排列，贮精囊较发达，在阴茎囊内的部分称内贮精囊，在阴茎囊外的部分称外贮精囊。卵巢呈分叶状，位于节片中央；卵黄腺球形，在卵巢后方的腹面。孕节子宫呈袋状，充满虫卵并占据整个节片。

（邹晓毅）

第五节　原　　虫

原虫是一类具有完整生理功能的单细胞真核原生生物，寄居人体的致病及非致病原虫被称为医学原虫。目前已知医学原虫有 50 多种，可广泛寄生于人体腔道、组织和细胞内。原虫体积微小，大小一般在 2～200μm，形态多样。观察时注意原虫的形态结构，原虫细胞核的多少、位置、大小等常作为不同原虫种类的鉴别依据。原虫靠运动细胞器（鞭毛、纤毛和伪足）完成运动，故运动细胞器的形态特征也是观察和鉴别原虫种类的依据。有的原虫细胞质中有空泡或实质性结构。原虫的生理活动：原虫能够运动、摄食、增殖的阶段称为滋养体，也是原虫生活史中基本结构形式；具有保护性囊壁，处于静止状态的阶段叫包囊。不同种类原虫的生活史不一样，所以不是每一种原虫都会出现包囊阶段。原虫按运动细胞器的有无和类型可分为：叶足纲、动鞭纲、动基裂纲和孢子纲。常见的医学原虫包括溶组织内阿米巴、结肠内阿米巴、蓝氏贾第鞭毛虫、阴道毛滴虫、杜氏利什曼原虫、疟原虫、刚地弓形虫、隐孢子虫、结肠小袋纤毛虫等。

实验一　溶组织内阿米巴

溶组织内阿米巴（*Entamoeba histolytica*）主要寄生于人体结肠，生活史中有滋养体和包囊两个阶段，是阿米巴痢疾的病原体。其基本生活史过程为包囊→滋养体→包囊，在肠腔内滋养体以二分裂增殖，当移行到肠腔下段，条件不适时形成包囊。在一定条件下滋养体可侵入肠壁，并可随血流侵入到肝脏、肺、脑等组织器官，引起阿米巴性肝脓肿、肺脓肿、脑脓肿等。溶组织内阿米巴的感染阶段是成熟四核包囊，包囊污染食物或饮水后经口感染。对急性阿米巴痢疾、阿米巴肠炎或肝脓肿等患者，取脓血便、稀便标本或脓液，经生理盐水涂片后查滋养体。慢性感染者，取成形粪便经碘液染色后查包囊。一般认为结肠内阿米巴（*Entamoeba coli*）为肠腔共栖型阿米巴，不致病，但易被判为溶组织内阿米巴。

【实验目的】

1. 掌握溶组织内阿米巴滋养体和包囊的形态特征，以及溶组织内阿米巴的生活史特点和标本采集要点。

2. 掌握肠道原虫的检查方法。

3. 了解溶组织内阿米巴滋养体的运动方式；结肠内阿米巴、其他阿米巴滋养体及包囊的形态特点。

【实验内容】

1. 自学标本　溶组织内阿米巴包囊（铁苏木素染色标本）。

2. 示教标本

（1）玻片标本（显微示教）：溶组织内阿米巴滋养体（铁苏木素染色标本）、结肠内阿米巴滋养体（铁苏木素染色标本）。

（2）大体标本：阿米巴痢疾肠病理标本（10% 甲醛固定标本）、阿米巴肝脓肿病理标本（10% 甲醛固定标本）。

3. 实验操作

（1）粪便碘液直接涂片法查包囊。

（2）包囊保存液碘液染色法：首先将包囊保存液摇匀，胶头滴管取 1 滴置于载玻片中央，然后再加 1 滴碘液覆盖保存液，覆以盖玻片，放置于高倍镜下观察。

【形态特征】

1. 溶组织内阿米巴滋养体（铁苏木素染色）　油镜观察：镜下铁苏木素染色后溶组织内阿米巴滋养体整体呈蓝黑色，形状不规则，大小为 20～60um。外质透明，不着色，伪足宽大，呈指状或舌状，约占虫体的 1/3；内质表现颗粒状，着色较深，内外质的界线清晰。内质中如有被吞噬的红细胞，可见染色呈蓝黑色，其大小与数目不定。虫体内仅有细胞核一个，呈圆形，泡状，核膜内缘有大小均匀、排列整齐的染色质粒，核仁较小，多位于正中间，核仁与核膜之间可见网状的核纤维（图 7-58，彩图 15）。

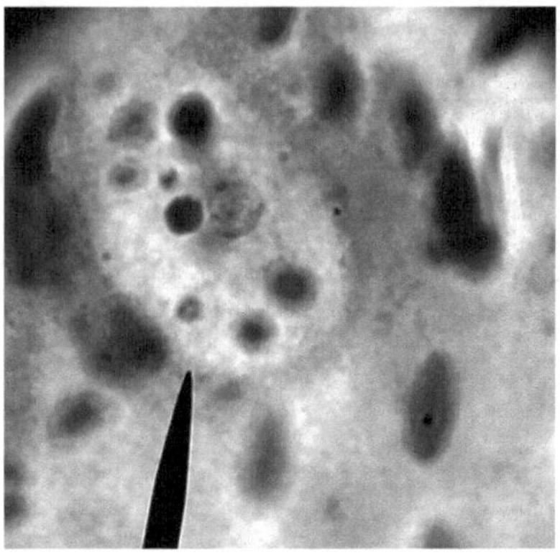

图 7-58　溶组织内阿米巴滋养体

2. 溶组织内阿米巴包囊（铁苏木素染色）　油镜观察：镜下包囊呈圆球形，直径 10～20μm，铁苏木素染色后包囊呈蓝黑色，外围一般透明无色。外有囊壁，较薄，内可见细胞核 1～4 个，未成熟包囊可见 1～2 个。核的形状与滋养体细胞核相同，但较小，拟染色体着色较深，呈深黑色的棍棒状或卵圆形。糖原泡因染色过程中被溶化而表现为空泡。拟染色体和糖原泡在未成熟包囊中较常见，成熟包囊中的拟染色体多消失（图 7-59，彩图 16）。

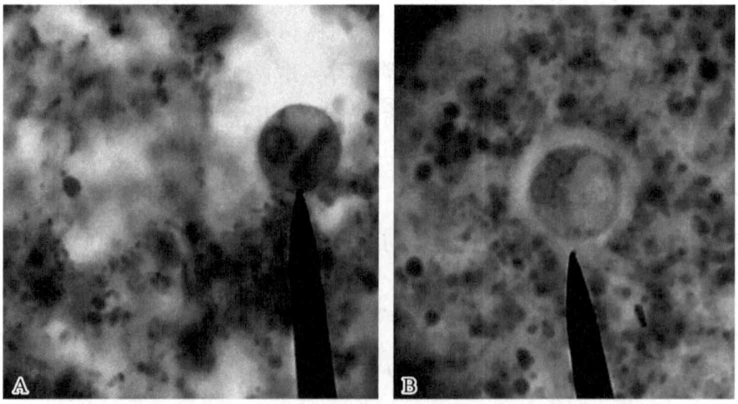

图 7-59　溶组织内阿米巴单核包囊（A）、双核包囊（B）

3. 溶组织内阿米巴包囊（碘液染色）　油镜观察：先用高倍镜找到黄色小点后，换油镜观察或直接用油镜观察。镜下包囊呈圆球形，被染成淡黄色，囊壁不着色，囊内可见透明泡状细胞核 1～4 个。在 1 或 2 个核的未成熟包囊内可见糖原泡和拟染色体，糖原泡被染成棕黄色，拟染色体不着色，呈两端钝圆的棒状。

4. 结肠内阿米巴滋养体（铁苏木素染色）　油镜观察：镜下观察结肠内阿米巴滋养体略大于溶组织内阿米巴滋养体，内外质的界线不明显，可见多个食物泡，内含细菌及淀粉粒等碎屑，不含红细胞。细胞核一个，圆形，核仁较大，且多偏位，核周内缘染色质粒大小不均，排列不整齐（图 7-60）。

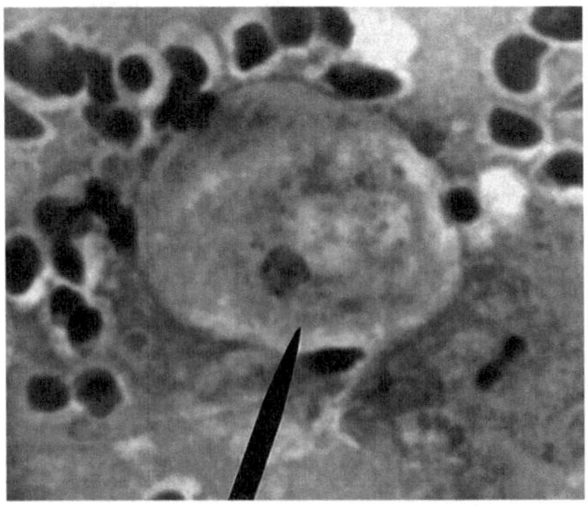

图 7-60　结肠内阿米巴滋养体

5. 结肠内阿米巴包囊（铁苏木素染色）　油镜观察：镜下包囊呈圆球状，蓝黑色；大小在 10～30μm，略大于溶组织内阿米巴包囊。胞质内可偶见拟染色体，呈碎片状或草束状，常不清晰，两端尖细不整。囊内可见 1～8 个核，多为 5 个以上，核的结构与滋养体核相同（图 7-61）。

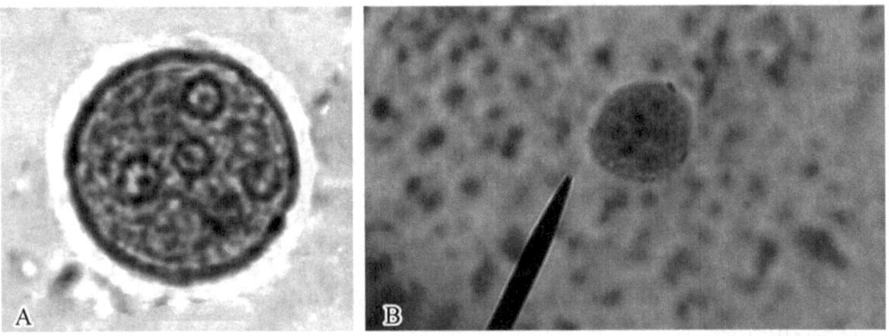

图 7-61　结肠内阿米巴包囊碘液染色（A）和铁苏木素染色（B）

6. 阿米巴痢疾肠病理标本（10% 甲醛溶液固定）　肉眼直接观察：因溶组织内阿米巴滋养体侵入肠黏膜下层进行繁殖，破坏肠黏膜，形成口小底大的溃疡（形似烧瓶），故在肠黏膜上可见多个开口小的溃疡面。溃疡底部向四周扩展，使相邻溃疡底部互通形成隧道，偶见表面黏膜大片坏死。

7. 阿米巴肝脓肿病理标本（10% 甲醛溶液固定）　肉眼观察：滋养体随门静脉血流进入肝脏，导致肝组织坏死、液化，形成脓肿。肉眼可见大小不一脓肿，单个脓肿较为常见。脓肿内可见液体性坏死组织和陈旧性血液所形成的果酱样物质，脓肿壁上附着有尚未液化的组织、血管等。

实验二　蓝氏贾第鞭毛虫、阴道毛滴虫和杜氏利什曼原虫

一、蓝氏贾第鞭毛虫

蓝氏贾第鞭毛虫（*Giardia lamblia*）生活史中有滋养体和包囊两个阶段。成熟的四核包囊是其感染阶段，人摄入被四核包囊污染的食物和饮水后而感染，可引起腹泻及胆囊炎。

滋养体寄生于小肠上段及胆囊中，落入肠腔后随肠内容物下行到回肠下段与结肠时形成包囊，随宿主粪便排出，污染食物及水源。针对蓝氏贾第鞭毛虫的诊断方法主要有：粪便检查、十二指肠引流液检查、肠检胶囊法。

【实验目的】

1. 掌握蓝氏贾第鞭毛虫包囊的形态特征。

2. 熟悉蓝氏贾第鞭毛虫滋养体的形态特征。

【实验内容】

1. 自学标本　蓝氏贾第鞭毛虫包囊。

2. 示教标本　玻片标本（显微示教）：蓝氏贾第鞭毛虫滋养体。

3. 实验操作　十二指肠胶囊拖线法检测蓝氏贾第鞭毛虫滋养体：受检者吞下装有消毒过的尼龙线胶囊，线的游离端留于口外，胶囊溶解后尼龙线松开伸展，3～4h 后到达十二指肠和空肠，滋养体黏附于尼龙线上，然后慢慢地拉出尼龙线，刮取附着物镜检。

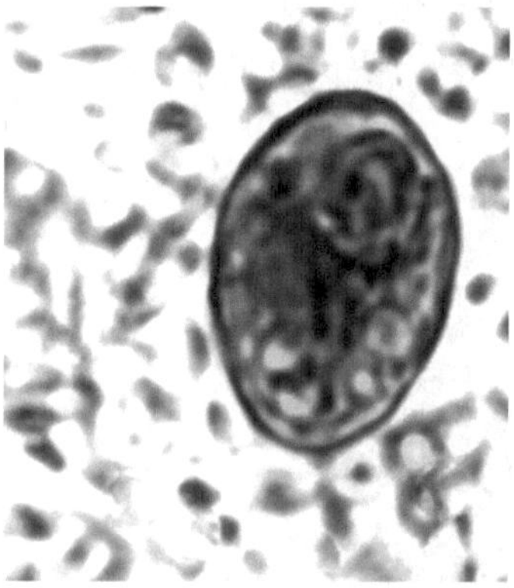

图 7-62　蓝氏贾第鞭毛虫包囊

【形态特征】

1. 蓝氏贾第鞭毛虫包囊（碘液染色）　油镜观察：碘液染色后蓝氏贾第鞭毛虫包囊呈黄绿色或浅灰蓝色，囊壁厚，且不着色，可见包囊与周围粪渣之间有明显的空隙。同时，囊壁与虫体之间有明显空隙，囊内结构清晰可辨，与铁苏木素染色相同（图 7-62，彩图 17）。

2. 蓝氏贾第鞭毛虫包囊（铁苏木素染色）　油镜观察：镜下包囊呈椭圆形，大小为（8～12）μm×（7～10）μm，囊壁厚，不着色，虫体染成蓝黑色，与囊壁间有明显空隙。细胞核 2～4 个，成熟包囊 4 个，核常聚集于虫体一端，囊内还可见到轴柱、中体和鞭毛（图 7-63）。

3. 蓝氏贾第鞭毛虫滋养体（铁苏木素染色）　油镜观察：镜下虫体呈倒置梨形，被铁苏木素染成蓝黑色，虫体两侧对称，前端钝圆，向后渐细，背面隆起，腹面前半部凹陷形成吸盘。胞质呈颗粒状，吸盘背侧有两个圆形泡状核并列于虫体中线两侧，核内各有一大的核仁位于中央，两核之间有两条平行并纵贯全虫的轴柱，轴柱中部有一对半月形的中体，轴柱前端，介于二吸盘前缘之间有基体复合器，自此发出 4 对鞭毛，按其伸出部位分别称为前侧鞭毛、后侧鞭毛、腹鞭毛和尾鞭毛（图 7-64）。

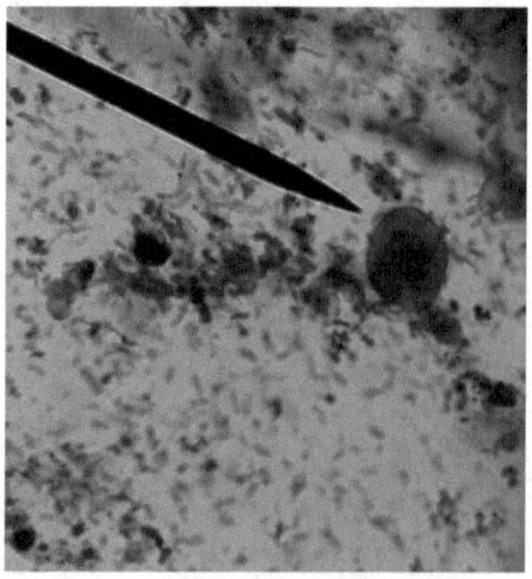

图 7-63　蓝氏贾第鞭毛虫包囊

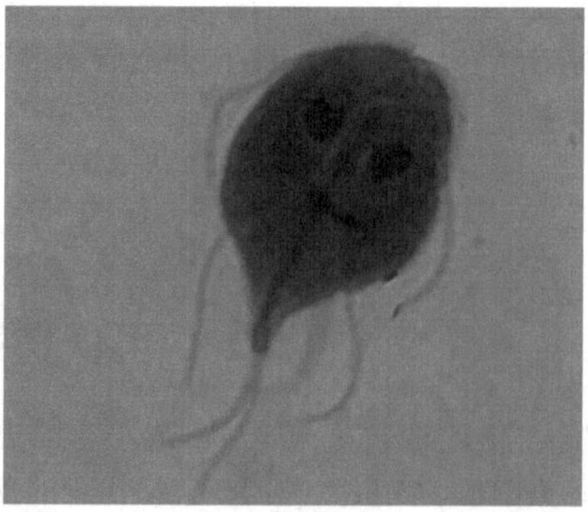

图 7-64　蓝氏贾第鞭毛虫滋养体

二、阴道毛滴虫

阴道毛滴虫（*Trichomonas vaginalis*）主要寄生于女性的阴道及尿道、男性的尿道及前列腺，可引起滴虫性阴道炎、尿道炎等。其生活史过程中仅有滋养体期，无包囊，以二分裂法进行繁殖。滋养体为感染阶段，通过直接或间接的接触方式传播。其诊断方法主要有：生理盐水涂片法、涂片染色法、培养法。镜下活体滋养体无色透明，具有折光性，活动力强，体态多变。

【实验目的】

掌握阴道毛滴虫滋养体的形态特征。

【实验内容】

1. 示教标本

（1）玻片标本（显微示教）：阴道毛滴虫滋养体。

（2）活体标本（显微示教）：阴道毛滴虫活体观察。

2. 实验操作　阴道分泌物生理盐水直接涂片法。

【形态特征】

1. 阴道毛滴虫滋养体（瑞氏染色或吉姆萨染色）　油镜观察：虫体固定后镜下呈梨形或椭圆形，体长 7～32μm，胞质呈淡蓝色，细胞核一个，深紫色，长椭圆形，位于虫体前 1/3 处，虫体前端有五粒排列成环形的毛基体，由此发出 4 根前鞭毛和 1 根后鞭毛。镜下可见 4 根前鞭毛各自分开或黏结成簇。后鞭毛与虫体侧面的波动膜外缘相连，且与波动膜等长，波动膜长度通常不超过虫体的一半。波动膜是虫体一侧向外隆起形成的双层膜结构。虫体中央有一根纵贯虫体的轴柱，并从后端伸出（图 7-65，彩图 18）。

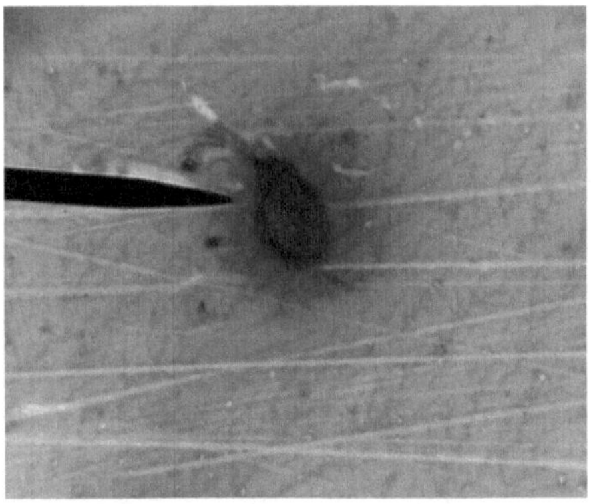

图 7-65　阴道毛滴虫滋养体

2. 阴道毛滴虫滋养体（活体标本）　高倍镜观察：来自体外培养或阴道后穹隆分泌物。虫体呈梨形或椭圆形，无色透明具有折光性，虫体借前鞭毛摆动前进，借波动膜摆动做螺旋式运动。虫体伸缩力强，常可改变形状。

三、杜氏利什曼原虫

杜氏利什曼原虫（*Leishmania donovani*）生活史过程中有无鞭毛体（利杜体）及前鞭毛体两个阶段，通过媒介昆虫白蛉叮咬进行传播。雌性白蛉叮咬患者时，人体内的无鞭毛体进入白蛉体内，发育为前鞭毛体，感染性白蛉再次吸血时可致使人感染。利杜体寄生于人巨噬细胞中，利杜体可大量破坏巨噬细胞，并刺激巨噬细胞大量增生，患者表现为肝、脾、淋巴结肿大。少数患者可出现皮肤型黑热病，皮肤损害多呈结节。本病诊断方法有：穿刺检查、培养法、皮肤活组织检查、免疫诊断。

【实验目的】

1. 掌握杜氏利什曼原虫无鞭毛体的形态特征。

2. 熟悉杜氏利什曼原虫前鞭毛体、传播媒介及白蛉的形态特征。

3. 了解杜氏利什曼原虫的体外培养方法。

【实验内容】

1. 自学标本　杜氏利什曼原虫无鞭毛体（吉姆萨染色）。

2. 示教标本

（1）玻片标本（显微示教）：杜氏利什曼原虫前鞭毛体。

（2）针插标本：白蛉。

3. 实验操作

（1）骨髓穿刺：一般常作髂骨穿刺。患者侧卧，露出髂骨部位。视年龄大小选用17～20号带有针芯的干燥无菌穿刺针，从髂骨前上棘后约1cm处刺入皮下，当针尖触及骨面时，再慢慢地钻入骨内0.5～1.0cm即可拔出针芯，接上2ml的干燥注射器抽取骨髓液。取少许骨髓液作涂片，甲醇固定，瑞氏染色或吉姆萨染色后镜检。

（2）淋巴结穿刺：一般选腹股沟部，先将局部皮肤消毒，用左手拇指和示指捏住一个较大的淋巴结，右手取干燥无菌的6号针头刺入淋巴结，此时淋巴结组织液自动进入针内，稍待片刻拔出针头，将针头内少量淋巴结组织液滴于载玻片上，作涂片染色镜检。也可用摘除的淋巴结的切面作涂片，染色后镜检。

【形态特征】

1. 杜氏利什曼原虫无鞭毛体（利杜体，瑞氏染色或吉姆萨染色）　油镜观察：虫体寄生于巨噬细胞内，巨噬细胞胞核常被挤向一侧，有时巨噬细胞破裂，巨噬细胞核周围可见到散落出的大量虫体。所以，观察时先在视野中找到紫红色大核的巨噬细胞，随后选择细胞质内有点状颗粒的细胞进一步观察。寄生数量与感染度有关，通常在20～100个。虫体大小约2.8μm×4.4μm，吉姆萨染色或瑞氏染色标本中，虫体胞质呈淡蓝色，有些胞质没有着色像包绕在核周的亮圈，核呈紫红色，大而圆，常靠近细胞表膜。动基体小杆状，前侧有一点状基体并向前发出鞭毛根，它们均染成紫红色（图7-66）。

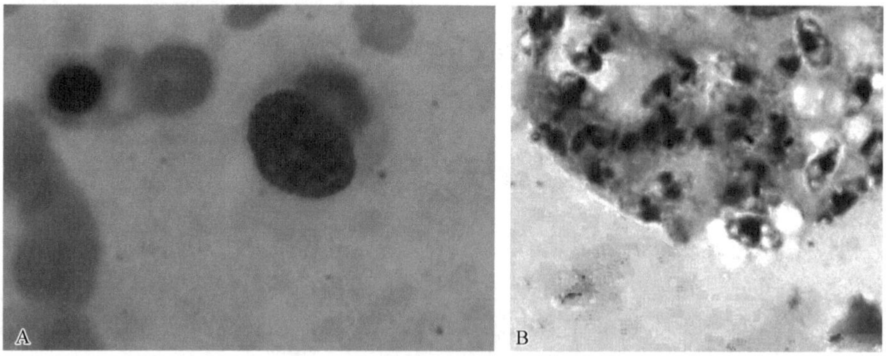

图7-66　杜氏利什曼原虫无鞭毛体

A. 在巨噬细胞内；B. 在巨噬细胞外

2. 杜氏利什曼原虫前鞭毛体（瑞氏染色或吉姆萨染色）　油镜观察：标本主要来自体外培养。经吉姆萨染色或瑞氏染色可见，虫体狭长呈梭形，前端较宽，后端较窄，长度大约是无鞭毛体的5倍。细胞核为圆形，紫红色，位于虫体中部。动基体位于体前部，基体在动基体之前，由基体发出一根前鞭毛，着色均为紫红色。胞质染成淡蓝色（图7-67）。因鞭毛的关系，虫体常聚在一起呈菊花型，排列不整齐。

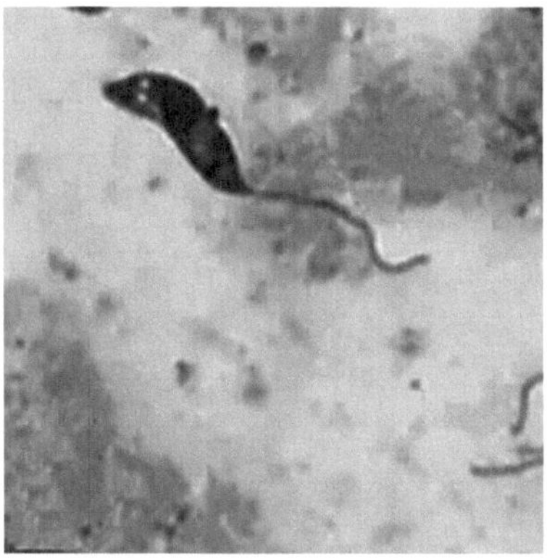

图7-67　杜氏利什曼原虫前鞭毛体

实验三　疟原虫、刚地弓形虫和隐孢子虫

一、疟　原　虫

寄生于人体的疟原虫有间日疟原虫（*Plasmodium vivax*）、恶性疟原虫（*Plasmodium falciparum*）、三日疟原虫（*Plasmodium malariae*）、卵形疟原虫（*Plasmodium ovale*）和诺氏疟原虫（*Plasmodium knowlesi*）。在中国流行的主要是间日疟原虫和恶性疟原虫，其他类型疟原虫较为少见，近年出现部分输入型的三日疟。人体疟原虫的生活史具有世代交替现象，在其终宿主按蚊体内进行有性生殖及孢子增殖；在中间宿主人体内进行裂体增殖。蚊体内形成的子孢子是疟原虫对人体的感染阶段，通过按蚊刺吸人血，子孢子进入人体后，先在肝细胞内进行裂体增殖（称红外期），随后再侵入红细胞内进行周期性的裂体增殖（称红内期），疟原虫的红内期通常包括滋养体时期、裂殖体时期、配子体时期等三个时期，并可发育形成配子体感染按蚊，成为传染源。疟原虫是疟疾的病原体，疟原虫的红内期裂体增殖是其主要致病阶段。典型的疟疾发作表现为周期性的寒战、发热、出汗退热三个阶段。疟疾发作几次后，患者还可出现贫血、脾大等现象，不同疟原虫感染还会导致复发或再燃现象出现。对疟疾的病原学检查一般采集患者外周血，制成厚、薄血涂片，以查到红内期疟原虫为确诊依据。

【实验目的】

1. 掌握薄血膜中间日疟原虫、恶性疟原虫红内期各阶段形态特征，薄血膜的制作及染色方法。

2. 熟悉厚血膜中间日疟原虫红内期各阶段形态特征，厚血膜的制作方法。

3. 了解间日疟原虫子孢子、囊合子形态。

【实验内容】

1. 自学标本　红内期间日疟原虫、恶性疟原虫的吉姆萨染色薄血涂片。

2. 示教标本　子孢子（吉姆萨染色玻片标本）、卵囊（玻片标本）。

3. 实验操作　厚、薄血涂片。

【形态特征】

1. 间日疟原虫红内期（吉姆萨染色薄血涂片）　采集间日疟疾患者耳垂或指尖血，制作薄血涂片。吉姆萨染色后，虫体细胞核呈紫红色或红色，虫体胞质为蓝色；疟色素不着色，呈原有棕褐色。间日疟原虫红内期各发育阶段形态特征如下：

（1）环状体（早期滋养体或小滋养体）：油镜观察示裂殖子侵入红细胞后初始发育阶段，虫体胞质较少，中间出现大空泡，胞质被空泡挤压成环状。胞核位于虫体一侧，形似嵌有宝石的指环。染色后镜下可见细胞质呈环状，蓝色，细胞核呈红色，位于细胞质一侧，中间有空泡。环状体直径大小约为红细胞直径的 1/3。此阶段，原虫所寄生的红细胞无明显变化，一个红细胞内偶见 2 个以上环状体重复感染（图 7-68，彩图 19）。

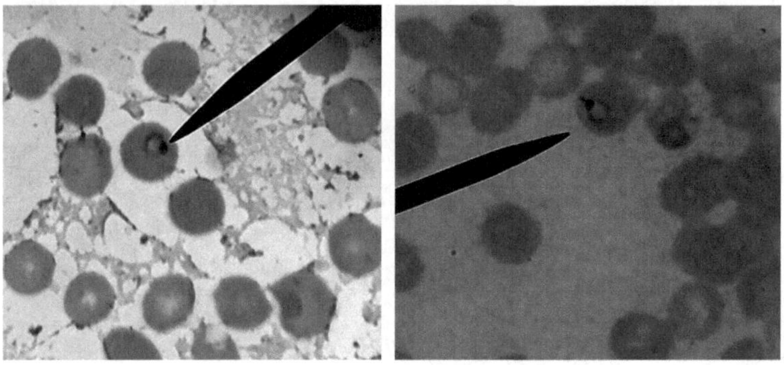

图 7-68　间日疟原虫环状体

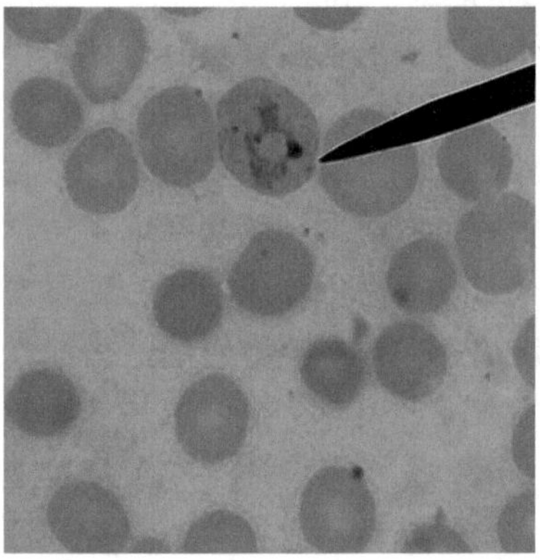

图 7-69　间日疟原虫大滋养体

（2）大滋养体（晚期滋养体或阿米巴样滋养体）：油镜观察示环状体进一步发育，虫体增大，伸出伪足，形态多变，有空泡，核略增大。染色后镜下可见虫体胞质中出现散在杆状疟色素，同时所寄生的红细胞胀大可达 1 倍，颜色变淡，同时可见染成红色的薛氏点（图 7-69，彩图 20）。

（3）未成熟裂殖体（早期裂殖体）：油镜观察示大滋养体发育成熟后，虫体逐渐变圆，胞质内空泡消失，进入裂体增殖阶段。镜下可见核开始分裂（2 个以上），疟色素分散在细胞质中，此时，原虫胞质尚未分裂（图 7-70）。

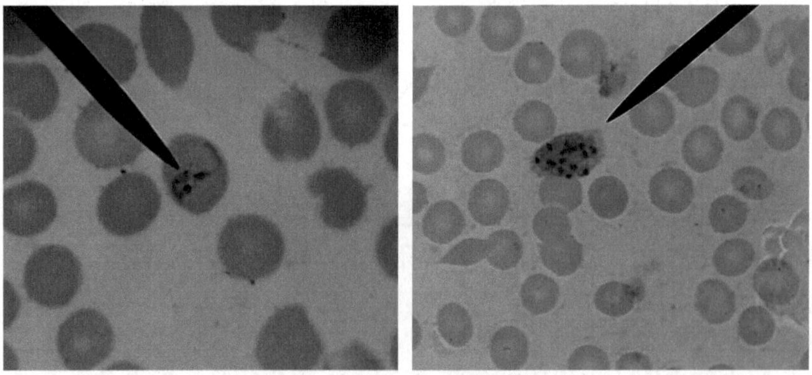

图 7-70　间日疟原虫未成熟裂殖体

（4）成熟裂殖体：油镜观察示随着核分裂的完成，原虫胞质进行分裂，疟色素聚集成堆，不参与胞质分裂。镜下可见分裂后的每一小部分胞质分别包绕一个胞核，形成长约 1.5μm、宽约 1μm 的裂殖子。此发育阶段称为成熟裂殖体，通常成熟裂殖体中含有 12～24 个裂殖子，充满被寄生的红细胞。裂殖体期原虫感染的红细胞明显胀大，颜色变浅，并有红色薛氏点出现（图 7-71，彩图 21）。

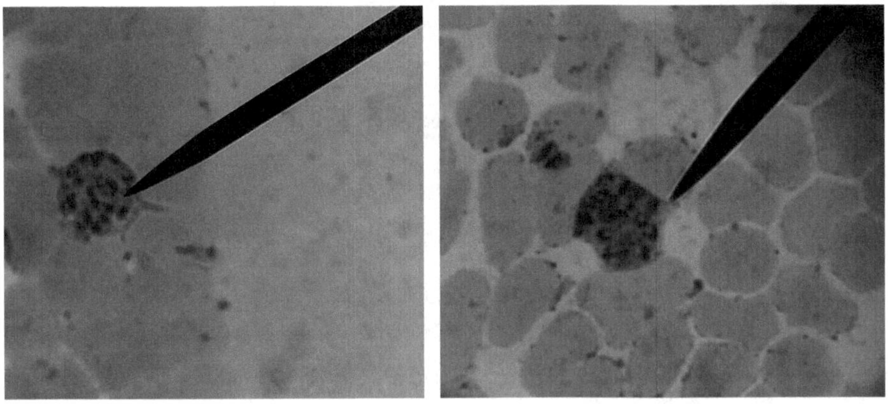

图 7-71　间日疟原虫成熟裂殖体

2. 间日疟原虫红内期（吉姆萨染色厚血涂片） 厚血涂片在处理过程中要进行红细胞溶解，导致胞内疟原虫出现皱缩、变形，故与薄血涂片中原虫相比，厚血涂片中的原虫形态结构不完整，各期虫体均略有缩小，但起到了富集作用。油镜观察时应注意，判定是否为疟原虫首先必须具备红色的细胞核和蓝色的细胞质，同时还应注意与白细胞碎片、幼红细胞碎片、血小板、污染的灰尘及细菌等相鉴别。

（1）环状体（早期滋养体或小滋养体）：油镜观察示体积较小，镜下可见形状多，如惊叹号“!”状、问号“?”状、飞鸟翼状或间断的环状，部分可见完整环状。核 1 个。

（2）大滋养体（晚期滋养体）：油镜观察示体积较大，镜下可见形状多不规则，胞质破裂成块状，核 1 个，较大。疟色素颗粒明显。

（3）未成熟裂殖体：油镜观察示体积较大，镜下可见虫体呈圆形或椭圆形，2 个以上核。疟色素趋于集中。

（4）成熟裂殖体：油镜观察示体积较大，镜下可见呈圆形或椭圆形，12 个以上核。疟色素集中成团块状。

（5）间日疟原虫配子体（吉姆萨染色薄血涂片）：油镜观察示镜下可见间日疟原虫配子体呈圆形或椭圆形，体积较大，几乎占满受染胀大的红细胞。只有一个核，疟色素均匀分布于虫体内。雌配子体胞质致密，色深蓝；核稍小，色深红，多位于虫体一侧（图 7-72A，彩图 22）。雄配子体胞质浅蓝而微红，核较大疏松，呈淡红色，多位于虫体中央，受染红细胞能发现薛氏点（图 7-72B，彩图 23）。

（6）间日疟原虫配子体（吉姆萨染色厚血涂片）：油镜观察可见虫体呈圆形或椭圆形，体积较大，胞质多有缺损。核 1 个，致密或疏松，疟色素颗粒较多，均匀分布。

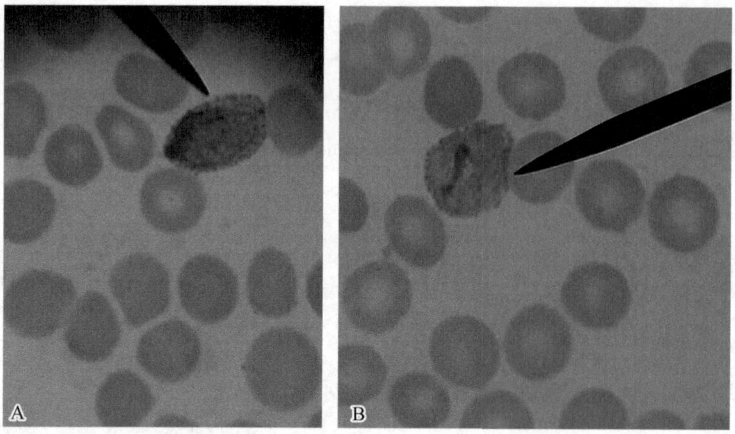

图 7-72　间日疟原虫环状体雌配子体（A）、雄配子体（B）

3. 恶性疟原虫（吉姆萨染色薄血涂片）

（1）环状体：油镜观察可见虫体约占红细胞直径的 1/5 或 1/6，环纤细。一个环上可有 2 个细胞核。一个红细胞内常有 2 个以上环状体寄生环状体，可位于红细胞边缘，呈飞鸟状（图 7-73，彩图 24）。

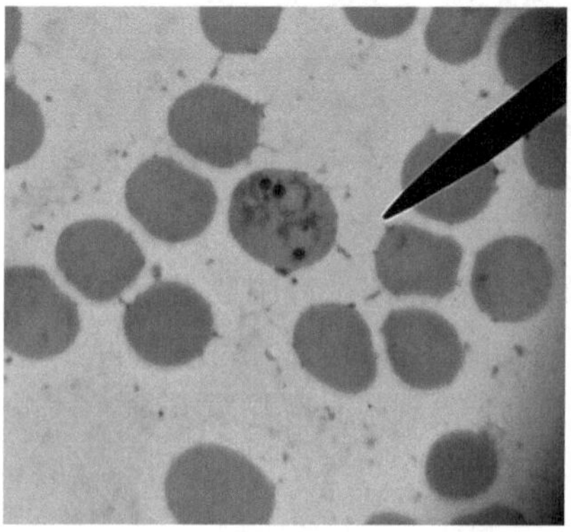

图 7-73　恶性疟原虫环状体

（2）配子体：油镜观察可见雌配子体呈新月形，两端较尖，胞质蓝色，核致密，位于中央。雄配子体呈腊肠形，两端钝圆，胞质色蓝中带红，核疏松，位于中央。疟色素在核的周围较多。寄生红细胞随配子体变长也呈腊肠形，包绕在配子体周边，或看不见（图 7-74，彩图 25）。

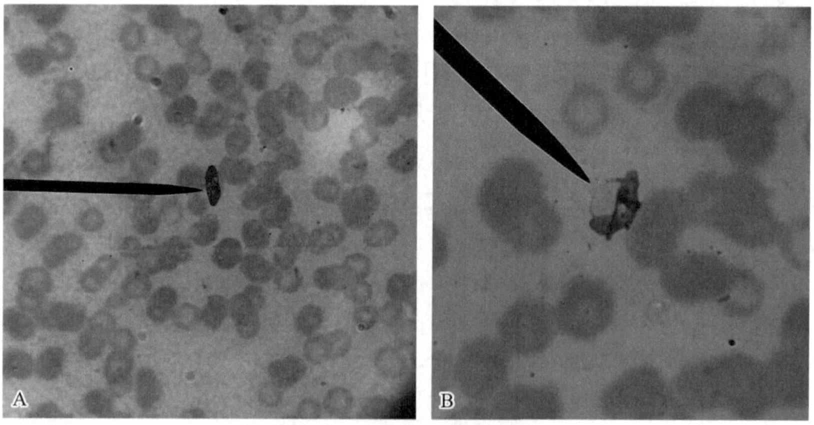

图 7-74　恶性疟原虫配子体

A. 雄配子体；B. 雌配子体

4. 三日疟原虫（吉姆萨染色厚血涂片）

环状体与成熟裂殖体：油镜观察可见虫体约占红细胞直径的 1/3，环较粗，核一个，而呈方形。裂殖子 6～12 个，常为 8 个，排成菊花状。疟色素聚集在中央（图 7-75）。

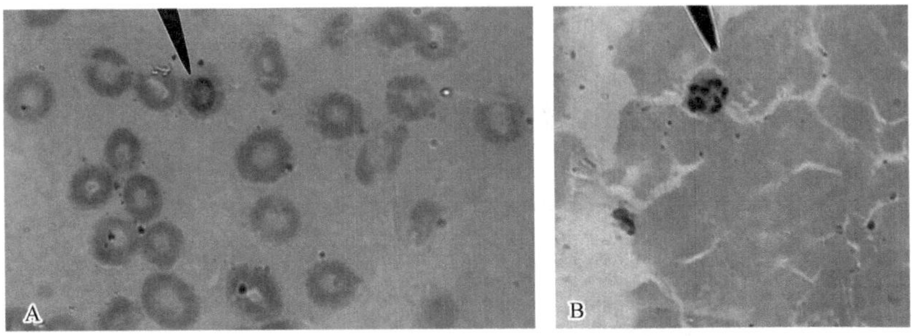

图 7-75　三日疟原虫环状体与成熟裂殖体

A. 环状体；B. 成熟裂殖体

5. 子孢子（sporozoite）　油镜观察：镜下可见子孢子呈长梭形，长 10～15μm，染色后细胞质呈蓝色，紫色的细胞核位于中央（图 7-76）。

6. 卵囊　低倍镜观察：低倍镜下可见蚊胃壁上有许多圆形的小囊，高倍镜下可见成熟囊中有较多梭形子孢子（图 7-77）。

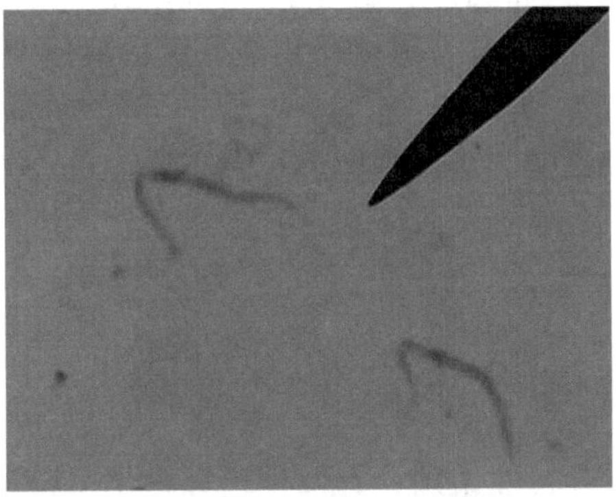

图 7-76　疟原虫子孢子

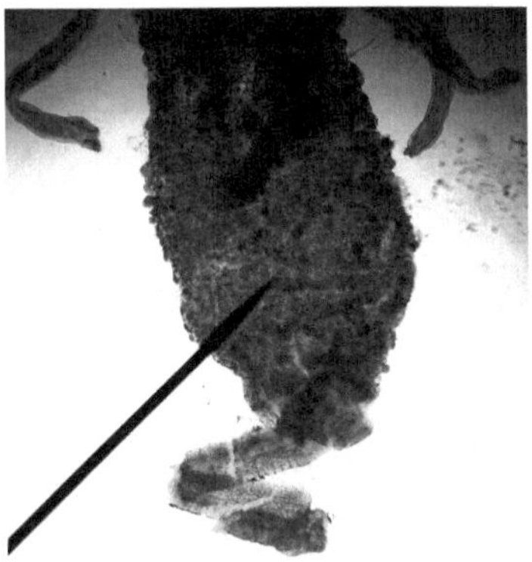

图 7-77　卵囊（蚊胃）

二、刚地弓形虫

刚地弓形虫（*Toxoplasma gondii*）生活史全过程中有 5 种不同的形态阶段：包括在中间宿主（人及其他动物）体内的速殖子、包囊和在终宿主（猫科动物）小肠上皮细胞内的裂殖体、配子体、卵囊。弓形虫对中间宿主的选择并不严格，对寄生组织的选择亦无特异的亲嗜性，可寄生在除红细胞以外的有核细胞中，故中间宿主多。同时弓形虫的感染阶段也较多，人食入被卵囊污染的水或食物均可感染，食入生的含包囊的动物肉、蛋、奶制品也能引起感染。同时，弓形虫还可经胎盘进行垂直传播，引起死产、流产、畸胎及神经发育障碍等。本病以在各组织、细胞或体液中发现滋养体为确诊依据，但病原体检出率较低，故临床上常用免疫学方法进行诊断。

【实验目的】

1. 掌握弓形虫速殖子、包囊、卵囊的形态特征；弓形虫的生活史特点与致病性。
2. 了解弓形虫的检查方法。

【实验内容】

1. 自学标本 弓形虫滋养体（瑞氏染色或吉姆萨染色）。

2. 示教标本 玻片标本（显微示教）：包囊（HE 染色）、卵囊。

3. 实验操作

（1）猫科动物粪便中弓形虫卵囊的检测（饱和盐水法）。

（2）环境中弓形虫卵囊的鉴定。

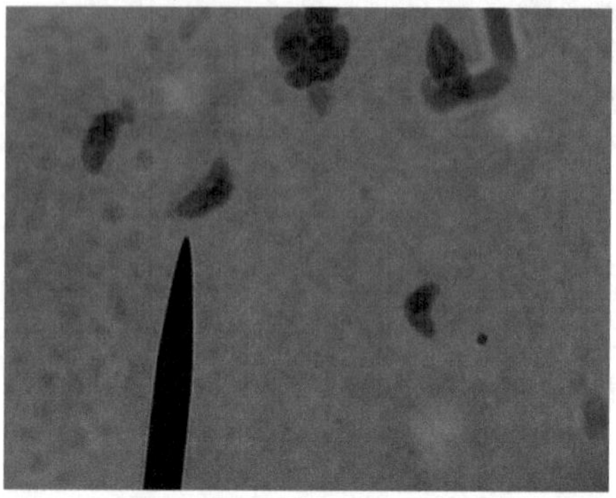

图 7-78 弓形虫滋养体

【形态特征】

1. 弓形虫滋养体（又称速殖子） 油镜观察：镜下可见虫体呈弓形或月牙形，一端较尖，一端钝圆；一边扁平，另一边隆起，大小为（4～7）μm×（2～4）μm。染色后，核呈紫红色，位于虫体中央稍后，胞质蓝色，有少量颗粒（图 7-78，彩图 26）。

2. 弓形虫包囊 油镜观察：镜下可见包囊呈圆形或椭圆形，直径 5～100μm，具有一层富有弹性的坚韧囊壁，囊内滋养体称为缓殖子，其形态与速殖子相似，数目从数个到数百个不等。

3. 弓形虫卵囊 油镜观察：镜下可见卵囊呈圆形或椭圆形，大小约 11μm×12μm。具有两层光滑透明的囊壁，成熟的卵囊内含 2 个孢子囊，每个孢子囊含 4 个子孢子，相互交错在一起，呈新月形。

三、隐孢子虫

隐孢子虫（*Cryptosporidium*）生活史中有无性生殖、有性生殖和孢子生殖三个阶段，均在同一宿主体内完成。人和其他易感动物因吞食了成熟的卵囊后，在消化液的作用下逸出子孢子，子孢子进入肠上皮细胞的刷状缘，在宿主细胞形成的纳虫空泡内发育为滋养体、裂殖体和配子体，雌雄配子结合为合子，继续发育为卵囊，随粪便排出体外。该虫是机会致病原虫，水样腹泻是本病的主要临床特征，故从患者粪便或肠黏膜刮拭物中查出卵囊为确诊依据。

【实验目的】

掌握隐孢子虫卵囊形态特点及检查方法。

【实验内容】

1. 自学标本 隐孢子虫卵囊。

2. 实验操作 改良抗酸染色法（具体操作参见第七章第一节）。

【形态特征】

油镜观察：镜下可见卵囊呈圆形或椭圆形，直径大小为 4～7μm，抗酸染色后，背景为蓝绿色，卵囊呈玫瑰红色，镜下可见内有 4 个月牙形的子孢子，排列不规则，有时也可见一些蓝黑色颗粒状的残留体。

实验四　结肠小袋纤毛虫

结肠小袋纤毛虫（*Balantidium coli*）寄生于人的大肠，是人体寄生最大的原虫。生活史有滋养体和包囊两个时期。包囊被食入后，在胃肠道逸出滋养体。滋养体在结肠以二分裂法增殖，并可形成包囊随粪便排出。虫体寄生可引起结肠小袋纤毛虫痢疾。确诊本病可用粪便直接涂片法检查滋养体和包囊。

【实验目的】

1. 掌握结肠小袋纤毛虫包囊的形态特征。
2. 熟悉结肠小袋纤毛虫滋养体的形态特征。

【实验内容】

自学标本

（1）结肠小袋纤毛虫滋养体。

（2）结肠小袋纤毛虫包囊。

【形态特征】

1. 结肠小袋纤毛虫滋养体（铁苏木素染色标本）　油镜观察：镜下可见虫体近似椭圆形，活动时为无色透明或淡绿灰色，染色后呈蓝黑色。大小平均为 60μm×45μm［（30～150）μm×（25～120）μm］。前端有胞口、胞咽；后端有胞肛。全身披有纤毛（标本制作过程中多被损坏而不易见到）。内含一个肾形大核，大核凹侧有一个圆形小核。细胞质内还有多个食物泡和两个前后排列的伸缩泡。

2. 结肠小袋纤毛虫包囊（铁苏木素染色标本）　油镜观察：镜下可见包囊呈圆形或卵圆形，直径为 40～60μm。囊壁厚而透明。正常呈淡黄或淡绿色，铁苏木素染色后呈蓝黑色，内有黑色大核一个（图 7-79）。

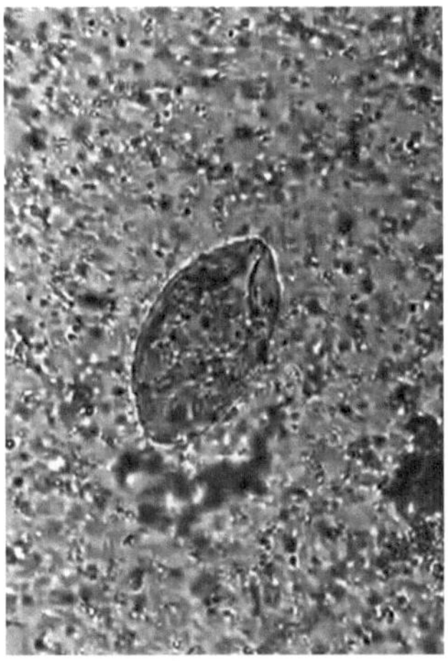

图 7-79　结肠小袋纤毛虫滋养体（湿片）

（陆　合）

第六节　节肢动物

节肢动物是自然界常见的生物种群，对环境适应性强，生存范围及其广泛。其中有些种类和人类健康息息相关。节肢动物在形态上有独有的特征，这些特征可以帮助我们快速识别不同种类的节肢动物。在节肢动物中有些种类的节肢动物能直接或间接危害人体健康，此类节肢动物称为医学节肢动物（medical arthropod）。与医学相关的重要种类包括昆虫纲的蚊、蝇、蚤、虱，蛛形纲的蜱（硬蜱、软蜱）、螨（尘螨、蠕形螨和疥螨等）。

实验一　蚊、蝇、蚤和虱

一、蚊

【实验目的】

1. 掌握三属蚊成虫的形态特点；三属蚊生活史各阶段的主要鉴别特征。
2. 观察几种传播病原体的蚊种。

【实验内容】

1. 按蚊、库蚊、伊蚊成虫（针插大体标本）及其幼虫（玻片标本）。
2. 蚊卵（玻片标本）、蚊蛹（玻片标本）。
3. 几种传播病原体的蚊成虫（针插标本）。

【形态特征】

1. 按蚊、库蚊、伊蚊成虫（图 7-80） 肉眼或使用放大镜观察，成蚊体长 1.6～12.6mm，体色因蚊种而异。成蚊虫体分头、胸、腹三部分。三属成蚊的形态特征见表 7-3。

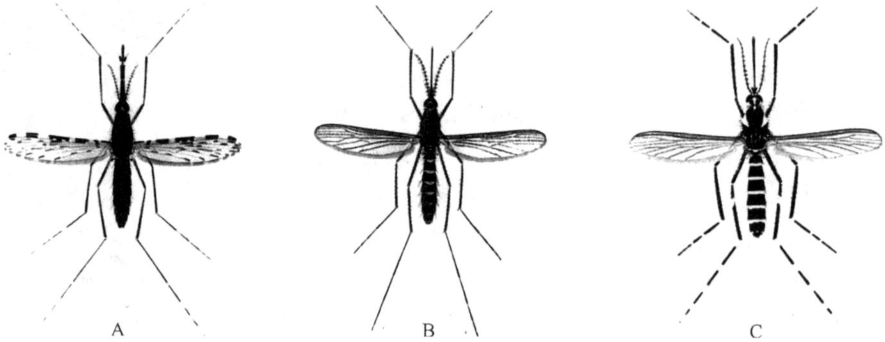

图 7-80　按蚊（A）、库蚊（B）、伊蚊（C）成蚊

表 7-3　三属成蚊的形态鉴别特征

鉴别点	按蚊	库蚊	伊蚊
体色	大多呈灰褐色	大多呈棕褐色	黑色
触须	雌、雄蚊均与喙等长，雄蚊末端膨大呈棒状	雌蚊短于喙，雄蚊比喙长或等长	雌蚊短于喙，雄蚊与喙等长
翅	多有黑白斑	多无黑白斑	无黑白斑
小盾片	后缘呈弧状，缘毛分布均匀	呈三叶状，缘毛在凸叶上	同库蚊
足	有无白环不定	多无白环	有白环

（1）蚊头部：略呈球形，其上有复眼 1 对，触角 1 对，触须 1 对，喙 1 支。

A. 复眼：大而明显，位于头两侧，由许多单眼构成。

B. 触角：位于复眼前方凹陷处，雄蚊触角 16 节，雌蚊 15 节。蚊触角第 1 节称柄节。第 2 节称梗节。其余 13、14 节称鞭节。各鞭节上均轮生长毛，雄蚊鞭节的轮毛长而密，雌蚊鞭节的轮毛短而稀。

C. 触须：位于喙的两旁，分为 5 节，仅能见 3、4 节，形状随因种类和性别各异。

D. 喙：位于头面部前下方。蚊喙是典型的刺吸式口器，由6根口针，由上内唇、舌各1个，上颚、下颚各1对组成。锯齿状的上颚和下颚末端尖细，方便刺入皮肤。舌、上唇和上颚共同构成食物管。唾液管位于舌的中央。雄蚊因上、下颚均退化，不能吸血。

（2）胸部：蚊胸部由前胸、中胸、后胸融合而成。前后胸均退化缩小，中胸发达。每胸有1对足。中胸有翅和气门各1对，后胸有平衡棒和气门各1对。

A. 足：分为前、中、后三足。蚊足由基节、转节、股节、胫节及跗节构成。足上常有鳞片形成的黑白斑点和环纹，为蚊种分类特征之一。

B. 翅：由中胸生出，窄而长。翅脉和后缘部均有鳞片。翅脉由前缘脉、亚前缘脉和6条纵脉组成。其中2、4、5纵脉分叉，为蚊类的特征。

（3）腹部：细长，由10节组成，仅见8节，最后两节形成外生殖器。雄蚊腹部末端有钳状的抱器，是鉴定蚊种的依据之一。雌蚊则为1对尾须。

2. 按蚊、库蚊、伊蚊卵　显微镜低倍镜观察，蚊卵有卵壳，大小为0.5～1mm。

（1）按蚊卵：浅棕色，舟形，两侧有透明浮囊。

（2）库蚊卵：浅褐色，圆锥形，无浮囊。前端较宽，顶部有1个小突起，后端较窄。

（3）伊蚊卵：深褐色，橄榄形，无浮囊，前端较粗圆，后端较尖细，卵壳上可见多角形的纹饰。

3. 按蚊、库蚊、伊蚊幼虫　显微镜低倍镜观察，幼虫体同样由头、胸、腹三部分构成。三属蚊幼虫的形态鉴别特征见表7-4。

（1）头部：似梨状而略扁。上有复眼、单眼、触角各1对。幼虫口器为咀嚼式口器。头部还有若干成对的毛，可依据这些毛的形状和位置作蚊幼虫分类鉴别。

（2）胸部：比头略宽，前、中、后胸融合为1节。

（3）腹部：细长，共分10节，后3节末端有呼吸管或气门。

表7-4　三属蚊幼虫的形态鉴别特征

鉴别点	按蚊幼虫	库蚊幼虫	伊蚊幼虫
掌状毛	1～7节背面两侧各有1对掌状毛	无	无
呼吸管	无呼吸管，第8节背面有1对呼吸孔	形状细长	形状短粗
呼吸管毛束		多对	1对

4. 按蚊、库蚊、伊蚊蛹　肉眼或放大镜观察，蚊蛹呈逗点状，虫体由头胸部和腹部组成。头胸部背面具1对呼吸管，腹部细长。

（1）按蚊蛹：呼吸管粗而短，开口呈漏斗状，前方有裂缝。

（2）库蚊蛹：呼吸管细长，开口较小，前方无裂缝。

（3）伊蚊蛹：呼吸管宽而短，开口呈三角形，前方无裂隙。

5. 重要传播病原体的蚊成虫（针插标本）

（1）中华按蚊：肉眼或放大镜观察，成虫呈灰褐色，中型或大型蚊种。雌蚊触须有4个白环，构成为2个约等宽的宽白环和2个约等宽的窄白环。翅前缘可见2个白斑，尖端白斑大。后足1～4节末端有白环。

（2）大劣按蚊：肉眼或放大镜观察，灰褐色，体形中等。雌蚊触须有4个白环，顶端白环较宽。翅前缘脉有 6 个白斑。

（3）嗜人按蚊：肉眼或放大镜观察，与中华按蚊类似。其触须较细，顶端白环较宽，第 4 白环很窄或缺失。翅鳞片黑白分明，尖端白斑小。

（4）微小按蚊：肉眼或放大镜观察，棕褐色，体形较小。雌蚊触须有 3 个白环，位于顶端的 2 个白环较宽，另 1 个白环较狭小。翅前缘有 4 个白斑，各足跗节无白环。

（5）三带喙库蚊：肉眼或放大镜观察，中小型蚊种，棕褐色。蚊喙中段有一较宽白环，触须尖端呈白色。各足跗节基部有一细窄白环。腹节背面基部均有中间稍向下突出的淡黄色窄带。

（6）淡色库蚊：肉眼或放大镜观察，淡褐色，体形中等。喙无白环，各足跗节全部呈暗色。腹背各节基部有灰白色横带，带的后缘平整。

（7）白纹伊蚊：肉眼或放大镜观察，黑色，体形小。一条直的银白色纵纹位于中胸盾片的前上 2/3 正中。

【思考】

1. 三属蚊的卵、幼虫、蛹、成虫如何鉴别？

2. 国内有哪些重要的传病蚊种，各传播什么疾病？

二、蝇

【实验目的】

1. 熟悉蝇成虫的形态特征，掌握与疾病传播相关的结构形态；蝇各个阶段（卵、幼虫、蛹）的形态。

2. 辨别几种常见重要的蝇种。

【实验内容】

我国常见蝇种成虫（针插标本）：舍蝇、大头金蝇、巨尾阿丽蝇、丝光绿蝇、棕尾别麻蝇、厩螫蝇。

蝇头（玻片标本）、蝇足（玻片标本）、蝇幼虫（玻片标本）、舍蝇幼虫后气门（玻片标本）、厩螫蝇的刺吸式口器（玻片标本）。

【形态特征】

1. 蝇成虫　肉眼或放大镜观察，成虫全身有鬃毛，颜色因种而异，体长一般为 5～10mm。虫体分头、胸、腹三部分。

（1）头部：类似半球形，有复眼 1 对。雄蝇两复眼间距离较窄，雌蝇较宽。头的前方有 1 对触角，下方有 1 套舐吸式口器。

（2）胸部：前、后胸均退化。中胸发达，其背板和侧板上的鬃毛、斑纹等特征可作为分类的根据。前、中、后胸各生有 1 对足，分为基节、转节、股节、胫节和跗节，跗节分为 5 节。中胸背板的两侧有 1 对翅。后胸有 1 对平衡棒。

（3）腹部：由 10 节构成，前 5 节可见，后 5 节形成外生殖器。

2. 蝇头（图 7-81）　肉眼或放大镜观察，头两侧有 1 对大而明显的复眼，由许多单眼构成。头顶中央可见呈倒三角形排列的 3 个单眼。两复眼之间有 1 对棒状触角，分 3 节，末节上各有触角芒 1 根。舐吸式口器位于头部下方，由基喙、中喙和唇瓣构成，有 1 对触须位于基喙上。中喙由上唇、舌及下唇构成。下唇末端膨大为唇瓣。唇瓣的腹面有对称排列的假气管，食物由此流入两唇瓣间的口腔。

3. 蝇足低倍镜观察，足末端可见爪和爪垫各 1 对，爪间突 1 个，爪垫上可见黏毛密布。

4. 蝇幼虫玻片标本 低倍镜观察，观察时可调暗光线。因在制作标本时，虫体内部组织被消化，标本无内部组织，仅一层外皮。虫体头端可见黑色的口钩。尾端有 1 对后气门，为分类的重要依据，后气门由气门环、气门裂和钮孔组成。

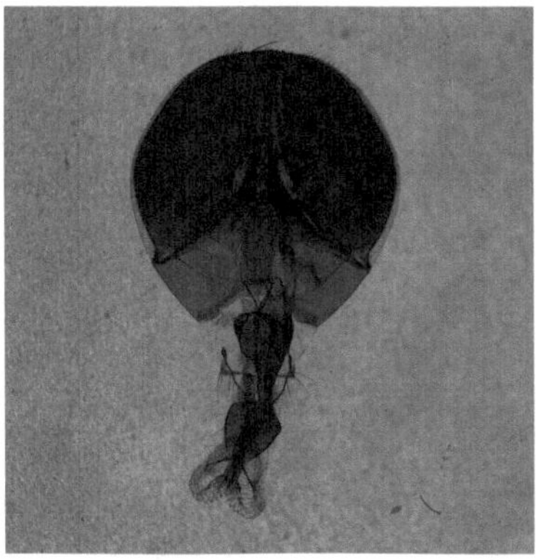

图 7-81 蝇头

5. 蝇幼虫后气门玻片标本 低倍镜观察，后气门略呈"D"形，有 3 个气门裂，开口于肾形的气门板上。每个气门裂多次弯曲，末端均呈向心性。3 个气门裂的外围有一个完整的气门环，有一气门钮位于气门环的凹入处。

6. 厩螫蝇的刺吸式口器玻片标本 低倍镜观察，可见口器中喙细长而坚硬。唇瓣较小，其上有齿，假气管呈退化状。

7. 我国常见蝇种针插标本

（1）舍蝇：肉眼或放大镜观察，舍蝇中等大小，虫体灰褐色。胸部背面有 4 条明显的黑色纵纹。腹部橙黄色。

（2）棕尾别麻蝇：肉眼或放大镜观察，麻蝇为大型蝇种，虫体呈暗灰色，胸部背面有 3 条黑色纵纹。腹部背面有黑白相间的棋盘状斑块。

（3）厩螫蝇：肉眼或放大镜观察，厩螫蝇为中型蝇种，虫体呈暗灰色，外形类似舍蝇。其口腔为刺吸式口器，有 4 条不清晰的黑色纵纹位于胸部背面。腹背 2～3 节各有 3 个黑色斑，第 4 纵脉末端呈弧形弯曲。

（4）巨尾阿丽蝇：肉眼或放大镜观察，丽蝇为大型蝇种，虫体呈暗青灰色，颊部呈黑色，中胸背部前部中央有 3 条黑色纵纹，腹部背面有蓝色金属光泽。

（5）大头金蝇：肉眼或放大镜观察，金蝇为大型蝇种，虫体呈绿色或蓝绿色带金属光泽。头宽于胸，有 1 对鲜红色复眼，颊部呈黄色。

（6）丝光绿蝇：肉眼或放大镜观察，绿蝇为中型蝇种，虫体呈绿色或铜绿色带金属光泽，颊部呈银白色。

【思考】

1. 哪些形态与蝇传播疾病有关？能传播哪些病原体？
2. 如何鉴别常见的几种蝇？它们的成虫和幼虫常出现在哪些场所？

三、蚤

【实验目的】

1. 掌握蚤成虫的形态特征。
2. 了解蚤生活史各期的形态。

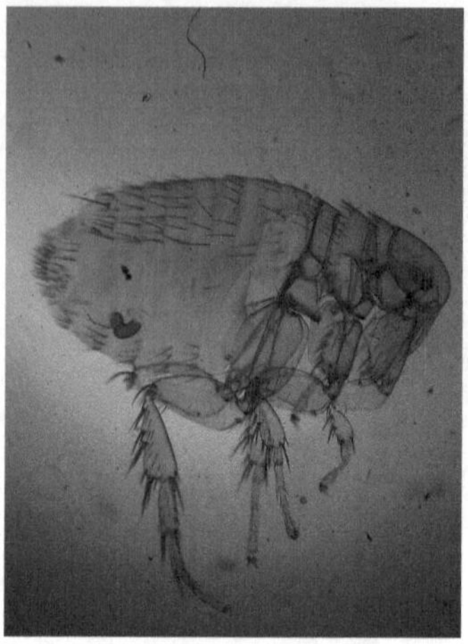

图 7-82 蚤

【实验内容】

蚤成虫（印鼠客蚤，玻片标本），蚤卵（玻片标本），蚤幼虫（玻片标本），蚤蛹（玻片标本）。

【形态特征】

1. 蚤成虫（图 7-82） 低倍镜观察，蚤体长约 3mm，虫体呈黄褐色。虫体两侧扁平，无翅。虫体分头、胸、腹 3 部分。

（1）头部：侧面观略呈三角形。1 对触角位于头部两侧的触角窝，触角分 3 节。个别蚤触角窝前可有单眼 1 对，眼的前方可见鬃毛 1 根。刺吸式口器位于颊的前下方。

（2）胸部：分前胸、中胸、后胸。有 3 对足，每足分为基节、转节、股节、胫节和跗节。基节扁而大，特别发达。跗节又分为 5 小节，末端有 1 对爪。

（3）腹部：有 10 节。前 7 节为正常腹节，每节背板两侧有 1 对气门。雄蚤 8～9 腹节、雌蚤 7～9 腹节变形为外生殖器，第 10 节为肛节。雄蚤尾端较尖，外生殖器结构复杂，称为抱器；雌蚤尾部钝圆，在 7～8 腹板的位置上可见呈“C”形的受精囊。

2. 蚤卵（玻片标本） 低倍镜观察，蚤卵椭圆形，乳白色，大小为 0.4～1.0mm，外表光滑。

3. 蚤幼虫（玻片标本） 低倍镜观察，成熟幼虫（三龄期幼虫）长圆柱形，灰白色，长 4～6mm。虫体分 13 节，每节均有鬃毛。幼虫口器为咀嚼式口器，头部有 1 对触角。

4. 蚤蛹（玻片标本） 肉眼观察，蚤茧类似蚕茧，色较暗，由黄白色的丝包裹，外面常黏附有尘土。茧内有乳白色的蛹，可见头、胸、腹雏形。

【思考】

哪些病原体可通过蚤传播？

四、虱

【实验目的】

1. 掌握成虫的形态特征，鉴别人虱和耻阴虱。

2. 了解虱生活史各期的形态。

【实验内容】

人虱（玻片标本），耻阴虱（玻片标本）。虱卵（玻片标本），虱若虫（玻片标本）。

【形态特征】

1. 人虱（图 7-83） 肉眼或低倍镜观察，虱虫体狭长，灰白色，长约 4mm。腹背扁平，虫体分头、胸、腹 3 部分。

（1）头部：呈菱形，有触角 1 对，触角后有单眼 1 对。可伸缩的刺吸式口器位于头顶端。

（2）胸部：1 对胸气门位于中胸背面两侧。有 3 对粗壮足。足胫节末端内侧有指状的胫突，跗节仅 1 节，

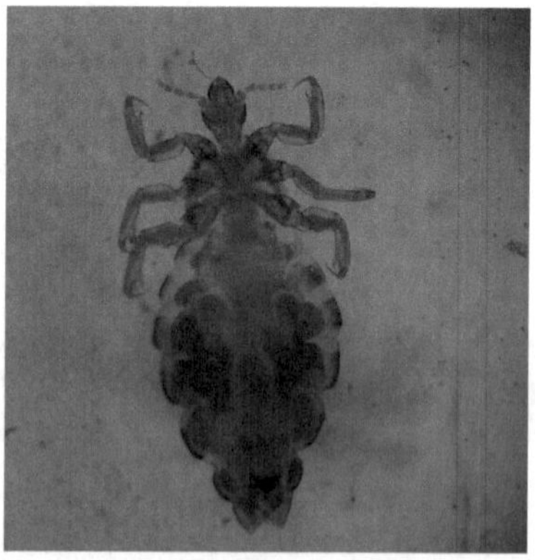

图 7-83 人体虱（雌虫）

1 个大而弯曲的爪位于末端，可与胫突形成抓握器，能抓附在宿主衣服纤维或毛发上而不脱落。

（3）腹部：共 9 节，前 7 节明显。第 1～6 节各有气门 1 对。雄虱腹部末端呈“V”形，雌虱腹部末端呈“W”形。

人头虱与人体虱的区别：人头虱虫体略小，体色较深，触角较粗短。

2. 耻阴虱（图 7-84） 低倍镜观察，虫体粗短形似螃蟹状，灰白色。雄虱体形稍小，雌虱体长为 1.5～2.0mm。头部短小，有 1 对触角；胸部宽而短，前足细小，中、后足明显粗大；腹部前部较宽，后部渐窄，末端的形状可作为雌雄鉴别的依据。腹部第 5～8 节外侧缘可见锥形突起，上有刚毛。

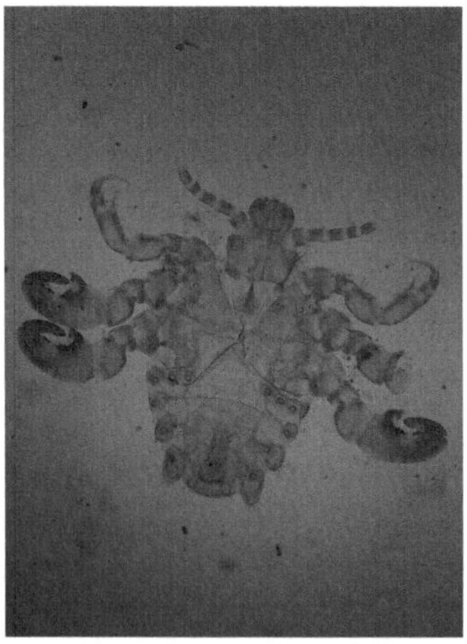
图 7-84　耻阴虱（雌虫）

3. 虱卵　低倍镜观察，虱卵呈长椭圆形，长约 1mm，白色，一端有卵盖（彩图 27）。

4. 虱若虫　低倍镜观察，若虫外形似成虫，体形较小色淡。腹部较短，生殖器官尚未发育成熟。

【思考】

哪些病原体可通过虱传播？

实验二　蜱　和　螨

一、蜱

【实验目的】

1. 通过观察蜱掌握蛛形纲虫体的形态特征。

2. 熟悉硬蜱和软蜱的形态区别。

【实验内容】

全沟硬蜱（玻片标本），亚东璃眼蜱（玻片标本）。

【形态特征】

1. 硬蜱（图 7-85） 肉眼或低倍镜观察，虫体呈椭圆形、棕红色，分为颚体和躯体两部分。

（1）颚体：位于躯体的前端，又称假头，由颚基、螯肢、须肢和口下板组成。颚基与躯体的前端相连，杆状螯肢分为螯杆和螯趾。螯趾上有齿，是重要的切割器。螯肢的两侧各有一个须肢，可在吸血时起支持和固定作用。口下板位于螯肢腹面，与螯肢合拢形成口腔。口下板腹面纵向排列倒齿，是穿刺与附着的重要器官。

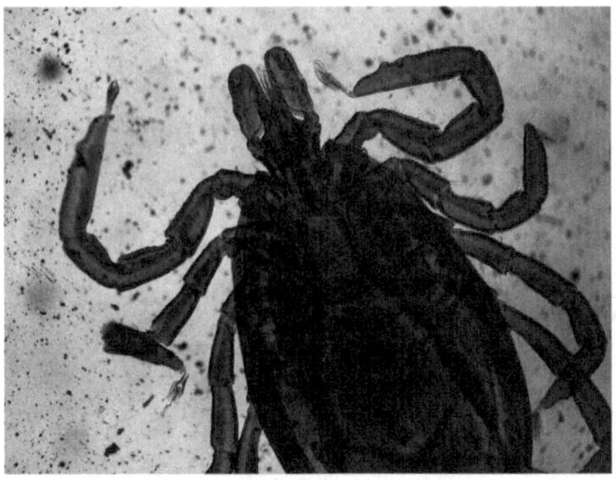
图 7-85　硬蜱

（2）躯体：虫体呈长圆形，袋状，红褐或暗褐色。雄蜱背面有明显的大盾板，几乎遮盖整个背面；雌蜱背面盾板则较小，仅占背部前面的一部分。蜱有 4 对足，分别为基节、转节、股节、胫节、后跗节和跗节。足末端有 1 对爪和 1 个垫状的爪间突。虫体两侧第 4 对足基节的后外侧各有 1 对气门。

2. 软蜱　形态类似硬蜱，二者区别见表 7-5。

表 7-5　硬蜱与软蜱形态特征的比较

鉴别点	硬蜱	软蜱
颚体	背面可见	背面不可见
躯体背面	有明显的盾板，雄虫盾板大，雌虫盾小	无盾板，背面有许多小疣，或者皱纹、盘状凹陷
雌雄差异	雄蜱体小盾板大，盾板可遮盖整个虫体背部；雌蜱体大盾板小，仅遮盖背部前面部分区域	区别不明显

【思考】

1. 如何区别硬蜱和软蜱？

2. 哪些病原体可以通过蜱传播？

二、螨

【实验目的】

1. 掌握疥螨和蠕形螨成虫的形态特征。

2. 熟悉蠕形螨的常用检查方法。

3. 了解粉尘螨的形态特征。

【实验内容】

1. 人疥螨（玻片标本）。

2. 蠕形螨（玻片标本）。

3. 透明胶纸法检查蠕形螨、粉尘螨。

【实验材料】

医用刮勺或沾水笔尖、甘油、载玻片、盖玻片、透明胶纸。

【实验方法】

检查人类蠕形螨时，有以下 2 种方法。

（1）挤压涂片法：通常采用痤疮压迫器刮取，或用手术刀柄、弯镊子、不锈钢药勺等器材刮取鼻沟、颊部及颧部等部位皮肤，或用手挤压相应部位的皮肤。将刮下的皮屑或挤出的皮脂用解剖针挑下置于干净载玻片上，滴加 50%～70% 的甘油 1 滴，然后将皮脂涂匀，用盖玻片轻压，使油脂均匀摊开，镜检。

（2）透明胶纸检查法：准备洁净载玻片，剪一段与载玻片等长的透明胶纸。贴于载玻片上。佩戴乳胶手套后在受检者的鼻尖、两侧鼻翼及鼻沟处用力挤压，力度以挤出分泌物为宜。将准备好的胶纸粘贴于挤压处，并在此轻轻挤压胶纸处皮肤，重复加压 2～3 次后将胶纸取下贴于载玻片上，注意将胶纸贴平，镜检。如受检者脸上分泌物过多，可在胶纸贴到玻片后在胶纸边缘滴加一滴二甲苯来软化分泌物。此法简便安全，但检出率会受到检查者挤压力度影响，存在漏检。

注意事项：标本放置够久虫体容易死亡崩解，因此无论采用何种方法采集的标本，最好及时检查。为防止通过检查器材传播蠕形螨，检查器材宜一次使用，过后高压消毒。

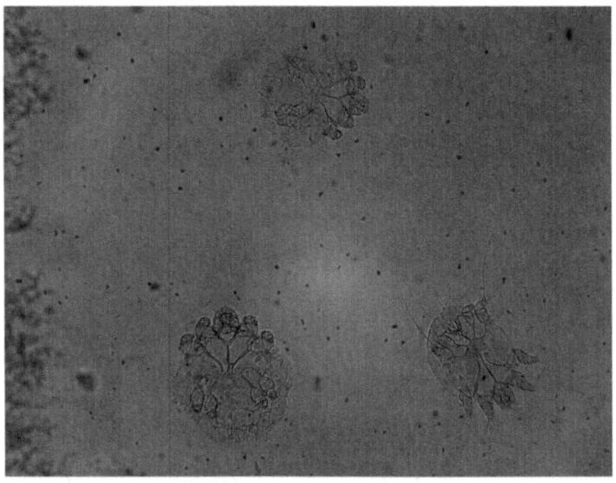
图 7-86　人疥螨

【形态特征】

1. 人疥螨（图 7-86）　低倍镜或高倍镜观察，人疥螨虫体呈淡黄色，卵圆形。大小约为 0.5mm，虫体分为颚体和躯体两部分。

（1）颚体：位于体前端，由 1 对齿状的螯肢和 1 对须肢构成。

（2）躯体：背面呈现较多波状横纹、皮刺和刚毛。4 对呈圆锥形的粗短足，以位置分为前后各 2 对。前 2 对足的末端均为带柄的吸盘，后 2 对足的末端因雌、雄螨而异。雌螨后 2 对足均为长刚毛，雄螨仅第 3 对足的末端是长刚毛，第 4 对足的末端仍为吸垫。后两对足的末端结构异同可用以区别雌雄。

2. 蠕形螨（图 7-87，图 7-88）　低倍镜或高倍镜观察，成虫体细长，半透明，乳白色，长 0.1～0.4mm。虫体由前面的颚体和后面的躯体两部分。

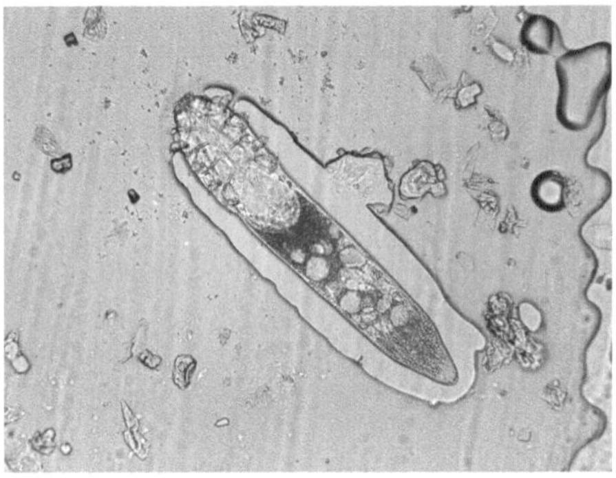
图 7-87　毛囊蠕形螨

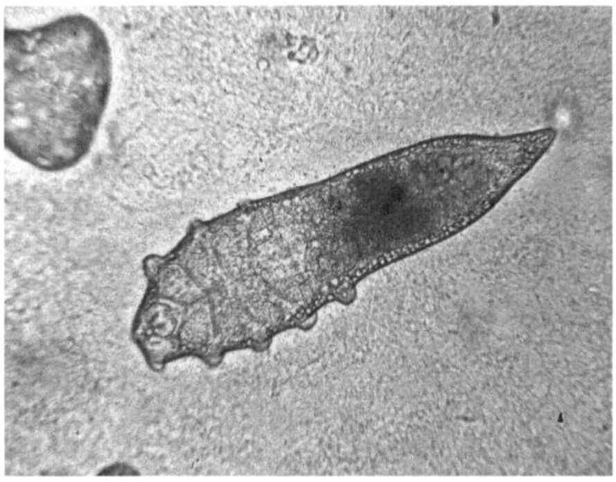
图 7-88　皮脂蠕形螨

（1）颚体：宽短，位于虫体前端。由 1 对针状螯肢和 1 对须肢构成。

（2）躯体：由足体和末体构成。足体的腹面可见 4 对粗短的足。末体细长，其上有环纹，末端钝圆。

毛囊蠕形螨和皮脂蠕形螨的鉴别点：毛囊蠕形螨虫体稍长，末体约占躯体长度的 2/3，虫体末端较钝圆；皮脂蠕形螨虫体略短，末体约占躯体长度的 1/2，虫体末端呈圆锥形。

3. 粉尘螨

（1）粉尘螨玻片标本：玻片对光仔细观察形态大小。显微镜低倍镜找到虫体，转高倍镜详细观察形态特征。粉尘螨体型呈椭圆形。虫体分颚体、躯体两部分。

颚体：较小，有 1 对呈蟹螯状的螯肢，1 对脚须。

躯体：较大，有足 4 对。各足分 5 节，跗节末端有钟形爪垫及爪。颚体后方躯体背面的前缘可见一块色深，狭长的盾板。一对长的外胛毛位于盾板的后外侧。躯体末端可见长鬃及短小而稀疏的背毛。若调暗光源，躯体背面角皮上可观察到呈指纹状的细皮纹。

（2）粉尘螨雄虫（玻片标本）：虫体较小，色泽较深。雄虫第 1 对足特别粗壮，第 4 对足非常细小。腹面后端可见一对车轮状的肛吸盘，呈纵裂的肛门位于两吸盘之间。第 4 对足基节之间，可见一个位于躯体中央的阳茎。躯体末端有两对长鬃，外侧长鬃是内侧长鬃的 2～3 倍。

（3）粉尘螨雌虫（玻片标本）：虫体较大，雌虫第 1 对足较弱小，没有雄虫的粗壮。其第 3、4 对足粗细、长短区分不大。纵行裂孔状的肛门位于腹面后端。有一生殖孔位于腹面正中。生殖孔前方可见角质构造，呈新月形横向排列，另外一对“八”字形的角质构造位于两侧。

【思考】

粉尘螨有哪些方式可使人致病？

（武卫华）

第八章　寄生虫学应用型实验

医学教育作为培养卫生健康人才的教育活动。伴随经济的发展，当今社会对人才需求发生了重大变化。后疫情时代的“新医科”教育要求高校培养出基础理论扎实、实践能力较强和具有一定创新精神的应用型人才。作为以实验为基础的学科，寄生虫实验教学在教学中占有特殊的地位，在培养学生实践能力、创新能力以及提高学生的综合素质方面具有不可替代的作用。为满足目前培养应用型创新人才的需要，我们针对不同种类寄生虫开设了综合设计性实验、探索教学模式改革，对巩固学生知识、加强应用型创新专业人才的培养具有重要的意义。

实验一　野生鱼、虾、蟹感染吸虫囊蚴调查

【实验目的】

了解当地野生淡水鱼、虾吸虫囊蚴感染情况，掌握其流行情况。

【实验材料】

当地野生淡水鱼虾、解剖镜、解剖针、显微镜、眼科剪刀、眼科镊子、载玻片、电子秤、直尺、医用搪瓷方盘等。

【实验方法】

1. 淡水鱼直接肌肉压片镜检法　淡水鱼去掉鳞片，在每条鱼体的头背部、鱼鳍根部、尾部各取一块黄豆大小的鱼肉共三粒，放置鱼肉在一张载玻片上，随后覆盖另外一张载玻片，用力均匀挤压所覆盖的载玻片，压制成肌肉薄片。最终的压片厚度控制在0.1～0.2mm。将制作好的肌肉压片置于显微镜载物台上，低倍镜下查找到囊蚴后，进行高倍镜下确认，其中任何一个部位检出囊蚴即为阳性。

2. 淡水虾、蟹直接肌肉压片镜检法　虾、蟹去头、壳后，取不同软体部分，同上制作肌肉压片后进行检查，任何部位发现囊蚴即确定为阳性。

3. 人工消化法检查鱼虾感染强度　首先配制消化液：36%HCl 4ml、胃蛋白酶25g、蒸馏水1000ml。随后测量鱼、虾、蟹的体长体重，将其绞碎后置于烧杯中，加入适量人工消化液将其完全覆盖，37℃下保温30min后，用20目/叶的粗铜筛进行过滤，对滤渣用生理盐水进行反复冲洗后，再过滤，随后1500r/min离心10min，留少许上清液将沉淀吹打均匀，分次吸入平皿，解剖镜下（5×6倍）计数囊蚴，计算平均每克体重所含囊蚴数。

4. 囊蚴分类鉴定　在显微镜下，根据囊蚴形态、排泄囊结构和囊壁厚度等特征，对所检测到的鱼、虾、蟹肌肉内的吸虫囊蚴进行种类区分登记。

5. 统计学分析　见表8-1。

表 8-1 统计学分析表

生物名称	体长	体重	阳性率	感染率
鱼				
虾				
蟹				

【实验预期结果】

了解当地吸虫流行情况。

【注意事项】

囊蚴具有感染性，故实验过程中务必戴上手套，实验后应将实验器材进行集中处理，以杀死囊蚴。

实验二　日本血吸虫动物模型的建立

【实验目的】

通过建立动物模型了解血吸虫的感染期、感染途径和致病作用。

【实验材料】

阳性钉螺、烧杯、聚光灯、盖玻片、家兔、镊子、剃须刀、解剖台、手术刀、剪、镊、饲料、搪瓷盘 23cm×17cm、铁丝筛。

【实验方法】

1. 钉螺饲养和尾蚴释放　将泥土粉与米粉混合后用水湿润，揉成团，放置在消毒搪瓷盘中，随后将收集的钉螺分散放入搪瓷盘中置于 25℃光照培养箱进行饲养，同时另准备一个搪瓷盘，中垫湿润海绵，上覆一张同等大小的吸水纸或粗草纸，注意保持吸水纸的湿润，但注意水分不可太多，不能将钉螺浸泡在水中，孵育 1 周。将钉螺用镊子夹出，放在消毒的搪瓷盘中，喂食，待钉螺饱食后，又放入覆有海绵及吸水纸的搪瓷盘中，如此反复后。经 30 天饲养后，每隔 10 天取钉螺放入小烧杯中，加入清水，保持室温 25℃，近光光照，数小时后可见后尾蚴自钉螺体内逸出，而且多集中在水面。

2. 建立日本血吸虫动物模型　选取清洁级家兔，经喂养 1 周后待用。将日本血吸虫尾蚴在解剖镜下用解剖针挑取，放在洁净玻璃片的水滴上计数，按（40±2）条 / 只，通过腹部皮肤感染兔。将家兔固定，剃去腹部 3cm×3cm 范围的毛，并用去氯水擦湿皮肤，随后用镊子将已计数的盖玻片覆盖在家兔去毛的腹部，20min 后取下盖玻片，将家兔放回笼中饲养。

3. 鉴定感染是否成功

（1）免疫学鉴定：选取目前应用较多较为成熟的经典抗体法间接血凝试验（IHA）。首先采集实验动物的血清，并编号。其他详细操作方法均按试剂盒的说明书进行。IHA 以血清稀释度 1∶10 作为本试剂盒的阳性参考值，被测血清阳性反应稀释度≥ 1∶10 判为阳性。

（2）病原生物学鉴定：感染 6 周后开始每天收集家兔粪便，采用自然沉淀法或醛醚沉淀法处理后，收集沉渣进行镜检，若发现日本血吸虫虫卵，尤其成熟血吸虫虫卵达到 80% 以上，即可认为感染成功，做好标记。

4. 感染脏器组织活检　感染 6 周后，断颈处死成功感染动物，打开腹腔，观察动物肝脏。可见实验组肝脏颜色明显暗淡，呈灰褐色，表面有大量粟粒状白色斑点，质地变硬，易破损。用生理盐水漂洗肝脏可收集到日本血吸虫成虫。HE 染色后可见肝组织内虫卵散布沉积，部分汇管区内虫卵聚集成簇，汇管区及虫卵周围有大量淋巴细胞及嗜酸性粒细胞浸润，形成散在的急性虫卵肉芽肿，虫卵肉芽肿周围可见少量胶原纤维，部分区域可见肝细胞灶性凝固性坏死。

【实验预期结果】

成功建立日本血吸虫家兔动物模型。

【注意事项】

1. 因为活尾蚴有极强的感染性，故在释放尾蚴及感染家兔实验中应特别小心。实验过程中务必戴上手套，实验后应将实验器材集中处理，以杀死尾蚴。

2. 饲养钉螺时要加盖，防止钉螺爬出来，每日拣出死亡钉螺，每 3～4 日换一次吸水纸。

实验三　小鼠感染泡球蚴/棘球蚴模型的建立

【实验目的】

通过建立动物模型了解泡球蚴/棘球蚴的感染期、感染途径和致病作用。

【实验材料】

泡球蚴/棘球蚴的原头蚴、小鼠、镊子、5 号针头、手术刀、剪刀、镊子等。

【实验方法】

1. 原头蚴的获取　从棘球蚴病患者或者动物取得细粒棘球蚴或泡球蚴病灶。切开囊壁，用无菌吸管吸取育囊和原头蚴，置于无菌 PBS 缓冲液（pH 7.3）中，用吸管反复抽吸以破坏囊膜，使原头蚴从育囊中散出，再用 PBS 缓冲液漂洗 3 次后，除去育囊碎片，自然沉淀，伊红染色，在显微镜下鉴定活原头蚴占 95% 以上，用含有 250U/ml 庆大霉素的无菌 PBS 缓冲液稀释制成原头蚴 500 个 /ml 的原头蚴悬液。

2. 接种　取小鼠，以 5 号针头每只小鼠腹腔接种 0.2ml 细粒棘球蚴原头蚴悬液或泡球蚴原头蚴悬液。

3. 感染动物的观察与处理　在感染后第 350 天或感染第 90 天，分别剖杀细粒棘球蚴感染小鼠与泡球蚴感染小鼠，肉眼大体观察小鼠腹腔内有无棘球蚴囊生长。寄生部位和棘球蚴数量以及大体外观形态，用滤纸吸干棘球蚴外壁水分，量其直径，称量包囊的重量。所有棘球蚴标本均留取病理检查标本。

【注意事项】

实验过程中务必戴上手套，实验后应将实验器材集中处理。

实验四　环境中弓形虫卵囊的鉴定

【实验目的】

了解环境中弓形虫卵囊的污染情况，制定相应的控制措施。

【实验材料】

土壤基因组提取试剂盒、琼脂糖凝胶回收试剂盒、PCR 相关试剂等。

【实验方法】

1. 环境样品采集　采集猫排便以及活动较多的土壤样品，采集过程中采用五点采样法（四周和中心），土壤深度为 10cm 以内。土壤样品采回后自然风干，过 20 目筛去除杂草和石子等，如不能及时检测，保存于 0℃备用。

2. 土壤总 DNA 的提取采用　利用 DNA 提出试剂盒进行土壤总 DNA 的提取。

3. 引物合成　根据下面序列合成弓形虫 B1 和 MIC3 的 PCR 引物。

B1：F1 GGAACTGCATCCGTTCATGAG　R1 TCTTTAAAGCGTTCGTGGTC

MIC3：F1 TAGATGTATTGATGACGCCTCG　R1 TATTCATTCAAAGCTCC

4. PCR 扩展体系　LAMP 扩增体系：2.5μl 聚合酶缓冲液、$MgCl_2$、牛血清蛋白、甜菜碱、脱氧核苷酸、外引物和内引物，促环引物和模板，灭菌双蒸水补齐至 25μl。扩增条件为 95℃预变性 5min 后加入 8U 的 BstDNA 聚合酶至上述除酶以外的反应体系中，再将其放置于 63.5℃反应 50min，然后 80℃作用 5min 后终止反应。扩增产物采用显色反应或琼脂糖凝胶电泳检测。

【注意事项】

土壤采集过程中务必戴上手套，处理过程中预防感染，处理好器具。

实验五　阴道毛滴虫体外培养和基因组 DNA 提取

【实验目的】

学习阴道毛滴虫的体外培养方法。

【实验材料】

兔肝、蛋白胨、氯化钠、胱氨酸盐酸、麦芽糖、枸橼酸钠、PBS 缓冲液、0.2% SDS、醋酸钠、乙醇、TE 缓冲液、抗生素液、蛋白酶 K、恒温培养箱、pH 仪、试管、烧杯、量杯、玻璃漏斗等。

【实验方法】

1. 体外培养的培养基配制　蛋白胨 2g、麦芽糖 1g、氯化钠 0.5g、胱氨酸盐酸 0.2g、15% 肝浸液 100ml。将以上成分混合，加热促溶，经滤纸过滤后，调节 pH 至 5.6～6.0。每管分装 4ml，高压灭菌 8 磅（113℃）20min，冷却后置 37℃恒温培养箱中 24h，证明无菌后储存冰箱中备用。接种前每管加灭能无菌新生牛血清 1ml，即可接种。

15% 肝浸液的制备：取兔的肝脏 15g，切碎如小米粒大小，浸入 100ml 蒸馏水中，放置在冰箱中 24h，取出煮沸半小时，经 4 层纱布过滤，失去的水分用蒸馏水补足至 100ml，即为 15% 肝浸液。

2. 取材和接种　在医院妇科常规检查中，用消毒棉拭子取阴道分泌物做生理盐水涂片镜检，确诊后取其部分分泌物于消毒试管内，带回实验室接种、培养。

3. 培养与接种　将取回的含阴道毛滴虫的分泌物在无菌室内接入上述培养基中。接种时加入稀释后的抗生素液 0.3ml，以后每次转种时都加入，直到获得无菌培养为止。37℃恒温培养箱孵育、培养。

4. 镜检和观测　在 24～72h 间，取 37℃恒温培养的培养基试管中的液体一滴，滴于载玻片上，显微镜下观察。低倍镜下，一个视野内可以观察到 10～20 个无色透明、椭圆形、运动活跃的活体滋养体；高倍镜下，虫体借前鞭毛和体侧的波动膜不停地做螺旋式运动，时而为圆形，时而为菱形。

5. 基因组 DNA 提取　收获对数生长期毛滴虫，调整虫体的浓度 1×10^6/ml（虫量共 10^7），冰上冷却 10min，于 4℃以 3000r/min 离心 5min，用 PBS 缓冲液洗涤 2 次，虫体用 1ml Lysis 缓冲液（15mmol/L 枸橼酸钠，450mmol/L 氯化钠，0.2% SDS）重悬，并另加入蛋白酶 K 使终浓度为 200μg/ml，65℃孵育 1h。DNA 用等体积的酚 / 氯仿提取 2 次，2.5 倍体积无水乙醇及 0.1 倍体积醋酸钠沉淀 DNA，再用 70% 乙醇溶液洗涤 2 次，待乙醇挥发后，加入 25μl TE 缓冲液溶解 DNA。

【注意事项】

1. 培养基 pH 调节至 5.5～6.0，培养基若偏碱，虫体活体力减弱，虫体大小不均，变圆，繁殖慢；培养基若偏酸时，虫体活动力强，繁殖快，梨形，虫体小。

2. 阴道毛滴虫的体外培养在初次接种经 24h 培养后，无菌取出棉拭子、涂片、镜检。转种宜在培养后 48h 进行，转种时则用消毒吸管吸取管底沉淀 2～3 滴转入新培养基管，4 天左右转种一次，每次接种量以 10 万 /ml 为宜。

实验六　溶组织内阿米巴体外培养

【实验目的】

掌握溶组织内阿米巴体外培养方法，为进一步研究其生物学特性奠定基础。

【实验材料】

可疑粪便、烧杯、恒温培养箱、保温瓶、培养基等。

【实验方法】

向可疑粪便加入适量蒸馏水，搅拌混合，经 260 目网筛过滤。将滤液于 3000r/min 离心 5min，弃上清液，取 100μl 沉淀进行接种营养琼脂双向培养基，于 37℃恒温培养。每 24h 取出进行一次形态学观察，转接 48h 后，培养基中可见溶组织内阿米巴滋养体，折光性较强。虫体呈圆形或椭圆形，直径为 9～20μm，进行二分裂繁殖。培养基中出现大量的成熟期四核包囊后，取 100μl 培养液转接至新培养基中。

【注意事项】

注意培养基的配制和实验室消毒。

实验七　铁苏木素染色溶组织内 / 结肠内阿米巴 / 蓝氏贾第鞭毛虫包囊

【实验目的】

学习常见肠道原虫包囊的染色方法。

【实验材料】

0.5% 苏木素染液，4% 及 2% 铁明矾液和肖氏固定液（氯化高汞饱和水溶液 2 份，

95% 乙醇 1 份。临用前每 19 份中加 1 份冰醋酸），以及 2% 碘酒、乙醇、冬青油和二甲苯液等。

【实验方法】

1. 处理粪便　粪便以自然沉淀法沉淀 6h，其间换水 3 次，沉淀物再经醚醛法沉淀便可获得比较干净的包囊。

2. 固定　将包囊加入肖氏固定液中，40℃水浴固定 5min 或室温固定 20～30min 后，经 1500r/min 离心 5min 后，去上清液。加入 2% 碘酒作用 30min 后（以除去汞），再次离心并去上清液。加入 70% 乙醇溶液静置 1h 或过夜，除去碘化汞，离心去上清液，加水静置 10min，再离心并去上清液。

3. 媒染　沉淀物中加入 4% 铁明矾液，40℃水浴媒染 5min 或室温放置 30min，离心去上清液，加水冲洗 3 次，离心去上清液后，加入 0.5% 苏木素染液 40℃水浴染色 5～15min，离心去上清液，加水冲洗 3 次。

4. 分色　离心去上清液后，加入 2% 铁明矾液进行分色，边分色边在显微镜下观察包囊褪色情况，直至包囊内部结构清晰，一般需要 3～5min，加水洗 3 次。离心去上清液后，加水浸泡 1h，（最好过夜），以去掉分色剂，离心去上清液。

5. 脱水　逐步逐级加入 50%～95% 的乙醇溶液和纯乙醇中，进行脱水，每级脱水 10min，离心去上清液。

6. 透明　加入无水乙醇 - 冬青油（或二甲苯）各半的混合液 10min，离心去上清液，加入纯冬青油或二甲苯液 5min，离心去上清液。

7. 封片　加入数滴冬青油或二甲苯液，用小吸管吸 1/2 滴包囊悬液，滴在载玻片上。随后 1 滴中性树胶拌匀加盖玻片，自然晾干即可。

【注意事项】

包囊具有感染性，实验操作中注意安全，操作中戴手套，环境消毒。

实验八　隐孢子虫体外培养

【实验目的】

掌握隐孢子虫体外培养的方法，为进一步研究其生物学特征建立模型。

【实验材料】

卵囊、鸡胚、台式离心机、细胞培养箱、蔗糖溶液、重铬酸钾、PBS 缓冲液、0.5% 次氯酸钠溶液等。

【实验方法】

1. 卵囊分离与纯化　取粪样溶于蒸馏水，滤液离心后，去上清液。加入梯度蔗糖溶液，离心后，用金属吊环收集上层卵囊。随后用重铬酸钾重悬。

2. 卵囊无菌处理　将纯化后的卵囊用 PBS 缓冲液洗去重铬酸钾，用 0.5% 次氯酸钠溶液 4℃作用 10min，然后用 PBS 缓冲液洗去次氯酸钠置于 4℃保存备用。

3. 鸡胚接种　采用常规鸡胚尿囊腔接种方法，按每枚鸡胚接入 0.2ml 卵囊液。接种鸡胚培养 168h 后。

4. 获取卵囊　将鸡胚尿囊液取出后，经离心 10min，去上清液。沉淀物加入蒸馏水定容至 5ml，采用血细胞计数板进行卵囊计数。

【注意事项】

卵囊具有感染性，实验操作中注意安全，操作中戴手套，进行环境消毒。

实验九　蝇的饲养及蝇幼虫抗菌物提取

【实验目的】

熟悉常见蝇种（如家蝇）成虫及其幼虫的实验室饲养，了解家蝇幼虫抗菌肽的提取方法。

【实验材料】

蝇饲养器材：奶粉、白糖、清水、麦麸；昆虫饲养笼、培养皿、盛卵器、幼虫饲养盆、纱网等。

抗菌肽提取所需材料：白假丝酵母菌、苯基硫脲、固体硫酸铵、乙腈；sep-pakC_{18} 固相萃取小柱、透析袋、反相高效液相色谱仪、离心管、冷冻离心机。

【实验方法】

1. 蝇的饲养

（1）饲养环境：蝇的饲养房内温度要求保持 25～27℃，相对湿度在 50%～70%，每天光照时间不少于 10h。

（2）成蝇的饲养：用奶粉和白糖两者比例约为 1∶1 的食物饲养成蝇，清水另置。

（3）卵的收集及幼虫的饲养：1～3 天龄的成蝇便可以进行交配、产卵，故成蝇羽化后第 3 天就要在蝇笼中放盛卵器。盛卵器可用塑料杯或烧杯等，将拌湿的麦麸放入盛卵器中，作为蝇的产卵地。蝇的产卵时间多在 8：00～15：00，可在 12：00 和 16：00 各收集卵 1 次。收集卵后，将盛卵器中的集卵物质连同卵粒一起倒入幼虫饲料（麦麸）中培养。幼虫从卵内孵出，长度约 2mm，经 3～5 天后即可长成成熟幼虫，此时体长 12～14mm，可供实验使用。要根据幼虫取食情况及时补充新鲜饲料，若饲料发霉变质，要及时更换。幼虫饲养盒上面要加纱网盖，防止幼虫逃逸。

（4）成蛹：成熟的幼虫停止摄食，逐渐皱缩成椭圆形，潜伏在饲养容器四周成蛹，刚化蛹的体色为淡黄色，以后逐渐变为深褐色，条件适宜的情况下约需 5 天羽化为成蝇。

2. 蝇幼虫抗菌物质的分离提取　蝇幼虫的抗菌物质主要存在于血淋巴中。该抗菌物质可以是体内固有表达的，不需诱导即可产生，也可通过致病性细菌直接感染或其他一些物理或化学因素如针刺、超声波、射线等来诱导产生。剪头法或其他方法提取幼虫血淋巴后，可以采用一系列蛋白质分离纯化的方法来获得抗菌活性物质，如葡聚糖凝胶层析法、离子交换层析法、固相萃取法及反相高效液相色谱法等。下面以家蝇幼虫血淋巴抗菌肽的提取为例简单介绍。

（1）抗菌肽的诱导：以白假丝酵母菌株（其他菌株亦可）作为诱导源（浓度为 10^6 个/ml），从成熟家蝇幼虫的背部注入（2μl/条）。

（2）提取血淋巴：诱导后的幼虫继续于麦麸中饲养 24h，再取出后充分清洁体表，置冰上麻醉，剪掉头部，用装有苯基硫脲的离心管收集血淋巴，2000r/min 离心 15min 后取上清液，50℃加热处理 10min，离心后上清液即为血淋巴粗提液。

（3）盐析粗分离抗菌肽：在血淋巴粗提液中依次加入固体硫酸铵，获得 50%～80% 的盐析沉淀，沉淀加水溶解，4℃透析过夜，脱盐。

（4）固相萃取细分离：脱盐后样品上 sep-pakC_{18} 柱进行萃取分离，乙腈溶液为洗脱剂，分步收集 10%～80% 的乙腈洗脱组分，冷冻干燥浓缩，检测各梯度组分抗菌活性，收集有活性组分。

（5）反相高效液相色谱精细纯化：取萃取后活性组分进行色谱纯化，0%～80% 乙腈溶液梯度洗脱，收集各洗脱峰检测抗菌活性，有活性组分即为抗菌肽。

【注意事项】

1. 成蝇的饲料需要每天更换，否则奶粉和白糖会结成块，从而影响成蝇取食。幼虫饲料应注意水的含量，水太多太少都不利于幼虫生长，麦麸的湿度以 70% 左右为宜。为使幼虫正常发育，饲料中幼虫密度不能过高，幼虫密度太稀，饲料易结块，须在实验中注意观察。

2. 在抗菌肽分离纯化的过程中，每一步都要检测所得样品的抗菌活性，活性检测的方法可以用固体平板法，也可以用微量液体法，同学们可参考微生物学抗菌物质的抗菌活性检测方法部分，进行相应的设计。

实验十　室内环境屋尘螨分布调查

【实验目的】

研究调查屋尘螨的分布和污染情况，找到并分析室内尘螨的滋生与哪些因素有关，并最终探寻出适合于本地区防治尘螨滋生的有效方法与措施。

【实验材料】

透明胶带、载玻片、光学显微镜等。

【实验方法】

剪取大于载玻片大小的透明胶带，覆盖于载玻片上。在采集地，将覆盖于玻片上的透明胶带掀开，在被调查者每件寝具的同一位置上连续黏附 3 次后，覆盖于玻片上，每件寝具分别取样 3 个不同的位置（对角及中心）。将采样玻片编号登记后，带回实验室进行显微镜镜检。每件寝具任意一张玻片检出虫体者即判为阳性，对阳性片进行虫体计数，并根据下列公式计算每类寝具平均螨密度。

每个寝具平均螨密度（只 /cm^2）= 寝具尘螨检出总数 /（胶带面积 ×5× 该类寝具总数）

【注意事项】

由于尘螨具有很强的致敏作用，所以采集过程中，过敏患者要注意防护。

（陆　合）

第四篇 医学微生物学实验

第九章 病原微生物学基础实验

第一节 细菌和其他原核细胞型微生物

细菌是一类具有细胞壁，单细胞、以无性二分裂方式进行繁殖的原核细胞型微生物。细菌有广义和狭义两种范畴，狭义上的细菌专指数量最大、种类最多、具有典型原核细胞型微生物特征的细菌，广义的细菌指结构和组成与细菌接近的多种原核细胞型微生物，包括细菌、支原体、衣原体、立克次体、螺旋体和放线菌。

实验一 细菌形态结构的观察

【实验目的】

1. 掌握细菌培养物涂片的制作、细菌革兰氏染色法和细菌特殊结构形态特征的观察。
2. 熟悉细菌不染色标本及染色标本的观察。
3. 了解细菌特殊结构的染色方法。

一、不染色标本的观察

【实验原理】

细菌标本不经染色直接镜检可观察生活状态下的细菌形态及其运动情况。许多杆菌、弧菌有鞭毛，具有动力，常能朝着一定方向移动，用适当的方法可在普通光显微镜下观察。直接检查细菌动力是鉴别细菌的方法之一。

【实验材料】

1. 菌种　变形杆菌、表皮葡萄球菌肉汤培养物。
2. 仪器　普通光学显微镜。
3. 其他材料　载玻片、凹玻片、盖玻片、酒精灯、接种环、镊子、凡士林、香柏油、擦镜纸等。

【实验方法】

细菌标本不染色检查的方法有悬滴法和压滴法。

1. 悬滴法

（1）取洁净凹玻片 1 张，在凹窝四周涂上少许凡士林。

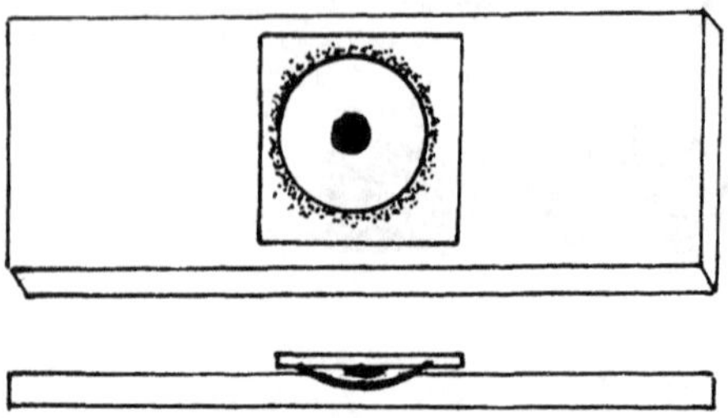

图 9-1 悬滴法

（2）洁净盖玻片 1 张，用接种环分别取变形杆菌和表皮葡萄球菌液体培养物 3～4 环加在盖玻片中央。

（3）将凹玻片的凹窝中央对正菌液处合于盖玻片上（图 9-1）。

（4）迅速翻转凹玻片，用小镊子轻压，使盖玻片与凹窝边缘黏紧封闭，以防水分蒸发。

（5）将凹玻片置显微镜载物台上，调低显微镜的聚光器或缩小光圈，以减少光亮，使背景较暗而易于观察。

（6）先在低倍镜下找到悬滴，然后换用高倍镜观察，镜下可见有鞭毛的变形杆菌运动活泼，并向不同方向迅速运动，无鞭毛的表皮葡萄球菌只在一定范围内做位移不大的颤动，这是细菌受水分子撞击而引起的分子运动，即布朗运动（Brownian movement）。

2. 压滴法

（1）取洁净载玻片 1 张。

（2）用接种环分别取变形杆菌和表皮葡萄球菌液体培养物 3～5 环加于载玻片中央。

（3）用小镊子取 1 张盖玻片轻轻覆盖在载玻片的菌液上，放置盖玻片时，应先将盖玻片的一端接触载玻片，然后缓慢放下，以免菌液中产生气泡。

（4）在低倍镜下对光找到细菌所在部位，然后用高倍镜观察细菌运动。

【实验结果】

变形杆菌有明显的定向运动，表皮葡萄球菌只有布朗运动。

【注意事项】

1. 镜检时须适当降低聚光器或缩小光圈，视野不宜过亮。

2. 需注意区别细菌的真正运动和分子运动，前者是有方向性的位置移动，而后者则只在原地震颤。

二、细菌染色标本的观察

细菌个体微小，呈半透明状，未经染色的细菌，在光学显微镜下只能观察到细菌的大致形态和大小，对初学者不易观察。经过染色后的细菌，不但能清楚地观察到细菌的各种形态、大小及排列，还可对细菌进行初步鉴别。细菌涂片标本的染色方法可分为单染色法和复染色法两种。单染色法只用一种染料使细菌着色，可清楚观察细菌的形态、大小和排列，但对细菌鉴别意义不大。复染色法是用两种或两种以上染料进行染色的方法，对细菌有辅助鉴别意义，故亦称鉴别染色法。常用的复染色法有革兰氏染色法、抗酸染色法等。本次实验主要介绍复染色法的革兰氏染色法，抗酸染色法见结核分枝杆菌相关实验。

（一）细菌培养物涂片的制作

【实验原理】

细菌典型的形态、排列及染色性有助于细菌鉴别。培养物中的细菌数量繁多，不易观察。通过无菌操作，将适量的细菌取到透光的载玻片上，经涂片适当分散制作成细菌涂片，经后续染色后，有利于观察细菌典型的形态、大小、排列和染色性。

【实验材料】

1. 细菌　表皮葡萄球菌液体培养基或琼脂斜面 18～24h 培养物，大肠埃希菌液体培养基或琼脂斜面 18～24h 培养物。

2. 其他　载玻片、接种环、酒精灯、生理盐水、记号笔等。

【实验方法】

1. 涂片　取洁净载玻片一张，用记号笔将其划分为 2 格，在每一小格中央放置 1 接种环生理盐水。左手握菌种管，右手握笔样持接种环，先在酒精灯火焰上烧灼接种环，冷却后，分别挑取表皮葡萄球菌、大肠埃希菌斜面培养物少许，在生理盐水中磨匀，涂成直径约 1cm 大小的区域。在第一小格中放置表皮葡萄球菌，第二小格中放置大肠埃希菌。若为液体培养基物，可直接涂布于载玻片上，不用加生理盐水（图 9-2～图 9-4）。

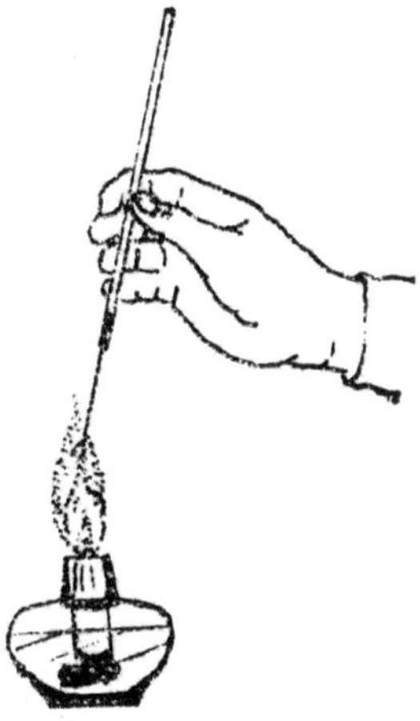

图 9-2　接种环灭菌

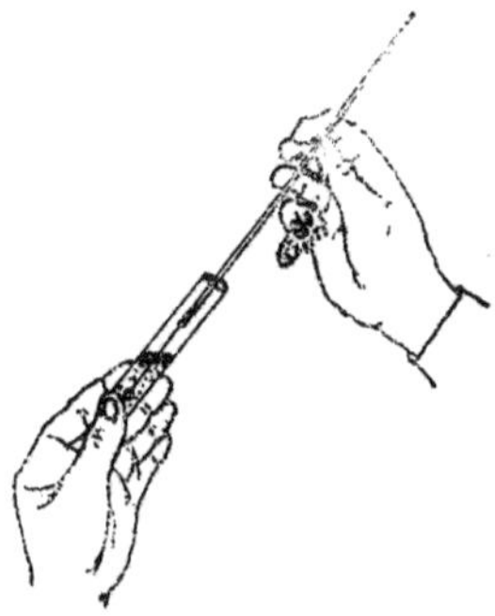

图 9-3　采取菌法

2. 干燥　涂片最好在室温下自然干燥，或将标本片接种面向上，置酒精灯火焰约 20cm 高处慢慢烘干，切不可直接放在火焰上烤干。

3. 固定　将干燥后的标本片匀速通过酒精灯火焰来回 3 次，这样既可以杀菌，又能将细菌固定在玻片上，以免玻片上的细菌在染色过程中被水冲洗掉污染环境，同时还可增强细菌的着色性。

【实验结果】

细菌培养物薄而均匀贴附在载玻片中央。

【注意事项】

取菌量宜少，涂片要薄而均匀。

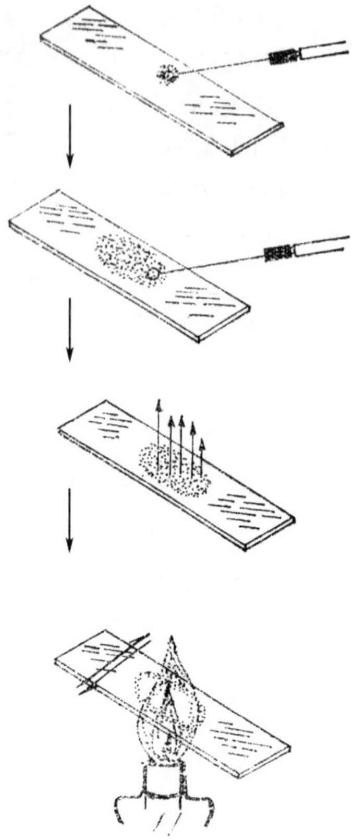

图 9-4 涂片的制作

（二）单染色法

【实验原理】

用于细菌涂片标本染色的染料多为苯的衍生物，其带色基团与染料分子中不饱和双键的存在有关，含双键的部位化学性质极不稳定，易吸收光线而显色。细菌的等电点（pI）较低，在 pI 2～5 之间。在中性、碱性或弱酸性溶液中，整个菌体带负电荷，易被碱性染料着色。碱性染料是指电离后其显色离子带正电荷的染料，如用于细菌等微生物涂片标本染色的结晶紫、亚甲蓝、碱性复红等均属碱性苯胺类染料，对细菌的核蛋白或胞壁成分有较强的亲和力。

【实验材料】

1. 表皮葡萄球菌与大肠埃希菌 18～24h 培养物的细菌涂片。

2. 染液　结晶紫染液、稀释复红染液或碱性亚甲蓝染液。

3. 其他　酒精灯、香柏油、二甲苯、镜头纸等。

【实验方法】

1. 染色　滴加结晶紫染液或稀释复红染液或碱性亚甲蓝染液 1～2 滴，使染液盖满细菌涂膜，1～2min 后，用细小流水洗去多余染液，甩掉涂片上的水滴。按上述方法干燥。

2. 镜检　在染片涂膜中央处滴加一滴香柏油，油镜下观察。

【实验结果】

表皮葡萄球菌呈球形，大肠埃希菌为杆状；用结晶紫染液染色的葡萄球菌、大肠埃希菌呈紫色；用稀释复红染液染色者均呈红色；用碱性亚甲蓝染液染色则呈现蓝色。

【注意事项】

冲洗多余染液时，细水流应冲洗玻片一端，不要直接冲洗涂布标本处。

（三）细菌革兰氏染色法

革兰氏染色（Gram staining）法是细菌学中最常用的鉴别染色法，首先由丹麦细菌学家 Gram 于 1884 年创用而取名。染色结果将细菌分为两大类，即革兰氏阳性菌和革兰氏阴性菌。革兰氏染色可帮助鉴别细菌，了解细菌的致病性和指导临床选用抗菌药物。

【实验原理】

革兰氏阳性菌等电点（pI 2～3）较革兰氏阴性菌（pI 4～5）低，在相同 pH 条件下，革兰氏阳性菌所带负电荷比革兰氏阴性菌多，故与带正电荷的结晶紫染料结合较牢固；革兰氏阳性菌细胞壁结构较致密，肽聚糖层厚，脂质含量少，乙醇不易透入；且含大量核糖核酸镁盐，可与碘、结晶紫牢固结合，使已经着色的细菌不易被乙醇脱色，而呈现先染上的结晶紫的紫色。革兰氏阴性菌等电点较革兰氏阳性菌高，菌体含核糖核酸镁盐少，细胞壁结构较疏松，肽聚糖层薄，含大量脂质，乙醇易渗入，故易脱去结晶紫而呈现后染上的复红的红色。

【实验材料】

1. 菌种　表皮葡萄球菌、大肠埃希菌斜面培养物。

2. 试剂　革兰氏染色液、石炭酸复红染液、结晶紫染液、碳酸氢钠溶液、碘液、丙酮乙醇等。

3. 其他　生理盐水、载玻片、酒精灯、接种环、显微镜、香柏油、二甲苯等。

【实验方法】

1. 标本涂片的制作　按细菌涂片的制作方法，取洁净载玻片一张，用记号笔将其划分为 3 格，分别挑取表皮葡萄球菌、大肠埃希菌斜面培养物少许，在第一小格中放置表皮葡萄球菌，第二小格中放置大肠埃希菌，第三小格中放置表皮葡萄球菌和大肠埃希菌，混匀。

2. 革兰氏染色

（1）初染：滴加结晶紫染液和碳酸氢钠溶液各 1～2 滴于涂布细菌处，染色 3～5s 后，用细流水冲净，甩干。

（2）媒染：滴加碘液数滴，染色 3～5s 后，用细流水冲净，甩干。

（3）脱色：滴加丙酮乙醇数滴，轻轻晃动玻片，使玻片上流下的乙醇溶液淡紫色或无紫色为止，5～10s，用细流水冲净，甩干。

（4）复染：滴加稀释石炭酸复红染液数滴，染色 15～18s 后，用细流水冲净，甩干。待标本片自然干燥或在酒精灯火焰上烘干后，在涂菌处滴加 1 滴香柏油，油镜下观察。

【实验结果】

革兰氏阳性菌染成紫色，革兰氏阴性菌染成红色。表皮葡萄球菌为革兰氏阳性球菌，成堆或呈葡萄状排列（图 9-5A）；大肠埃希菌为革兰氏阴性杆菌，不规则分散排列（图 9-5B）。在表皮葡萄球菌和大肠埃希菌混合的涂片中可见染成紫色的表皮葡萄球菌和染成红色的大肠埃希菌，证明革兰氏染色可将细菌分为革兰氏阳性菌和革兰氏阴性菌。

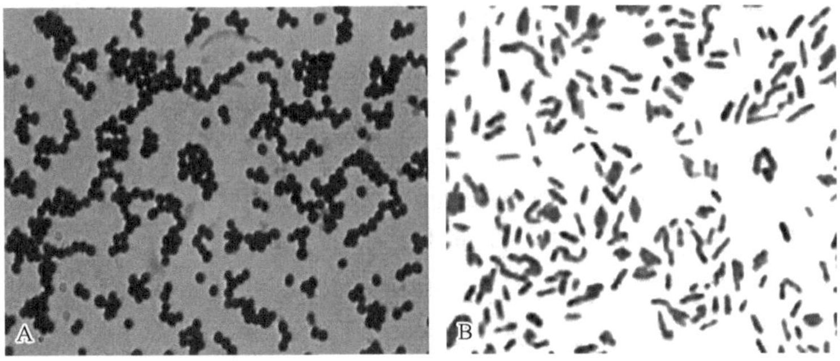

图 9-5　表皮葡萄球菌（A）和大肠埃希菌（B）（革兰氏染色，1000×）

【影响因素】

1. 操作因素　取菌量不可太多，用生理盐水磨成灰白色为宜。涂片太厚或太薄或厚薄不一，导致菌体分散不均匀，可影响染色结果。干燥时应避免菌体过分受热而破坏其形态。

2. 染色因素　染色的关键步骤是脱色，需根据标本的厚薄灵活掌握脱色时间。脱色用的乙醇以 95% 浓度为宜，若试剂瓶密封不良或涂片上积水过多，可使乙醇浓度降低而增强脱色能力。所有染液应防止水分蒸发而影响浓度，特别是碘液久存或受光作用后易失去媒染作用。

3. 细菌因素　不同培养时间的细菌培养物，染色结果有差异，如表皮葡萄球菌幼龄菌染成紫色，而老龄菌染成红色。细菌革兰氏染色一般选用处于对数期（10～18h 培养物）的培养物为宜。

三、观察细菌特殊结构的染色方法

细菌的特殊结构有芽孢、荚膜、鞭毛、菌毛及异染颗粒等，观察不同的特殊结构所用染色方法不同，常将这些方法统称为特殊染色法。

（一）观察细菌芽孢的染色方法

【实验原理】

芽孢外壳致密，渗透性低，普通染色方法不易着色，通过加热方法可使芽孢的渗透性增强，吸收碱性染料而着色。

【实验材料】

1. 菌种　破伤风梭菌庖肉基培养物。

2. 染色液　石炭酸复红染液、亚甲蓝染液、氯仿、5% 铬酸、3% 硫酸、95% 乙醇。

3. 其他　载玻片、接种环、酒精灯、光学显微镜、香柏油、二甲苯、镜头纸等。

【实验方法】

1. 涂片标本的处理　将破伤风梭菌庖肉基培养物低速离心沉淀 1min 后，取上清液再 4500r/min 离心 20min，弃上清液，留下沉淀物，加入少量无菌生理盐水，并将之混匀制成悬液待作涂片。

2. 制作涂片　取悬液制成涂片，自然干燥。

3. 染色

（1）在涂片上滴加等量 95% 乙醇与氯仿各数滴，脱脂 1min，脱脂时宜将涂片斜置，使乙醇与氯仿易于流下。

（2）待氯仿完全挥发后，用 5% 铬酸作用 1～2min（亦可用 5% 石炭酸加热处理 1～2min）后，用水轻轻冲洗。

（3）用石炭酸复红染液加热染色 1～2min，加热时以出现蒸汽为度，切勿将染液烘干。

（4）用 3% 硫酸脱色，直至红色几乎消失，历时 30～60s，然后用水轻轻冲洗染片。

（5）用亚甲蓝染液染色 1min 后，用水轻轻冲洗。

（6）自然干燥后，滴加香柏油，用油镜观察。

【实验结果】

在油镜下，菌体呈蓝色，芽孢呈红色，圆球形。

（二）观察细菌鞭毛的染色方法

【实验原理】

在染色过程中，当碱性复红乙醇饱和液中的乙醇挥发后，碱性复红沉积在鞭毛上而使之着色。

【实验材料】

1. 细菌　变形杆菌 10h 肉汤培养物。

2. 染色液　鞭毛染色液甲液、乙液等。

3. 其他　载玻片、酒精灯、接种环、光学显微镜、香柏油、镜头纸、二甲苯、甲醇等。

【实验方法】

1. 涂片标本的处理　将变形杆菌 10h 肉汤培养物与等量蒸馏水混合后，500r/min 离心 5min，取上清液再 2000r/min 离心 15min，弃去上清液。于沉淀物中加入 2ml 蒸馏水。混匀后 2000r/min 离心 15min，如此重复 2～3 次，在最后一次离心后，留下 0.5～1ml 上清液，并将之与沉淀物混匀即成。

2. 制作涂片　取上述悬液推制成涂片，自然干燥，甲醇固定。

3. 染色

（1）滴加甲液 1～2 滴于涂片标本上，染色 2～3min 后，用水轻轻冲洗。

（2）滴加乙液 1～2 滴于涂片上，染色 30s 后，用水轻轻冲洗。

（3）自然干燥后，滴加香柏油，用油镜观察。

【实验结果】

在油镜下，菌体呈蓝色，鞭毛呈红色附于菌体表面。

【注意事项】

用蒸馏水洗涤处理涂片的时间以 1～1.5h 为宜，在处理过程中可作涂片观察鞭毛膨胀情况，待鞭毛膨胀适度时，即可离心制片。

（三）观察细菌荚膜的染色方法

【实验原理】

细菌的荚膜对染料的亲和力低，用一般染色方法不易着色，故必须通过荚膜染色方法或负染色方法，方能使荚膜易于观察。负染色法（negative staining）是指将标本片的背景染色，而细菌荚膜不着色，墨汁可将背景染成灰黑色，稀释复红染液（或吕氏亚甲蓝染液）可将菌体染成红色（或蓝色），荚膜不着色，包绕在菌体周围成为一层透明的空圈，由于荚膜的含水量在 90% 以上，故染色时一般不加热固定，以免荚膜皱缩变形。

【实验材料】

1. 细菌标本　将肺炎球菌经腹腔接种于小白鼠，待小白鼠发病或死亡后，剖腹取其腹腔渗出液。

2. 染液

（1）印度墨汁：印度墨汁 1 份、蒸馏水 2 份，将两者混合后，再加入适量的甲醛（每 200ml 混合液需加甲醛溶液 1ml）混匀后用滤纸过滤，间隙灭菌，4℃保存。

（2）稀释复红染液（或吕氏亚甲蓝染液）。

（3）其他：载玻片、酒精灯、接种环、二甲苯、光学显微镜、香柏油、镜头纸等。

【实验方法】

1. 制作涂片　取一份小白鼠腹腔渗出液与一份墨汁染液混合于玻片上，用推片法制成涂片（图 9-6），自然干燥。

2. 染色　用吕氏亚甲蓝染液（或稀释复红染液）染 1min，用流水轻轻冲洗染片，待

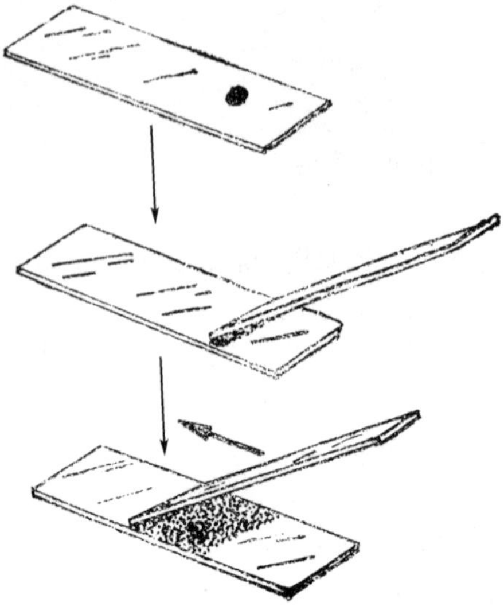

图 9-6 推片的制作

染片干燥（亦可置 37℃环境烘干）后油镜下观察。

【实验结果】

镜下可见菌体为蓝色（或红色），背景为黑色，荚膜为围绕菌体的无色透明环。

（四）观察细菌异染颗粒的染色方法

【实验原理】

异染颗粒通常是菌体内的营养储藏物，主要成分是多偏磷酸盐，多偏磷酸盐颗粒对某些染料有特殊反应，产生与所用染料不同的颜色，因而得名为异染颗粒，异染颗粒常见于白喉棒状杆菌。主要成分为 RNA 及嗜碱性的多偏磷酸盐，亚甲蓝染液染色时异染颗粒会呈现与菌体不同的颜色。

【实验材料】

1. 菌种　接种在吕氏血清斜面上的白喉棒状杆菌。
2. 试剂　Albert 染色甲液和乙液。
3. 其他　生理盐水、载玻片、酒精灯、接种环、显微镜、香柏油、二甲苯等。

【实验方法】

1. 涂片并固定菌膜。
2. 在菌膜上滴加甲液，保持染色 5min，用流水轻轻洗净染色液。
3. 滴加乙液，保持染色 1min，用流水轻轻洗净染色液，甩干。
4. 待涂片自然干燥后，油镜下观察。

【实验结果】

菌体呈草绿色，异染颗粒呈蓝黑色。

四、细菌特殊结构观察

【实验材料】

示教标本片：芽孢（破伤风梭菌）、鞭毛（变形杆菌）、荚膜（肺炎球菌）。

【实验方法】

在油镜下观察，注意观察芽孢、鞭毛、荚膜的形态特征，将观察到的结果绘于实验报告本上，并加以适当的叙述。

【实验结果】

芽孢（破伤风梭菌）：菌体（浅蓝色）细长呈杆状，芽孢（红色）正圆形，位于菌体顶端，比菌体宽（图 9-7）。

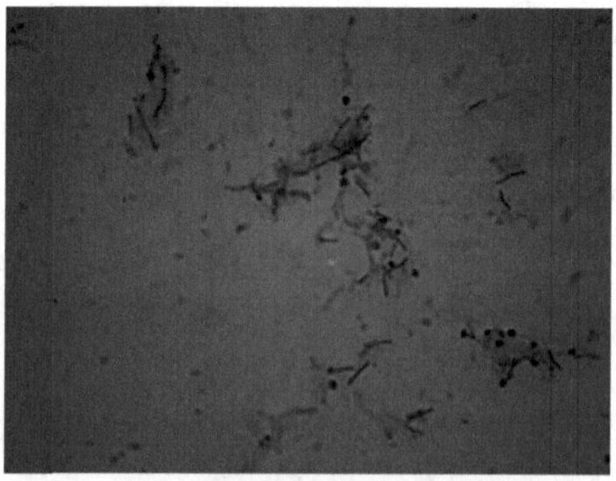

图 9-7 芽孢（破伤风梭菌）纯培养涂片
（芽孢染色，1000×）

鞭毛（变形杆菌）：菌体呈杆状，长短不一致，菌体周围附着细长柔软的丝状物即为鞭毛（图 9-8）。

荚膜（肺炎球菌）：菌体（黑色）呈双排列，周围未着色的空泡即为荚膜（图 9-9）。

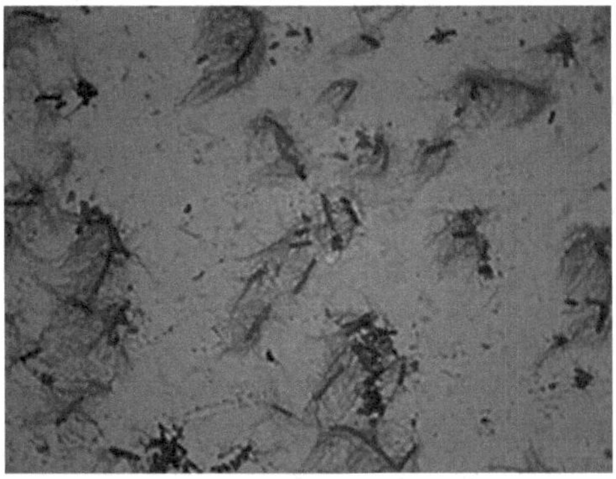

图 9-8　鞭毛（变形杆菌）纯培养涂片
（鞭毛染色，1000×）

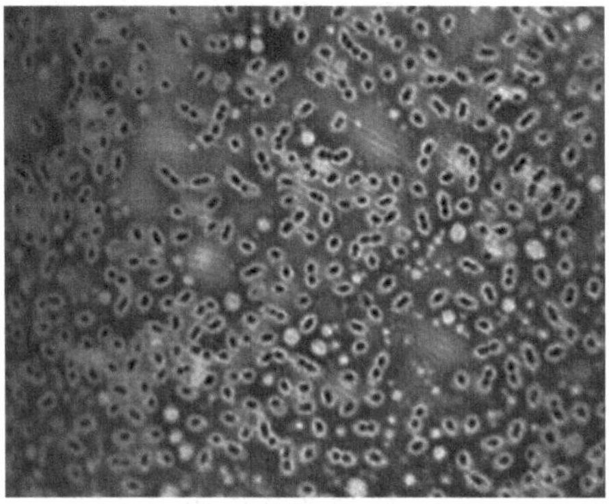

图 9-9　荚膜（肺炎球菌）纯培养涂片
（荚膜负染色，1000×）

（杨　春）

实验二　细菌的生理和消毒与灭菌实验

【实验目的】

1. 掌握细菌在液体培养基、半固体培养基和固体培养基上培养物的观察；单糖发酵试验、吲哚试验和硫化氢试验的基本原理、方法和结果判断。

2. 熟悉细菌无菌接种技术和各类培养基上的接种方法；细菌的普通培养法；常用的消毒灭菌方法及主要用途。

3. 了解基础培养基的成分、种类及制备过程。

一、细菌培养基

培养基（culture medium）是指人工配制的含有适宜微生物生长繁殖的营养物的基质。培养基主要用于分离、培养、鉴定微生物；研究微生物的生理及生化特性；传代和保存微生物种；制备菌苗、疫苗或其他微生物制剂等。各种微生物生长繁殖的条件不同，培养基的配制也不同，适宜的培养基有利于微生物迅速生长繁殖。掌握培养基的制备技术是微生物学研究和临床微生物学检验的基础。目前，国内外已有多种商品化的干燥培养基，可按说明配制，使用比较方便。以下介绍细菌分离培养常用培养基的配制，其他微生物的培养基在相应章节介绍。

（一）细菌培养基的主要成分及其作用

1. 营养物质　生物的生长繁殖都需要一定的营养物质，不同微生物种类对营养的要求也不相同。如细菌需要的营养物质应含有氮源、碳源、无机盐类及生长因子等。

（1）蛋白胨：培养基中最主要的成分之一，主要供给细菌的氮源，以合成菌体蛋白质、酶类，并提供能量。常用的商品蛋白胨有多种，如眎蛋白胨、胰蛋白胨等，均是由蛋白酶消化蛋白质而制成的含有胨、多肽及多种氨基酸的混合物，可供大多数细菌生长需要。蛋白胨具有以下特点：①易溶于水，吸水性强，应干燥密封保存；②高热不易凝固（138℃不凝固）；③含有各种游离的氨基酸，易被细菌所利用；④系两性电解质，具有缓冲作用；⑤遇酸不沉淀等。

（2）肉浸液：为新鲜精牛肉煮沸浸泡而制成的肉汁，肉汁中含有大量含氮和非含氮的浸出物。含氮浸出物有肌酸、黄嘌呤、尿酸、腺苷酸、次黄嘌呤、核苷酸、肌酸、肉毒碱（卡尼汀）、甘氨酸、谷氨酸、丙氨酸等，非含氮浸出物有肝糖、磷酸己糖、乳酸、琥珀酸、醇、脂肪、无机盐等。此外，还有一些生长因子。肉浸液可提供细菌所需的氮和碳的来源，但因含氮物质较少，尚不能满足细菌生长的需要，故在培养基中，一般还需加入1%～2%的蛋白胨和0.5%的NaCl。

（3）牛肉膏：是肉浸液加热浓缩而制成的膏状制品，其不耐热的物质（如糖类）多已在制作中被破坏，故其营养价值不及肉浸液。但使用方便，常代替肉浸液用于制备培养基。

（4）心、脑浸液：多用牛心、脑煮沸浸泡而制成，含有较多的固醇类和不饱和脂肪酸，比肉浸液营养丰富，常用于分离培养营养条件要求高的细菌。

（5）糖、醇类：制备培养基所应用的糖、醇种类很多。常用的糖有单糖（如葡萄糖、阿拉伯糖）、双糖（如乳糖、蔗糖）、多糖（如菊糖、淀粉），醇类有甘露醇、卫矛醇等。除提供细菌的碳源和能源外，多用来鉴别细菌。糖不耐热，过高的温度会使其破坏，如果在碱性环境或氮源混合的条件下，高温时破坏更快。因此，制备这类培养基时，常用的灭菌条件是68.95kPa/cm^2，或与培养基中其他成分分别灭菌。

（6）血液或血清：除能增加培养基中蛋白质、多种氨基酸、糖类及无机盐等营养成分外，还能提供辅酶（如V因子）、血红素（X因子）等特殊生长因子。此外，在培养基中加入血液还可观察细菌的溶血作用。

（7）鸡蛋：蛋黄和蛋清含有丰富的蛋白质、多种氨基酸、糖类等多种营养成分，甚至含有某些细菌如结核分枝杆菌或白喉棒状杆菌所需的特殊营养成分，常用于制备特殊培养基。此外，由于鸡蛋含有与血清相似的营养成分，但比血清采集方便，现有人用于代替血清，制备需加血清的培养基。

（8）无机盐类：细菌生长繁殖需要多种无机盐类，如钾、钠、镁、铁、磷等。其中有的需要量极微，如锰、钴、钙、铜等。这些物质的作用是构成菌体成分、作为酶的激动剂和维持一定的渗透压。其中有的元素（如铜）含量过多，对细菌反而有害，故不宜用铜锅配制培养基。通常用饮用水配制的培养基即含有上述大部分微量元素。

（9）生长因子：细菌在生长繁殖过程中需要多种维生素等生长因子，如B族维生素、生物素、肌醇、辅酶（V因子）、血红素（X因子）、叶酸、对氨基苯甲酸等，各种细菌对这些物质的需要不同。通常在动物血清，心/脑浸液、肉浸液、牛肉膏中均含有一定的量，对有特殊需要的细菌，才需另外补充。

（10）水分：是组成细菌细胞的主要成分，而且是细菌的营养、代谢过程中不可缺少的物质，又是良好的溶剂，许多营养物质均须溶于水中才能被细菌吸收。由于饮用水中常含有钙和镁，可与肉浸液中的磷酸盐反应，生成不溶性的磷酸钙或磷酸镁，形成沉淀。因此，配制培养基时多用蒸馏水或离子交换水。

2. 固型剂　培养基常制成一定的剂型，如固体培养基或半固体培养基，以利观察细菌的生长现象、生化反应等。常用的固型剂有琼脂、明胶、蛋白和血清等，其中蛋白质、血清不仅使培养基凝固，还可提供营养物质。

（1）琼脂（agar）：是从石花菜等海藻中提取出来的一种胶体物质。其化学成分主要为多糖类，一般不被细菌分解利用，故无营养价值。琼脂在98℃以上能溶于水，在低于45℃时则凝固成胶冻状，成为固定营养物质的支架。根据琼脂含量多少可配制成不同剂型的培养基，如琼脂含量在20～25g/L时形成较硬的固体培养基，在3～5g/L时形成较软的半固体培养基，调配琼脂的含量可改变培养基的硬度。

（2）明胶（gelatin）：是动物胶原组织（如皮和肌腱等）经沸水溶解熬制而成，主要含蛋白质，但缺乏必要的氨基酸，故营养价值不大。明胶在37℃时液化，20℃以下凝固。由于琼脂对细菌L型生长有一定的抑制作用，故在分离培养细菌L型的培养基中可用明胶代替琼脂作为固型剂。某些细菌也能分解明胶而使其液化，故也可加入培养基中，用于鉴别细菌。

3. 抑制剂　为了有利于分离培养的目的菌生长，而使其他细菌不生长或少生长，可在培养基中选择性地加入抑制剂。抑制剂的种类较多，常用的有化学药品，如胆盐、煌绿、玫瑰红酸、亚硫酸钠等，能抑制革兰氏阳性菌生长。各种抗菌药物及亚碲酸盐、亚硒酸盐、四硫磺酸盐、叠氮钠等，加入适当的量，可分别抑制不同细菌，甚至其他微生物如真菌、支原体等的生长，但不影响分离培养的目的菌及其他微生物的生长，在微生物的分离培养中已广泛应用。

4. 指示剂　在细菌的生化反应中，为了便于观察细菌是否利用和分解糖（醇）、蛋白质等，常在培养基中加入一定的指示剂（indicator），以利于判断结果。酚红、溴甲酚紫、溴麝香草酚蓝、中性红、中国蓝、甲基红及酸性复红等是常用的酸碱指示剂。亚甲蓝是常用的氧化还原指示剂。此外，一些新的氧化还原指示剂，如四氮唑盐类等，已广泛用于细菌快速培养、鉴定及药物敏感试验等方面。在选择性培养基中，为便于区别培养的目的菌和其他细菌，也可加入相应的指示剂，如SS培养基。

（二）细菌培养基的种类

1. 按物理性状分类

（1）液体培养基（liquid medium）：呈液体状态的培养基，一般为澄清透明的淡黄色液体。这种培养基的成分均匀，微生物能充分接触和利用培养基中的营养成分，主要用于大量繁殖细菌。

（2）半固体培养基（semi-solid medium）：在液体培养基中加入少量固型剂（如0.3%～0.5%的琼脂）而制成的半固体、胶冻状的培养基。半固体培养基比较松软，主要用于观察细菌动力、保存菌种等。

（3）固体培养基（solid medium）：指在液体培养基中加入一定量固型剂（如1.5%～2%的琼脂）而呈固体状态的培养基。固体培养基分为平板、斜面、高层及高层斜面等剂型。固体培养基常用于细菌分离、纯化、鉴定、菌落计数等方面的研究。

2. 按用途分类

（1）基础培养基（basal medium）：含有细菌生长繁殖所需要的基本营养成分，可用于分离培养营养条件要求不高的细菌，如普通肉汤、普通营养琼脂等。

（2）营养培养基（enrichment medium）：在基础培养基中再加入葡萄糖、血液、血清或动植物组织提取液等，以满足营养要求苛刻、分离培养条件要求较高的细菌生长，如血琼脂、血清肉汤培养基等。

（3）选择培养基（selective medium）：在培养基中加入某种化学物质，使其抑制某些细菌生长，而有利于另一些细菌生长，从而将后者从混杂的标本中分离出来，这种培养基称为选择培养基。如用于分离培养肠道致病菌的SS培养基中的胆盐能抑制革兰氏阳性菌，枸橼酸钠和煌绿能抑制大肠埃希菌，而使致病的沙门菌和志贺菌容易分离。

（4）鉴别培养基（differential medium）：在培养基中添加某些特定成分（如糖、醇类和指示剂等），利用各种细菌分解糖类或蛋白质的能力不同及其代谢产物不同，形成不同的生长现象和不同的生化反应特征，以此鉴别细菌的培养基。如常用的双糖铁培养基。也有一些培养基将选择和鉴别功能结合在一起，在选择的同时，起一定的鉴别作用，称为鉴别选择培养基。

（5）特殊培养基（special medium）：含有相应的特有成分，用于对营养有特殊要求的细菌分离培养，如厌氧培养基和细菌L型培养基等。

（三）细菌培养基制备的一般程序

培养基种类虽多，营养成分各异，但其制备程序基本相似，可分为调配、融化、矫正pH、过滤澄清、分装、灭菌、检定及保存等步骤。

1. 调配　按培养基的配方准确称取各种成分，混悬于蒸馏水中。可先在三角烧瓶中加入少量蒸馏水，再加入蛋白胨等成分，融化后，再加剩余的水，振摇混合，便于混匀。需注意有些物品（如琼脂、染料、指示剂及胆盐等）应在矫正pH后方可加入。

2. 融化　为将各种成分混匀于水中，常需加热融化，最好以流通蒸汽融化半小时，如在电炉上融化，应随时搅拌，融化完毕，应注意补足失去的水分。

3. 矫正pH　常用pH比色计根据所培养的目的菌，矫正pH。多数培养基pH为7.4～7.6，亦有需要酸性或碱性的培养基。加热融化的培养基应冷却后矫正pH。培养基经高压灭菌后，其pH降低0.1～0.2，故在矫正时应比实际需要的pH高0.1～0.2。

4. 过滤澄清　培养基融化、矫正pH后常出现沉淀，需过滤澄清使其清亮透明，有利于培养物的观察。液体培养基常用滤纸过滤，即将调整pH后的培养基置沸水中加热5～10min，然后用滤纸过滤。固体培养基经加热融化后，要趁热以绒布或纱布过滤。

5. 分装　根据需要将培养基分装于不同容积的三角烧瓶、试管、平皿等容器内。用于储存基础培养基，一般分装于三角烧瓶或盐水瓶内，分装量不宜超过容器的2/3，以免灭菌时外溢。分装于试管的培养基，一般约占试管长度的1/3。倾注琼脂平板时，应待灭菌或加热融化后的培养基冷至50℃左右，方可倾注。倾注的培养基应有一定的厚度，若平皿内径为9cm，倾注的培养基13～15ml；若平皿的内径为7.5cm，应倾注7～8ml，倾注时轻摇平皿底，使培养基铺满平皿底部。分装已灭菌的培养基，应严格无菌操作，以防污染。

6. 灭菌　灭菌的方法和条件应根据培养基的成分及性质而定。常用的灭菌方法有以下几种。

（1）高压蒸汽灭菌法：多数培养基可采用高压蒸汽灭菌法，灭菌的温度与时间随培养基的营养成分不同而异，常以103.43kPa/cm^2 20min灭菌。若培养基内含有不耐高温的营养成分，如糖类、维生素等，以68.95kPa/cm^2 高压蒸汽灭菌20～30min，也能达到灭菌效果。

（2）流动蒸汽灭菌法：含有不耐高温的营养成分，如糖类、明胶、牛乳、血清及鸡蛋白等的培养基，可用流动蒸汽灭菌法灭菌，使温度达 80～100℃，维持 30min，每天 1 次，连续 3 次，间歇期间置 37℃中培养，既可杀死细菌的繁殖体，也可间接杀死芽孢。

（3）血清凝固器灭菌法：含有血清、鸡蛋白的培养基，可用血清凝固器进行间歇灭菌。第 1 天加热至 75℃维持 30min，第 2 天 80℃ 30min，第 3 天 85℃ 30min。间歇期间将培养基取出置 37℃恒温培养箱过夜培养，即可达到灭菌的目的。灭菌后的培养基放冷暗处或冰箱内保存备用。

（4）滤过除菌法：可用于不耐高温的营养成分，如糖溶液、尿素液、血清、腹水及其他加热易破坏成分的除菌。

7. 检定　培养基制成后须经质量检查合格后方可使用，主要是无菌试验和生长试验。可将制备好的培养基置 37℃恒温培养箱内过夜，观察无菌生长，即判定灭菌合格。用已知标准菌种，定量接种于制备的培养基，按相应的温度和时间培养，观察生长量，符合要求者为合格。

8. 保存　培养基的储存主要是防止干涸、变质和污染，应置于冰箱或冷暗处储存，且不宜储存过久。制备好的培养基应标明名称、配制日期等。

二、常用细菌培养基的配制

1. 肉浸液培养基（肉汤）

成分：牛肉浸膏 3g，蛋白胨 10g，氯化钠 5g，蒸馏水 1000ml。

配制方法：上述成分混合后加热溶解，调整 pH 至 7.4～7.6，过滤分装，103.43kPa/cm^2 高压灭菌 15～20min。

用途：供一般细菌生长的液体培养基和制作固体培养基的基础培养基。

2. 肉浸液固体培养基

成分：肉浸液或其他基础培养液 1000ml，琼脂 20g。

配制方法：先调整 pH 至 7.4～7.6，再向基础培养液中加入琼脂，过滤分装，103.43kPa/cm^2 高压灭菌 20min。

用途：一般细菌的分离、纯培养、观察菌落性状及保存菌种用；为特殊培养基的基础。

3. 肉浸液半固体培养基

成分：肉浸液 100ml，琼脂 0.3～0.5g。

配制方法：与固体培养基的制备基本相同，将琼脂量减少至 0.3%～0.5% 即可。

用途：观察细菌动力、保存菌种。

4. 血琼脂固体培养基，巧克力色培养基

成分：肉浸液琼脂 100ml，脱纤维或抗凝羊血或兔血 5～10ml。

配制方法：将肉浸液琼脂隔水煮沸溶解后，冷却至 50℃左右，将羊血或兔血于 37℃水浴中预热，以无菌方法加入肉浸液琼脂中，轻轻摇匀，勿出气泡，倾注无菌平皿或试管内制成斜面。待凝固后置 37℃恒温培养箱孵育 24h，观察无菌生长后，置 4℃冰箱中备用。巧克力色培养基则是将血液加入 85℃水浴中的肉浸液琼脂中混合，维持 10min 使培养基温度逐渐升高，血液颜色由鲜红变成暗红，即巧克力色，待冷却至 50℃左右分装试管制成斜面或倾注平皿制成巧克力色血琼脂平板。

用途：血琼脂平板用于营养要求较高的病原菌的分离培养，巧克力色平板用于流感杆菌、奈瑟菌属细菌的分离培养，斜面则可用于相应菌种的保存。

5. 蛋白胨水

成分：蛋白胨 2g，氯化钠 0.5g，水 100ml。

配制方法：上述成分混合后加热溶解，调整 pH 至 7.4～7.6，过滤分装，$103.43kPa/cm^2$，高压灭菌 20min。

用途：用于靛基质试验。

6. 单糖发酵培养基

成分：蛋白胨水 100ml，糖 1g，1.6% 溴甲酚紫 0.1ml。

配制方法：将上述成分溶解后，调整 pH 至 7.4～7.6，分装试管，每管约 3ml，试管内装口向下的倒置小管，以 $68.95kPa/cm^2$ 高压灭菌 20min，冷却后置 4℃冰箱中保存备用。

用途：多用于革兰氏阴性杆菌的鉴别。

7. 双糖铁培养基

成分：上层为固体培养基，蛋白胨 2g，乳糖 1g，氯化钠 0.5g，硫代硫酸钠 0.008g，亚硫酸钠 0.04g，硫酸亚铁铵 0.02g，0.4% 酚红溶液 0.6ml，琼脂 1.5g，蒸馏水 100ml。下层为半固体培养基，蛋白胨 2g，葡萄糖 0.1g，琼脂 0.5g，0.4% 酚红溶液 0.6ml，蒸馏水 100ml。

配制方法：将上层和下层除琼脂、酚红外的各成分分别加入蒸馏水中加温溶解，调整 pH 至 7.4～7.6，再将琼脂加入，以 $68.95kPa/cm^2$ 高压灭菌 20min，取出后冷却至约 70℃加入酚红，再冷至约 50℃分装试管。先分装下层，每管 15ml，待完全冷却后在下层上制成斜面，冷却后直立放置 4℃冰箱中备用。

用途：多用于肠杆菌科细菌的鉴别。

8. SS 培养基

成分：蛋白胨 15g，牛肉膏 5g，乳糖 10g，枸橼酸钠 8.5g，硫代硫酸钠 8.5g，胆盐 8.5g，枸橼酸铁 1g，0.1% 煌绿溶液 0.33ml，1% 中性红溶液 2.5ml，琼脂 20g，蒸馏水 1000ml。

配制方法：除胆盐、煌绿、中性红外的各成分混合于蒸馏水中，加热溶解，冷却后 pH 至 7.4～7.6，以 $68.95kPa/cm^2$ 高压灭菌 20min，取出后冷却至 70℃左右加入胆盐、煌绿及中性红，摇匀后再冷至 50℃左右倾注平板，冷却后置 4℃冰箱中备用。

用途：用于志贺菌属和沙门菌属细菌的分离培养。

9. 乳糖胆盐蛋白胨培养基

成分：蛋白胨 20g，猪胆盐（或牛、羊胆盐）5g，乳糖 10g，0.04% 溴甲酚紫水溶液 25ml，蒸馏水 1000ml，pH7.4。

配制方法：将蛋白胨、胆盐及乳糖溶于水中，校正 pH，加入指示剂，分装，每瓶 50ml 或每管 5ml，并倒置放入一个杜氏小管，$68.95kPa/cm^2$ 高压灭菌 15min，冷却后置 4℃冰箱中备用。双倍或 3 倍乳糖胆盐蛋白胨培养基：除水以外，其余成分加倍或取 3 倍用量。

用途：用于大肠菌群数的检测。

10. 伊红亚甲蓝琼脂基

成分：蛋白胨 10g，乳糖 10g，K_2HPO_4 2g，2% 伊红水溶液 20ml，0.65% 亚甲蓝水溶

液 10ml，琼脂 17g，蒸馏水 1000ml，pH 7.2。

配制方法：将蛋白胨、磷酸盐和琼脂溶于水中，校正 pH 后分装，以 103.43kPa/cm^2 高压灭菌 15min 备用。临用时加入乳糖并融化琼脂，冷至 50～55℃，加入已灭菌的伊红和亚甲蓝溶液，摇匀，倾注平板，冷却后置 4℃冰箱中备用。

用途：用于肠道杆菌的分离培养。

11. 醋酸铅培养基

成分：蛋白胨 10g，胱氨酸 0.1g，硫酸钠 0.1g，蒸馏水 1000ml。

配制方法：将以上成分混匀，加热溶解，调整 pH 至 7.0～7.4，分装试管，每管 4～5cm 高度，以 103.43kPa/cm^2 高压灭菌 20min。冷却至 45℃，每管加 10% 醋酸铅无菌溶液 3 滴，冷却后置 4℃冰箱中备用。

用途：用于硫化氢试验。

12. 尿素培养基

成分：20% 尿素水溶液 100ml，蛋白胨 1g，氯化钠 5g，葡萄糖 1g，0.1% 的酚红溶液 12ml，蒸馏水 900ml。

配制方法：将上述除尿素、葡萄糖、酚红外的各成分混匀，加热溶解，调整 pH 至 6.9～7.0，加入葡萄糖、酚红溶液，混匀，以 68.95kPa/cm^2 高压蒸汽灭菌 20min，以无菌操作加入过滤除菌的尿素溶液，混匀，分装试管，每管 3ml，制成斜面，置 4℃冰箱中备用。

用途：鉴别细菌能否产生尿素酶。

13. 牛心、脑浸液培养基

成分：牛脑浸液 200ml，牛心浸液 250ml，胰蛋白胨 10g，氯化钠 5g，磷酸氢二钠 2.5g，葡萄糖 2g，*L*- 半胱氨酸 0.5g，维生素 K_1 的含量为 0.01mg/ml，蒸馏水 1000ml。

配制方法：将以上成分混合，加热溶解，冷却后调整 pH 至 7.2～7.4，再煮沸 10min，冷却、过滤、分装。以 68.95kPa/cm^2 高压蒸汽灭菌 20min，冷却后再加入无菌维生素 $K_1$10mg，置 4℃冰箱中备用。

用途：厌氧菌培养常用的基础培养基。

14. 心脑琼脂及心脑血琼脂

成分：心脑浸液 1000ml，琼脂 20g，氯化血红素 0.5mg，维生素 $K_1$1mg，脱纤维羊血，冻融兔血。

配制方法：在心脑浸液 1000ml 中加入琼脂 20g，以 68.95kPa/cm^2 高压蒸汽灭菌 20min，再加入无菌氯化血红素 0.5mg 及维生素 K_1 1mg，即成心脑琼脂。在心脑琼脂中再加入 5%～10% 脱纤维羊血，即成心脑血琼脂。若分离产黑色素类杆菌，5%～10% 脱纤维羊血最好改为 5%～10% 的冻融兔血，制成心脑溶血平板，产黑色素类杆菌的菌落 2～3 天出现黑色。

用途：用于厌氧菌分离培养。

15. 庖肉培养基

成分：牛肉汤及牛肉渣。

配制方法：将牛肉渣装进试管内，约 20mm 高，再加入牛肉浸液约 15ml，在肉浸液表面加适量石蜡，以 103.43kPa/cm^2 高压蒸汽灭菌 20min，取出冷却后置 4℃冰箱中备用。

用途：培养厌氧芽孢杆菌。

16. 石蕊牛奶培养基

成分：脱脂牛奶 100ml，石蕊溶液 0.1ml。

配制方法：新鲜牛奶，除去乳脂；加入石蕊溶液，使之呈淡紫色；分装于试管中，可加适量石蜡；以 103.43kPa/cm^2 高压蒸汽灭菌 20min，取出冷却后置 4℃冰箱中备用。

用途：用于厌氧菌的鉴定。

17. 吕氏血清培养基

成分：肉浸液 100ml，葡萄糖 1g，无菌动物血清（牛、羊、兔等）300ml。

配制方法：将以上成分混合，分装于无菌试管。每管 5ml，在血清凝固器间隙灭菌，其方法为第 1 天 80℃ 1h，37℃过夜；第 2 天 85℃ 1h，37℃过夜；第 3 天 90℃ 1h，37℃过夜，无菌试验后置 4℃冰箱中备用。

用途：分离培养白喉棒状杆菌。

18. 改良罗氏培养基

成分：磷酸二氢钾 2.4g，$MgSO_4 \cdot 7H_2O$，0.24g，枸橼酸镁 0.6g（或味精 1.2g），天门冬素 3.6g，中性甘油 12ml，蒸馏水 600ml，马铃薯粉 30g，鸡蛋液 1000ml，2% 孔雀绿 20ml。

配制方法：将磷酸二氢钾、硫酸镁、枸橼酸镁、天门冬素、甘油及蒸馏水混合，加热溶解。再加入马铃薯粉，继续加 1h，并不断摇动。冷至 56℃左右，加入鸡蛋液和孔雀绿，充分摇匀混合，调整 pH 至 6.5～6.8，分装试管，每管 8～10ml，或倾注平板。置血清凝固器间隙灭菌，无菌试验后置 4℃冰箱中备用。

用途：分离培养结核分枝杆菌。

注意事项：

（1）在配制培养基时，除正确称取原料外，要注意 pH 的测定，多数培养基 pH 至 7.4～7.6，亦有需要酸性或碱性的培养基。

（2）灭菌方法应根据培养基的成分及性质而定。多数培养基采用高压蒸汽灭菌法，常以 103.43kPa/cm^2 高压蒸汽灭菌 20min；若培养基成分含不耐高温的营养成分，如糖类等，可以 68.95kPa/cm^2 高压蒸汽灭菌 20～30min，也可达到灭菌的效果。

（3）培养基的保存应防止干涸、变质和污染，所以，应置于冷暗处保存，并且不宜储存过久。

三、细菌的接种方法

无论是对细菌感染性疾病的病原学诊断，还是对细菌进行科学研究，都需要人工培养细菌。人工培养细菌的基本技术之一就是接种、分离培养细菌。就细菌学诊断而言，其目的是从患者的粪便、痰、脓汁、血液等标本中分离培养出病原菌，并对其进行鉴别、分型、药物敏感性测定等，以辅助临床诊断和治疗。

接种细菌的方法可因分离培养细菌的目的不同而异，常用的接种方法有划线接种法、穿刺接种法、乳磨接种法等。在接种细菌时应严格实行无菌操作，避免操作过程的污染影响实验结果，同时还需防止实验室相关感染。

（一）琼脂平板培养基划线接种法

在待检标本中，常常含有多种细菌，若要检查或证明被检材料中是否存在某种病原菌，则借划线接种的方法将混杂的各种细菌在琼脂平板培养基表面分散开来，使单个的细菌固定在一点上生长繁殖。因此，单个细菌生长繁殖后形成的肉眼可见的细菌群，称为菌落。从单个菌落取菌进一步培养，即可获得纯培养的细菌，再对纯培养的细菌进行生物学特性的检测、鉴定。划线接种分离培养纯种细菌的方法通常有两种：分区划线接种法和平行划线接种法。

【实验材料】

1. 菌种　葡萄球菌、大肠埃希菌混合菌液。
2. 培养基　琼脂平板培养基。
3. 其他　恒温培养箱、接种环、酒精灯等。

【实验方法】

1. 在琼脂平板培养基皿底玻璃上用记号笔做好标记（接种的菌名、接种者姓名或学号、日期）。

2. 将接种环在酒精灯火焰上烧灼灭菌、待冷却后，用接种环蘸取少许菌液。

3. 采用分区划线接种时，左手抓握琼脂平板，可将平皿盖顶朝上放在实验台上，抓握中的平板应尽量直立并靠近酒精灯火焰周围（图 9-10），以减少空气中的细菌掉入琼脂平板培养基表面，右手握笔样持蘸菌的接种环在琼脂平板上端顶部来回重复划线，以涂成一小区薄膜，约占琼脂平板面积的 1/10。在划线时，接种环与琼脂平板培养基表面应成 30°～40° 的角度（图 9-11）轻轻与琼脂面接触，以腕力摆动接种环使之在琼脂平板培养基表面来回轻轻地滑动。用力不宜过大，以免接种环嵌进培养基内划破琼脂。

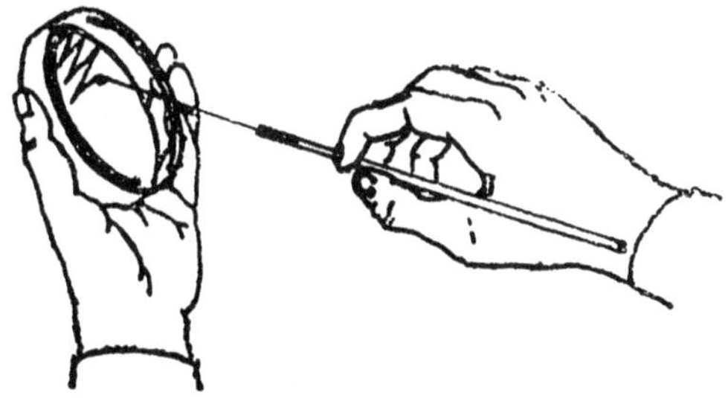

图 9-10　琼脂平板分区划线接种

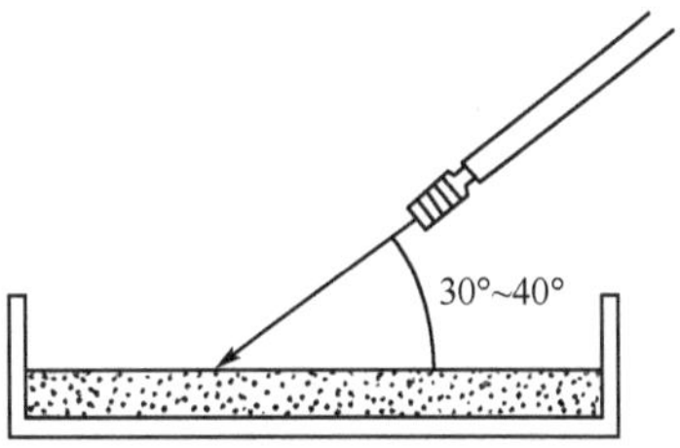

图 9-11　接种环与琼脂平板面之夹角

4. 将接种环置酒精灯火焰上烧灼灭菌，待接种环冷却后，转动培养皿 60°～80°，将接种环通过已涂菌的薄膜处作连续“之”字形划线，划线面积为琼脂面的 1/5～1/4。划毕将接种环烧灼灭菌，待其冷却后，转动平板约 70°，将接种环通过前一划线区划出，随后在未接种区作同样的划线，如此共计 3～4 次（分区划线方法及培养后菌落散布情况见图 9-12、图 9-13）。采用平行划线接种时，左手抓握琼脂平板培养基，右手持蘸有混合菌液之接种环，从琼脂平板的上端顶部处开始作连续“之”字形划线，直至划完琼脂平板（接种方法及培养后菌落散布情况见图 9-14、图 9-15）。

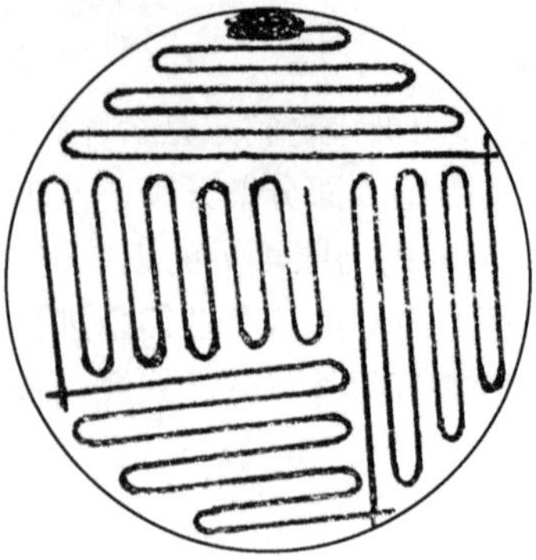

图 9-12 分区划线接种法

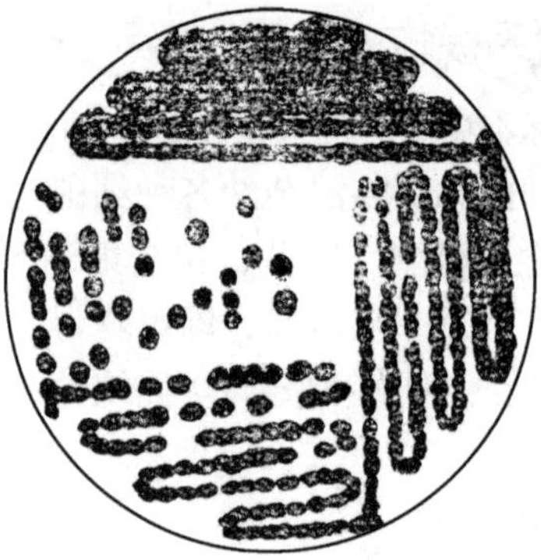

图 9-13 培养后菌落分布情况

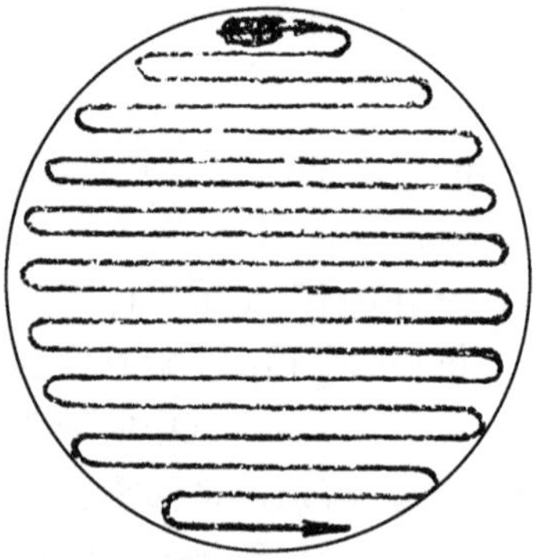

图 9-14 平行划线接种法

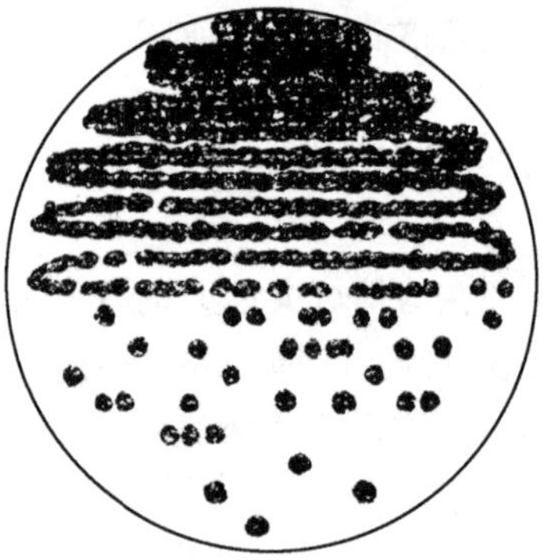

图 9-15 培养后菌落生长情况

5. 划线接种完毕将接种环烧灼灭菌。并将已划线接种细菌的琼脂平板倒扣放入皿盖(即接种表面朝下)，置 35～37℃恒温培养箱培养 18～24h 后观察结果。

【实验结果】

观察琼脂平板表面细菌生长情况，找出划线末端、分散的、单个菌落，仔细观察菌落的大小、形状、边缘、表面、透明度、颜色等特征，比较葡萄球菌和大肠埃希菌菌落特征的差异，并据此予以区别。

【注意事项】

1. 接种环在使用前及使用后都要经酒精灯火焰烧灼灭菌，接种环必须充分冷却后方可蘸取细菌或接种细菌。

2. 在接种过程中不要面对培养基说话、咳嗽，避免空气和口腔中的细菌污染平板。

3. 分区划线为将逐渐减少的菌量接种到琼脂平板上，每一区划线接种后需将接种环上的细菌烧灼杀灭，以达到菌量逐渐减少的效果，否则无单个菌落生长。

4. 供平行划线接种之标本材料中，细菌数量不宜太多，或挑取标本不宜太多，以免达不到分离细菌的目的。作平行划线时，划线不宜过分稀疏而未充分利用琼脂表面，或划线过密而分不出单个菌落。

（二）琼脂斜面培养基接种法

斜面培养基常用于培养纯种细菌，即供纯种细菌的扩增，或作为短期保存菌种，或用以观察细菌的某些生化特性等。其接种方法多采用蛇形划线法。此外，尿素培养基、枸橼酸盐培养基等凡具有斜面外形的固体培养基均可采用本法接种。

【实验材料】

1. 菌种　葡萄球菌、大肠埃希菌琼脂斜面培养基 18～24h 培养物。

2. 培养基　琼脂斜面培养基。

3. 其他　恒温培养箱、接种环、酒精灯等。

【实验方法】

1. 取琼脂斜面培养基一支，并在培养基管壁上做好标记。

2. 右手持接种环烧灼灭菌，待冷却后使用（图 9-16A）。

3. 用左手拇指、示指、中指及无名指握持菌种管和待接种细菌的琼脂斜面培养基，菌种管位于左侧、待接种斜面培养基位于右侧，培养基的斜面均向上。右手持接种环，并用右手手掌与无名指、小指与无名指分别挟持并拔去菌种管、待接种细菌管的管塞，将已拔去管塞的两试管口通过酒精灯火焰灭菌（图 9-16B）。

4. 然后将接种环伸入菌种管挑取少许菌苔，退出接种环并仍持于手中。再伸入待接种的培养基管，自斜面底部向斜面顶端轻轻作蜿蜒划线，或在斜面上作上下涂布，要尽量避免划破培养基表面（图 9-16C、图 9-17）。蘸菌的接种环进出试管时，均不应触及试管内壁。

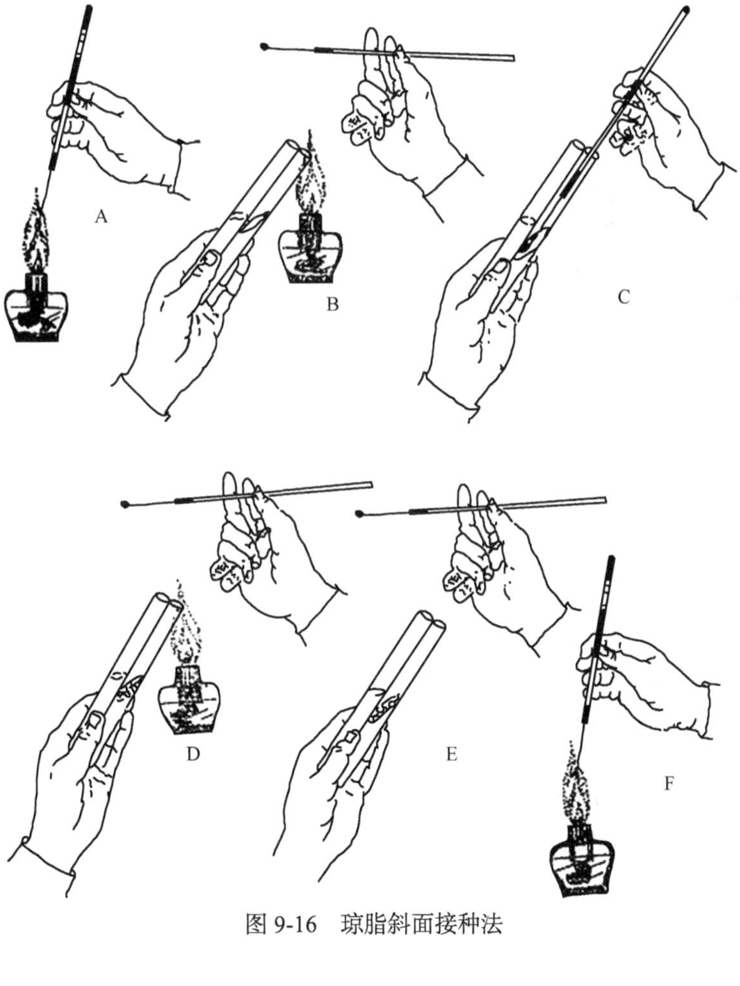

图 9-16　琼脂斜面接种法

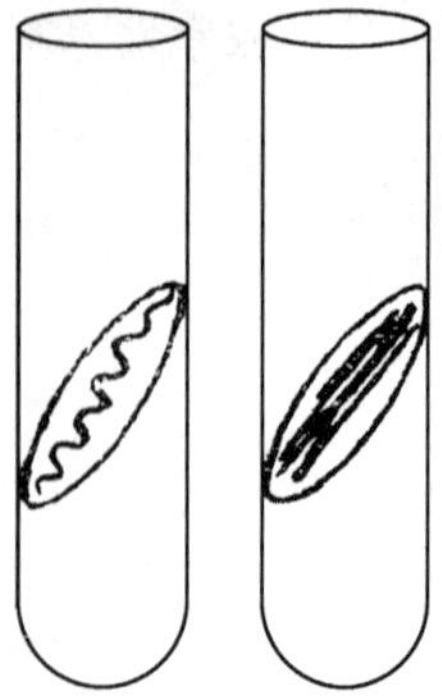
图 9-17 琼脂斜面蛇形划线法

5. 划线接结束后，退出接种环，两试管口经酒精灯火焰烧灼灭菌后塞上试管塞，并放回试管架上（图 9-16D、E）。接种环经烧灼灭菌（图 9-16F）后放置于试验架上或指定的地方。

6. 将已接种细菌的琼脂斜面培养管置 35～37℃恒温培养箱内，培养 18～24h 后观察细菌的生长情况。

【实验结果】

在琼脂斜面培养基表面细菌沿接种线密集生长，形成一层连成一片的细菌膜称为菌苔，一般不能分离出单个菌落。

（三）液体培养基接种法

牛肉浸液培养基、蛋白胨水、各种单糖发酵管等液体培养基均采用此接种法。接种细菌并经培养后，可观察到细菌的不同生长现象。有的液体培养基则用于测定细菌的代谢产物，或观察细菌的生化反应特性。

【实验材料】

1. 菌种 葡萄球菌、大肠埃希菌 18～24h 琼脂斜面培养物。
2. 培养基 牛肉浸液培养基或蛋白胨水培养基。
3. 其他 恒温培养箱、接种环、酒精灯等。

【实验方法】

1. 同琼脂斜面培养基接种法握持菌种管和待接种的牛肉浸液培养基或蛋白胨水培养基管。

2. 接种环灭菌并冷却后，伸入菌种管挑取少量菌苔，取出后再伸入液体培养基管中，在接近液体表面的管壁上轻轻研磨，然后蘸取少许液体调和，使细菌混合于液体培养基中。退出接种环并烧灼灭菌后置试管架上或指定的地方（图 9-18）。

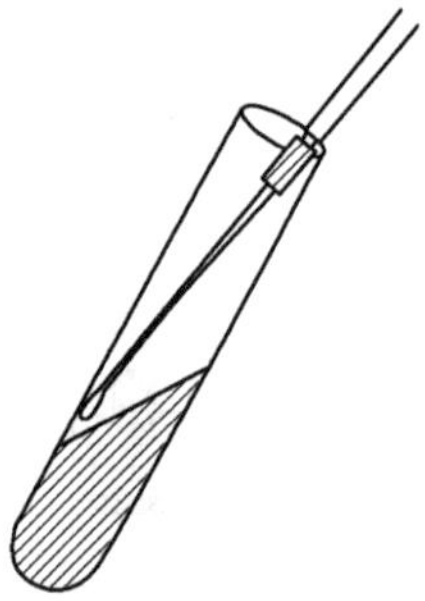
图 9-18 液体培养基接种法

3. 将已接种细菌的培养基管口经火焰烧灼灭菌后塞上管塞，置 35～37℃恒温培养箱培养 18～24h 后，取出观察结果。

【实验结果】

葡萄球菌和大肠埃希菌在液体培养基中均呈混浊生长。

（四）半固体琼脂接种法

半固体琼脂常采用穿刺接种法。此外，醋酸铅培养基、明胶培养基等亦采用穿刺接种法。用于肠道杆菌生化鉴定的双糖铁培养基为双层培养基，上层为固体，下层为半固体，用于检测细菌有无动力，也采用穿刺接种法。

【实验材料】

1. 菌种 葡萄球菌、大肠埃希菌琼脂斜面培养物。
2. 培养基 半固体琼脂。
3. 其他 恒温培养箱、接种环、酒精灯等。

【实验方法】

1. 取半固体琼脂管一支，并用记号笔做好标记。

2. 同斜面培养基接种法握持菌种管及待接种细菌的半固体琼脂管。

3. 右手握持接种针，经酒精灯火焰灭菌并冷却后，用接种针挑取少量菌苔，伸入半固体琼脂管，于培养基表面中央垂直刺入半固体琼脂中，穿刺的深度一般为培养基高度的4/5，然后循原路退出接种针（图9-19）。接种针灭菌后放置于试管架上或指定地方。

4. 将已接种细菌的培养基管口灭菌后塞好海绵塞，置35～37℃恒温培养箱培养18～24h。

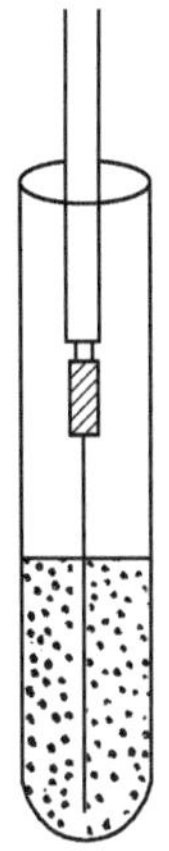

图9-19　穿刺接种法

【实验结果】

大肠埃希菌有鞭毛，能运动，即有动力，故细菌既在接种线处生长，还向周围扩散生长而使培养基呈混浊状。如果在培养基中加入氯化三苯四氮唑，细菌生长处则呈现红色，观察动力就更加清楚。葡萄球菌无鞭毛，不能运动，仅在培养基中心的穿刺接种部位沿穿刺线生长，使接种线呈乳白色，周围培养基清晰。

【注意事项】

实验用的半固体培养基必须澄清。接种时接种针不能在培养基内左右摆动，也不要插到管底。

四、细菌的培养方法

人工培养细菌，除需要提供充足的营养物质使细菌获得生长繁殖所需的原料和能量外，尚需有适宜的环境条件，如酸碱度、渗透压、温度和必要的气体等。临床根据不同标本及不同培养目的，可选用不同的培养方法。常用培养细菌的方法有普通培养法、二氧化碳培养法和厌氧培养法三类。二氧化碳培养法和厌氧培养法见厌氧菌实验的介绍。

普通培养法亦称需氧培养法，即培养需氧菌和兼性厌氧菌的培养方法，可将已接种细菌的培养基直接放置在37℃恒温培养箱内或37℃温室中培养，无须提供特殊的气体环境细菌即可生长繁殖。大多数病原菌属于需氧或兼性厌氧菌，可用需氧培养法进行分离培养。

【实验材料】

1. 培养基　已接种细菌的普通琼脂平板培养基、琼脂斜面培养基、液体培养基、血琼脂平板等。

2. 其他　恒温培养箱、记号笔等。

【实验方法】

将已接种细菌的培养物贴好标签，放置37℃恒温培养箱中培养，18～24h后取出观察细菌生长情况。

【实验结果】

大多数细菌培养18～24h即可见细菌生长的现象，即琼脂平板上的菌落，琼脂斜面上的菌苔，液体培养基变混浊（有的细菌沉淀于管底，或生长在液面呈菌膜状）等，在血琼脂平板上，尚可观察菌落周围有无溶血现象。但生长缓慢的细菌如结核分枝杆菌，则需要培养 3～7 天，甚至培养 4～8 周后才能观察到细菌的生长现象。

五、细菌生长现象的观察

将细菌通过一定的方法接种到合适的培养基中，在适宜的条件下培养一定时间即可观察到细菌的生长现象，不同细菌在不同培养基上有不同的生长现象。

【实验材料】

各种人工培养基（液体培养基、半固体培养基、琼脂斜面培养基、琼脂平板培养基）及各种细菌生长物、接种环等。

【实验方法】

按常规方法将各种细菌接种于不同类型的人工培养基中，置 37℃恒温培养箱培养 18～24h，观察结果。

【实验结果】

1. 观察细菌在液体培养基中的生长现象

（1）浊度（培养基是否变混浊）。

（2）有无沉淀，沉淀性质（絮状、黏液状或颗粒状）。

（3）有无菌膜及菌膜厚度、是否易乳化。

（4）有无气味和颜色。

若液体培养基呈均匀混浊，称为混浊生长，如葡萄球菌；若液体培养基未混浊，但细菌生长物沉于液体底部，称为沉淀生长，如乙型溶血性链球菌；有的细菌培养物在培养液的表面形成薄膜，称为菌膜生长或表面生长，如枯草杆菌。细菌在液体培养基中的生长现象与细菌对氧的需求和细菌自身的比重有关。

2. 细菌在半固体培养基中的生长现象　无鞭毛的细菌，沿穿刺线生长，穿刺线清晰，周围培养基透明；有鞭毛的细菌，沿穿刺线呈羽毛状或云雾状混浊生长，穿刺线模糊，周围培养基呈混浊状态。

3. 细菌在琼脂斜面培养基上的生长现象　接种于斜面培养基上的细菌可形成均匀一致湿润的菌苔。注意斜面上纯培养菌苔的颜色、形态、光泽及透明度等。如有不同菌落出现，则表明菌种不纯。

4. 细菌在琼脂平板（固体）培养基中的生长现象　将标本或培养物划线接种在琼脂平板培养基表面，经一定时间培养后，单个细菌分裂繁殖成一堆肉眼可见的细菌集团，称为菌落。由于细菌的种类不同，以及培养基成分的差异，菌落特点也不尽相同，有助于识别和鉴别细菌。可从以下几方面观察细菌菌落特征。

（1）大小直径：小于 1mm 为小菌落，1～2mm 为中等菌落，2mm 以上为大菌落。

（2）形状：圆形或不规则形。

（3）表面：湿润或干燥、光滑或粗糙、凸起或扁平。

（4）边缘：整齐或不整齐、锯齿状、毛发状等。

（5）颜色：有无色素及颜色。

（6）透明度：透明或半透明或不透明。

（7）溶血性：菌落周围是否有溶血环，溶血环的大小、颜色等。

六、细菌的生化反应

不同的细菌含有的酶不同，对营养底物分解利用不同，会形成不同的代谢产物。据此特点，利用各种生物化学方法来检测各种产物鉴别细菌称为细菌的生化反应试验。常见的生化反应有：单糖发酵试验、硫化氢试验、靛基质试验等。多个生化反应微量化、集成化，通过计算机连接还可自动化进行细菌鉴定。

（一）单糖发酵试验

【实验原理】

不同细菌含有不同的糖分解酶，对各种糖（葡萄糖、乳糖、麦芽糖、甘露醇和蔗糖等）的分解利用不一样，并形成不同的代谢产物。有的细菌分解某种糖后能同时产酸产气，以符号“⊕”表示；有的细菌仅能产酸，以符号“+”表示；有的细菌不分解糖，不产酸不产气，以符号“–”表示。通过观察反应产物的不同可以鉴别细菌，尤其是肠道细菌。

【实验材料】

1. 菌种　大肠埃希菌、葡萄球菌、产碱杆菌 18～24h 斜面琼脂培养物。
2. 培养基　单糖（乳糖）发酵管。
3. 其他　恒温培养箱、接种环、酒精灯等。

【实验方法】

用灭菌接种环分别刮取大肠埃希菌、葡萄球菌和产碱杆菌培养物少许，分别接种于乳糖发酵管中，置 37℃恒温培养箱中培养 18～24h，观察结果。

【实验结果】

首先观察是否有细菌生长，若液体出现混浊，再观察液体颜色变化来反映是否产酸，观察小导管内是否有气泡来反映是否产气。溴甲酚紫指示剂在偏碱条件下呈现紫色，酚红指示剂在偏碱条件下呈现红色，酸性时均变为黄色。若见单糖发酵管紫色或红色未变，提示不分解乳糖，若变为黄色，提示分解乳糖产酸，若培养基变黄且小导管内有气泡，提示分解乳糖产酸产气。

实验结果为大肠埃希菌分解乳糖产酸产气，记录为“⊕”；葡萄球菌分解乳糖产酸，不产气，记录为“+”；产碱杆菌不分解乳糖，记录为“–”。

（二）硫化氢试验

【实验原理】

某些细菌能分解利用培养基中的含硫氨基酸（胱氨酸、半胱氨酸）而产生硫化氢（H_2S），它可与培养基中的亚铁盐（如硫酸亚铁）或醋酸铅反应而生成黑色的硫化亚铁或硫化铅沉淀。硫化氢实验用的醋酸铅培养基中可添加硫代硫酸钠，它是一种还原剂，可避免生成的 H_2S 被氧化。

【实验材料】

1. 菌种　大肠埃希菌和变形杆菌 18～24h 斜面琼脂培养物。
2. 培养基　醋酸铅培养基。
3. 其他　恒温培养箱、接种环、酒精灯等。

【实验方法】

采用穿刺法分别接种大肠埃希菌和变形杆菌于 2 支醋酸铅培养基中，置 37℃恒温培养箱 18～24h，观察结果。

【实验结果】

1. 结果判断　如果穿刺线部位培养基不变色，表示试验阴性，记为“–”；如果穿刺线部位培养基变为黑色，表示试验阳性，记为“+”。

2. 实验结果　大肠埃希菌硫化氢试验（–），变形杆菌硫化氢试验（+）。

（三）靛基质（吲哚，indol）试验

【实验原理】

某些细菌具有分解色氨酸的酶系统，能分解培养基中的色氨酸产生吲哚，吲哚是一种无色产物，通过向培养液中滴加靛基质试剂（对二甲基氨基苯甲醛），则反应生成玫瑰吲哚，呈玫瑰红色。相反，无色氨酸分解酶的细菌则不产生吲哚和玫瑰吲哚，可用于细菌的鉴别。

【实验材料】

1. 菌种　大肠埃希菌和产气杆菌 18～24h 斜面琼脂培养物。

2. 培养基　蛋白胨水培养基。

3. 试剂　靛基质试剂（也称柯氏试剂）：将 5g 对二甲基氨基苯甲醛、75ml 戊醇（或丁醇）、25ml 浓盐酸混合溶解即成靛基质试剂。

4. 其他　恒温培养箱、接种环、酒精灯、吸管等。

【实验方法】

用灭菌接种环分别接种大肠埃希菌和产气杆菌于 2 支含蛋白胨水培养基的试管中，置 37℃恒温培养箱 18～24h，取出后滴加 5～10 滴于培养基表面，轻轻摇动试管，然后观察结果。

【实验结果】

1. 结果判断　若培养基表面出现玫瑰红色液体为阳性，记录为（+）；若培养基表面呈黄色为阴性，记录为（–）。若效果不明显，可在培养基中加入 2～3 滴乙醚振摇，使吲哚上升至液面。

2. 实验结果　大肠埃希菌吲哚试验（+）；产气杆菌吲哚试验（–）。

（四）全自动微生物生化鉴定仪

全自动微生物生化鉴定仪，即全自动快速微生物智能分析系统，主要用于鉴定临床标本中病原微生物的种属，同时进行抗菌药物敏感试验，为临床提供病原学诊断和选用抗菌药物的依据，如全自动微生物鉴定和药敏系统（图 9-20），该系统鉴定细菌的原理是检测细菌的多种生化反应，应用数码技术，通过计算机分析鉴定细菌。检测时将被测的菌液接种到鉴定卡上的 64 个含有反应培养基的小杯中，每个小杯代表一种生化反应，或作为读数对照。细菌生长代谢使杯内物 pH 改变及产生的酶与杯内含有的底物发生反应，使荧光物变化，检测变化的荧光，根据预定的数码电脑分析做出报告。药敏分析系统的原理是在药敏分析卡上的 64 个小杯中各含有一种抗生素，电脑分析每个小杯中细菌生长情况做出报告。该系统的特点有微量化、自动化、快速、准确、电脑报告，资料完整。一般

2～18h 可获得试验结果，报告结果包括有菌名、抗生素的最低抑菌浓度及成人用药剂量参考。

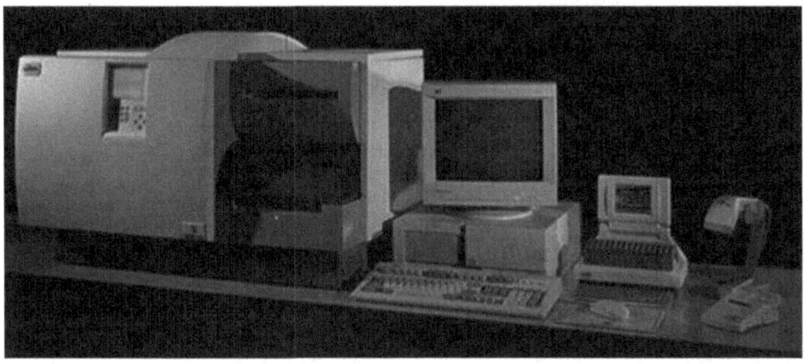

图 9-20 全自动微生物鉴定和药敏系统

七、消毒与灭菌试验

利用理化因素对微生物的影响进行消毒灭菌，来抑制或杀死物体表面、外环境中及人体体表的微生物，是防止微生物污染或病原微生物传播的重要措施。常用的消毒灭菌法包括物理消毒灭菌法和化学消毒灭菌法，物理消毒灭菌的因素有热力、辐射、滤过、干燥和低温等。化学消毒灭菌法是利用化学药品杀灭微生物的消毒灭菌方法，用于消毒灭菌的化学药品称为消毒剂。

（一）高压蒸汽灭菌试验

高压蒸汽灭菌法属于热力灭菌试验。热力灭菌是最常用的一种杀菌方法，它主要利用高温使细菌蛋白和酶变性，菌体结构破坏或代谢障碍而引起细菌的死亡。采用高压蒸汽灭菌法、流通蒸汽灭菌法，利用水及高压蒸汽的穿透力强，易于使蛋白凝固变性特点，湿热杀菌的效果优于干热灭菌法（如干烤）。高压蒸汽灭菌法的杀菌效果最好，应用最广，可杀灭所有的细菌和芽孢。通常采用的压力为 103.43kPa/cm^2，对应温度为 121.3℃，灭菌时间为 20～30min。

【实验材料】

1. 手提式高压蒸汽灭菌器、水浴箱、电炉与温度计。
2. 大肠埃希菌、葡萄球菌及枯草杆菌在 37℃培养 18～24h 肉汤培养物。
3. 营养琼脂平板、无菌吸管、肉汤管等。

【实验方法】

1. 取营养琼脂平板 3 个，分别标明 3 种菌名。用记号笔将每个平板上均匀划分为①②③④⑤⑥这 6 个区。

2. 取无菌肉汤管 9 支，分为甲、乙、丙 3 组，每组 3 支。用记号笔分别标记“甲 - 葡”“甲 - 肠”“甲 - 枯”；“乙 - 葡”“乙 - 肠”“乙 - 枯”；“丙 - 葡”“丙 - 肠”“丙 - 枯”。

3. 用无菌吸管吸取大肠埃希菌、葡萄球菌及枯草杆菌肉汤培养物分别接种于标有“肠”“葡”“枯”的肉汤管中。每支肉汤管滴加菌液 2 滴。

4. 从甲组 3 支含菌肉汤管中分别取出一接种环划线接种于相应平板的①区作为对照；

然后将此 3 管置于 60℃水浴中加热 30min 后，再各取一接种环划线接种于相应平板的②区。

5. 乙组 3 支含菌肉汤管置于沸水中加热，经 5min、10min、30min 从 3 支含菌肉汤管中各取一环含菌肉汤分别划线接种于相应平板的③④⑤区。

6. 丙组 3 支含菌肉汤管直立放于手提式高压蒸汽灭菌器，经 103.43kPa/cm^2 灭菌 20min 后取出，各挑一接种环菌液分别划线接种于相应平板的⑥区。

7. 将 3 个平板放入 37℃恒温培养箱 18～24h 后观察结果。

【实验结果】

各个平板上的①区可观察到细菌生长形成的菌落；各板上的②③④⑤区可观察到不同的细菌经不同温度处理后的生长变化，随着温度升高、处理时间延长，细菌菌落变少或无细菌生长；各板上的⑥区没有细菌的生长。3 种菌对热力的耐受程度为：大肠埃希菌＜葡萄球菌＜枯草杆菌（有芽孢）。

【注意事项】

1. 使用高压蒸汽灭菌器时，须先排尽容器内冷空气后，再关闭放气阀，以免影响灭菌效果。如有液体灭菌时，切勿在压力未下降为零之前打开放气阀排气减压，以免瓶内液体冲出外溢。

2. 高压蒸汽灭菌常用温度压力对应关系见表 9-1。

表 9-1 高压蒸汽灭菌温度与压力的关系

温度（℃）	压力		
	kg/cm^2	lb/in^2	蒸汽压力（kPa）
108.8	0.35	5	34.48
113.0	0.56	8	55.16
115.6	0.70	10	68.95
118.0	0.84	13	82.74
121.3	1.05	15	103.43
126.2	1.40	20	137.90
129.3	1.68	24	165.48

（二）紫外线杀菌试验

【实验原理】

紫外线杀菌属射线杀菌的一种，其杀菌波长在 240～280nm，以 265～266nm 波长最强，此范围与细菌 DNA 吸收光谱范围一致。它可使 DNA 分子中的胸腺嘧啶形成二聚体，从而干扰 DNA 的复制而导致细菌死亡。紫外线杀菌能力较强，但对物体的穿透力很弱。一般用于实验台面的表面消毒及无菌间、细胞培养室、手术室、传染病房的空间消毒。

【实验材料】

1. 大肠埃希菌及枯草杆菌在 37℃培养 18～24h 肉汤培养物。

2. 营养琼脂平板，无菌棉签。

3. 紫外线灯（超净工作台内）等。

【实验方法】

1. 无菌条件下用棉签分别蘸取两种细菌培养物在相应的平板上密密涂布，分别做好标记。

2. 分别用平皿盖盖住 2 个涂菌面的 1/3，平放在超净工作台台面上，打开紫外线灯直接照射 30min。

3. 盖上平皿盖，取出放入 37℃恒温培养箱 18～24h 后观察结果。

【实验结果】

皿盖盖住的地方，可见到两种细菌形成的灰白色菌苔。暴露于紫外线下的琼脂表面无细菌生长或只有极少量细菌生长。

【注意事项】

避免眼睛和皮肤直接暴露于紫外线，防止损伤；紫外线灯距离待灭菌物品不宜太远，以免影响杀菌效果；紫外线杀菌力随灯管老化而逐渐减弱，应缩短距离和增加时间弥补，或者及时更换紫外线灯。

（三）滤过除菌试验

【实验原理】

除菌滤器好比是一个筛子，通过控制筛子孔径的大小来达到排除细菌的目的。各种滤器的滤孔孔径比细菌小，细菌不能通过，只有液体和比细菌小的分子可以通过。

【实验材料】

1. 滤器种类及构成

（1）蔡氏滤菌器：为金属圆筒漏斗状，组成上分 3 部分，上部为金属圆筒，用以盛装待滤的液体；下部为金属托盘及漏斗，用以接收滤过液体；两部分之间为石棉制的滤板。各种滤板的滤孔大小不同，分三型即 K、EK、EK-S。K 型滤孔最大，供澄清液体用；EK 型滤孔较小，一般用此型滤板除菌；EK-S 型孔径更小，可滤过所有细菌和较大病毒。

（2）玻璃滤器：用玻璃制成，滤板部分是以玻璃细粉末用一定压力压制而成的砂芯滤板，并与容器周围玻璃焊接成一体，使用时不需要更换滤板。根据滤板的滤孔大小不同分 G_1、G_2、G_3、G_4、G_5、G_6 六种，其中 G_5、G_6 两种用于除菌。

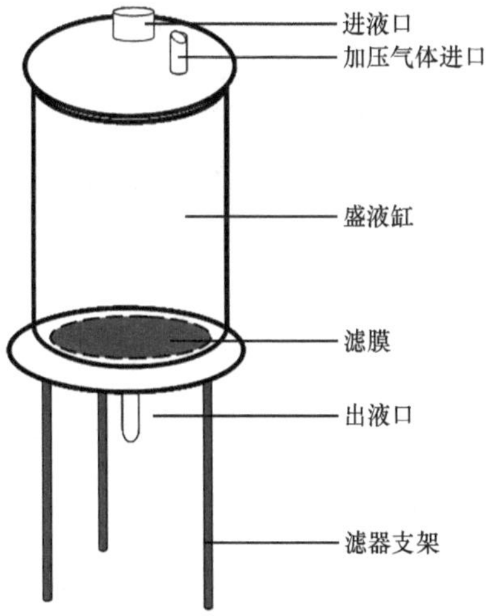

图 9-21 正压不锈钢过滤装载示意图

（3）微孔滤膜滤器：基本结构类似蔡氏滤菌器，但滤膜为一次性的特制混合纤维素酯膜（图 9-21）。滤膜孔径有 0.6μm、0.45μm、0.22μm，一般采用正压式抽滤。

（4）针头式滤器（图 9-22）：它采用亲水性的醋酸纤维素或聚醚砜作为过滤材料，将待抽滤的液体吸入注射器针筒，然后加压注入滤器进行除菌处理。适合于少量液体的抽滤除菌。

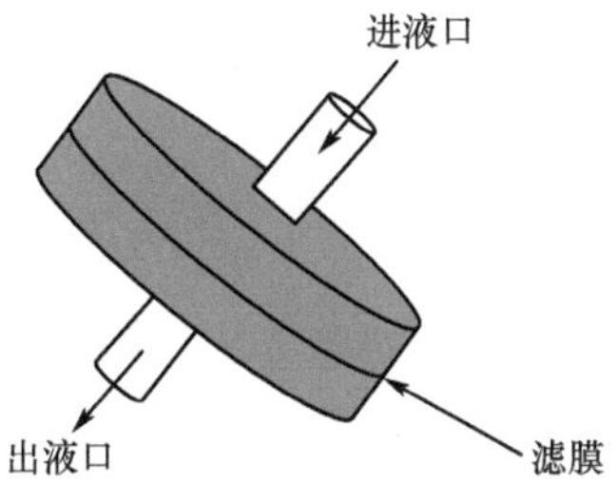

图 9-22 针头式滤器示意图

2. 用法（以微孔滤膜滤器为例） 将清洁的滤器（安好滤膜）用布包好，高压蒸汽灭菌。操作时，在超净工作台内先装上滤器支架，并在出液口放好已灭菌的容器收集液体。然后旋出进液口螺旋，缓慢注入待滤溶液至盛液缸约 3/4 高度停止加液，旋紧螺旋。最后，接上适当压力的气体（如氮气）无菌操作，收集滤液。滤毕，关闭气体，滤器经高压灭菌后洗净备用。

3. 用途 用于除去血清、细胞培养液、某些药物等不耐热液体中的细菌。

（四）常用化学消毒剂的杀菌试验

一些化学药剂（乙醇、甲醛、酚及重金属含汞药剂、酸、碱、氧化剂及表面活性剂）可破坏细菌结构或使酶失活，从而影响细菌生理功能，可以用于杀菌。

【实验材料】

1. 无菌滤纸片（直径 6mm）、1% 甲紫、2% 红汞、5% 石炭酸（苯酚）、0.1% 新洁尔灭（苯扎溴铵）、生理盐水。

2. 葡萄球菌及大肠埃希菌在 37℃培养 18～24h 肉汤培养物。

3. 普通琼脂平板培养基、镊子等。

【实验方法】

1. 将葡萄球菌与大肠埃希菌培养物分别密涂于 2 块琼脂平板培养基上。

2. 用灭菌镊子夹取蘸有生理盐水、1% 甲紫、2% 红汞、5% 石炭酸、0.1% 新洁尔灭的滤纸片，轻轻贴于涂有葡萄球菌及大肠埃希菌的琼脂平板培养基表面，勿移动，使纸片间和平皿边缘距离大致相等。

3. 将琼脂平板培养基置于 37℃恒温培养箱 18～24h 后观察细菌的生长情况。

【实验结果】

药液如有杀菌作用，在滤纸片周围应形成无细菌生长的环形区域，杀菌作用越强，该区域越大。

（何永林）

实验三 病原性球菌

【实验目的】

1. 掌握常见病原性球菌的形态染色特征；链球菌的液体培养物（沉淀生长）的革兰氏染色观察。

2. 熟悉三种葡萄球菌、三型链球菌菌落特点；血浆凝固酶试验的原理和用途。

3. 了解病原性球菌的分离与鉴定程序，血浆凝固酶试验的方法。

一、病原性球菌的分离与鉴定程序

病原性球菌是临床化脓性炎症的常见病原，也称化脓性球菌，常见的有金黄色葡萄球菌、乙型溶血性链球菌、肺炎球菌及致病性的奈瑟菌（如脑膜奈瑟菌和淋病奈瑟菌）等。

其形态、排列、染色性各不相同，菌落也各有其特征，有助于鉴别。

（一）标本采集

1. 脓液　用无菌棉拭子挑取患部深处脓液或分泌物，放入无菌试管内。

2. 痰液　用消毒过的容器收集患者的痰液，以无菌棉拭子挑取脓稠痰块，放入无菌试管内。

3. 咽部分泌物　嘱患者张开口，用压舌板轻压舌根部，以无菌棉拭子从鼻咽部位擦拭取材，然后将其放入无菌试管内。

4. 脑脊液　对疑患流脑的患者作腰椎穿刺取脑脊液，取出后盛于无菌容器中，立即送检。

5. 尿道、阴道分泌物　对可疑淋病患者，男性可从尿道取材，取材时应进入尿道1～2cm，如刚排尿，应等待1h左右。女性则可从宫颈口取分泌物，当棉拭子插入宫颈口后应稍等片刻，再旋转1～2min取出。取材后应立即送检，不可放置冰箱中。

（二）培养基和培养方法

由于病原性球菌的培养特性各异，疑为不同病原菌感染的标本，需接种相应的培养基和培养方法，才能获得更高的阳性率。其中，疑为脑膜炎奈瑟菌或淋病奈瑟菌感染的标本，需接种巧克力色培养基，置 CO_2 条件下培养。疑为L型细菌感染的标本，需接种L型细菌专用培养基，置 CO_2 条件下培养。含菌量少的标本，如血液、脑脊液，需先接种肉汤培养基增菌培养，待长菌后，再接种血琼脂平板分离培养。

（三）分离鉴定步骤

待检标本可直接涂片染色检查鉴定，必要时可作分离培养及生化反应、致病性鉴定。药敏试验可帮助抗菌药物的选择。常见病原性球菌的检查程序如图9-23所示。

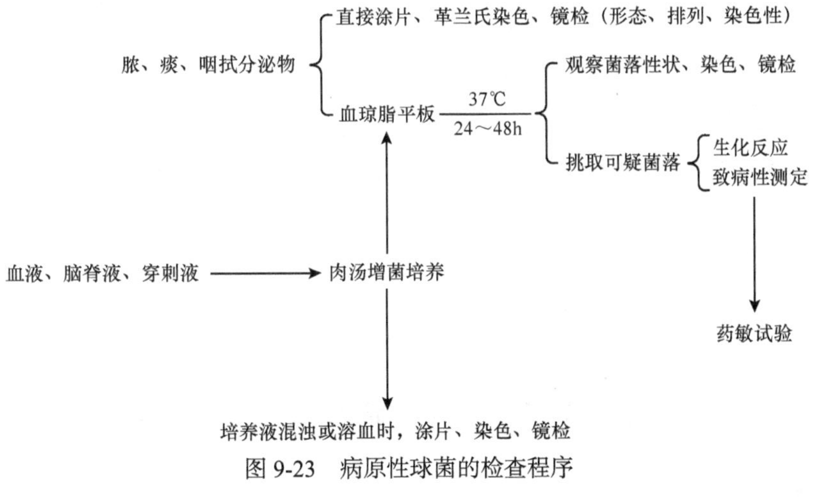

图9-23　病原性球菌的检查程序

（四）结果分析

1. 若镜检为革兰氏阳性球菌，葡萄状排列，菌落中等大小，白色或柠檬色，则为条件致病性或非致病性葡萄球菌；菌落为金黄色，血琼脂平板上出现宽大透亮的β溶血环则为金黄色葡萄球菌，可用血浆凝固酶试验鉴定其致病性。

2. 若镜检为革兰氏阳性球菌，链状排列，小菌落，则根据溶血情况初步判定为甲型溶血性链球菌（α溶血）、乙型溶血性链球菌（β溶血）、丙型链球菌（无溶血）。

3. 肺炎球菌镜检可为革兰氏阳性球菌，多成双排列，菌落产生α溶血，可通过胆汁溶菌试验或奥普托欣敏感试验与其他链球菌鉴别（见脓汁标本的检验相关实验）。

4. 若在脓性分泌物涂片染色标本的中性粒细胞镜检到革兰氏阴性双球菌，肾形或豆形，可依据标本来源部位、巧克力色平板上的菌落特征、氧化酶试验等判断为何种奈瑟菌感染。

二、革兰氏染色观察链球菌的形态和染色性

在适宜的环境条件下，病原性球菌保持着特定的形态和排列。将细菌标本作一定的染色，在油镜下观察其形态和排列、染色性，可帮助区分细菌。

【实验材料】

1. 菌种　链球菌液体培养物。
2. 试剂　革兰氏染色液。
3. 其他　载玻片、酒精灯、接种环、显微镜、香柏油、乙醇乙醚、拭镜纸等。

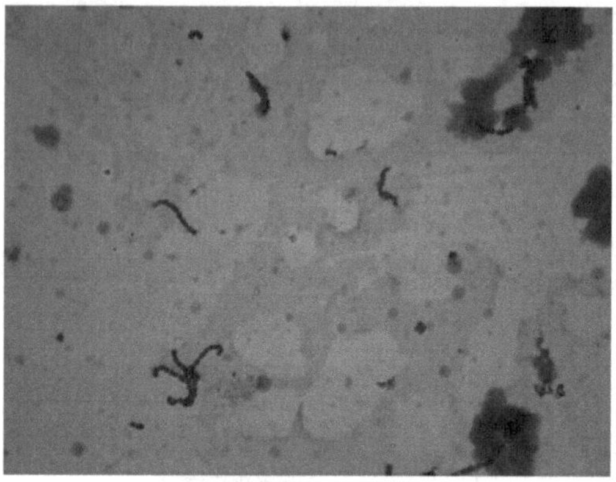

图 9-24　链球菌纯培养涂片（革兰氏染色，1000×）

【实验方法】

1. 取一张洁净玻片，在涂菌位置做好标记，以利镜下查找细菌。

2. 取管底沉渣 2～3 环涂于标记位置，勿涂开。也可柔和摇动试管，使沉渣漂浮，取 2～3 环于标记位置。

3. 经干燥，固定后，革兰氏染色，在油镜下观察细菌的大小、形态、排列和染色性。

【实验结果】

链球菌为革兰氏阳性球菌，呈球形，典型排列呈长短不一的链状排列（图 9-24）。

【注意事项】

链球菌在肉汤中为沉淀生长，细菌集中于试管底部，取沉渣进行制片观察。勿剧烈摇动试管，勿在玻片上反复用接种环涂菌，以免观察不到典型的长链排列。

三、葡萄球菌和链球菌的菌落特征观察

【实验原理】

细菌经划线接种，培养 24h，可在固体培养基上形成菌落。不同细菌菌落在大小、形状、颜色，表面光滑或粗糙、湿润或干燥，边缘是否整齐、黏稠度及在血琼脂平板上的溶血情况等均有不相同，有助于鉴定细菌。

【实验材料】

三种葡萄球菌（金黄色葡萄球菌、表皮葡萄球菌和腐生葡萄球菌）的普通琼脂平板培养物；三型链球菌（甲型溶血性链球菌、乙型溶血性链球菌和丙型链球菌）血琼脂平板培养物。

【实验方法】

逐一观察平板上的菌落，并记录每种菌的菌落特征。

【实验结果】

1. 在普通琼脂平板上，葡萄球菌形成圆形、不透明、表面光滑、突起、湿润的菌落。不同的葡萄球菌菌种产生不同脂溶性色素使菌落形成不同的颜色，金黄色葡萄球菌菌落为金黄色，表皮葡萄球菌菌落为白色，腐生葡萄球菌菌落多为柠檬色。

2. 链球菌在血琼脂平板上形成圆形、灰白色、不透明、表面光滑、湿润的菌落。不同的菌种表现为不同的溶血现象，在菌落周围形成溶血环：甲型溶血性链球菌可观察到半透明、窄小、草绿色的溶血环（也称"α 溶血环"）；乙型溶血性链球菌可看到透明、宽大、完全溶血环（也称"β 溶血环"）；丙型链球菌菌落无溶血环。

【注意事项】

1. 观察菌落时不宜打开皿盖，以免感染。

2. 观察溶血环时要透光观察。

四、血浆凝固酶试验

血浆凝固酶是由金黄色葡萄球菌产生的，能使含有枸橼酸钠或肝素抗凝剂的人或兔血浆发生凝固的一种侵袭性酶，与该菌的致病力密切相关。血浆凝固酶试验是鉴定葡萄球菌致病性的重要依据。

【实验原理】

金黄色葡萄球菌能产生血浆凝固酶，分为游离凝固酶和结合凝固酶。游离凝固酶是分泌到菌体外的凝固酶（凝血酶样物质），能使液态的纤维蛋白原变成固态的纤维蛋白，从而使血浆凝固，可用试管法检测。结合凝固酶是结合于菌体表面的凝固酶，并不释放至菌体外（纤维蛋白原受体），血浆中的纤维蛋白原与细菌上的该受体交联而使细菌凝聚，可用玻片法检测。表皮葡萄球菌和腐生葡萄球菌不产生此酶，因而不能凝固血浆。

【实验材料】

1. 菌种　金黄色葡萄球菌和表皮葡萄球菌琼脂平板培养物；金黄色葡萄球菌和待检葡萄球菌的肉汤培养物。

2. 试剂　生理盐水、兔血浆、无菌肉汤等。

3. 其他　试管、吸管、载玻片等。

【实验方法】

1. 玻片法

（1）取未稀释的新鲜兔血浆和生理盐水各 1 滴，分别置于洁净载玻片上（位置为生理盐水、兔血浆）。

（2）用灭菌接种环挑取琼脂平板上的金黄色葡萄球菌菌落少许，分别与生理盐水和兔血浆充分乳磨混匀；用灭菌接种环挑取琼脂平板上的表皮葡萄球菌菌落少许，与兔血浆充分乳磨混匀，立即观察结果。

2. 试管法

（1）准备试管 3 支，按表 9-2 分别加入 1 ∶ 4 稀释的新鲜兔血浆及葡萄球菌肉汤培养物。

（2）将各管摇匀后置 37℃水浴中，每隔 30min 取出试管 1 次，观察有无凝固现象。

表 9-2　血浆凝固酶试验（试管法）

试管号	稀释兔血浆（1∶4）	待测葡萄球菌肉汤培养物	金黄色葡萄球菌肉汤培养物	无菌肉汤	结果
1	0.5ml	0.5ml	—	—	
2	0.5ml	—	0.5ml	—	
3	0.5ml	—	—	0.5ml	

【实验结果】

1. 玻片法　金黄色葡萄球菌在生理盐水中呈均匀混浊，而在兔血浆中呈团块状或无法混匀，为血浆凝固酶试验阳性；表皮葡萄球菌在血浆中呈均匀混浊，则为阴性。

2. 试管法　细菌使试管内血浆凝固呈胶冻状，为血浆凝固酶试验阳性；反之，试管内血浆不凝固仍流动，则为阴性。

首先观察第 2 管（阳性对照管）和第 3 管（阴性对照管）。若将试管倾斜时液体不流动，呈乳胶状为阳性；将试管倾斜时液体呈流动状，无凝固现象为阴性。然后再观察第 1 管（试验管）的结果。

【注意事项】

1. 用玻片法检测血浆凝固酶时，细菌培养物在生理盐水或血浆中一定要乳磨均匀，否则影响结果的观察。

2. 血浆凝固酶阴性的葡萄球菌可引起菌血症、尿路感染和心内膜炎等多种临床感染，已成为医院感染的重要病原菌。因此对临床标本中分离的凝固酶阴性葡萄球菌，不能轻率判断为非致病性葡萄球菌或污染菌的结论。

3. 在接种环挑取琼脂平板上的金黄色葡萄球菌时，应注意实验室生物安全，应在 P2 实验室进行。

（何永林）

实验四　肠道杆菌的生化反应及分离培养鉴定

【实验目的】

1. 掌握肠道杆菌在常见选择培养基、鉴别培养基上的生长现象。

2. 了解粪便标本致病菌分离鉴定的检验程序和方法。

一、观察肠道杆菌在选择 / 鉴别培养基上的生长现象

【实验原理】

选择培养基是在培养基中加入某种化学物质，使其抑制某些细菌生长，而有利于另一些细菌生长，从而将后者从混杂的标本中分离出来。而鉴别培养基是在基础培养基中加入某种试剂或化学药品，用于培养和区分不同细菌种类。这类培养基是利用各种细菌分解糖类和蛋白质的能力及其代谢产物不同，在培养基中加入特定的底物和指示剂，观察细菌生长后对底物的作用从而鉴别细菌。伊红 - 亚甲蓝琼脂平板、SS 琼脂平板及双糖铁培养基等将选择和鉴别功能结合在一起，在选择的同时，起一定的鉴别作用，称为鉴别选择培养基。

乳糖发酵试验可以用来初步鉴别肠道致病菌及非致病菌，能发酵乳糖产酸的为非致病菌，不能发酵乳糖的为致病菌。

【实验材料】

大肠埃希菌和伤寒沙门菌在伊红 - 亚甲蓝琼脂平板和 SS 琼脂平板的培养物；大肠埃希菌、痢疾杆菌、乙型副伤寒沙门菌和伤寒沙门菌在双糖铁培养基的培养物等。

【实验结果】

1. 伊红 - 亚甲蓝琼脂平板（eosin-methylene blue agar plate，EMB agar plate） 主要含基础培养基成分，底物为乳糖，伊红和亚甲蓝两种抑菌剂和指示剂。大肠埃希菌为紫色或紫黑色带金属光泽的光滑型菌落，伤寒沙门菌为无色光滑型菌落（图 9-25）。

2. SS 琼脂平板（Salmonella & Shigella agar plate） 主要含基础培养基成分，底物为乳糖，指示剂为中性红，抑菌剂为胆盐和煌绿等。大肠埃希菌为红色的光滑型菌落，伤寒沙门菌为无色光滑型菌落（图 9-26）。

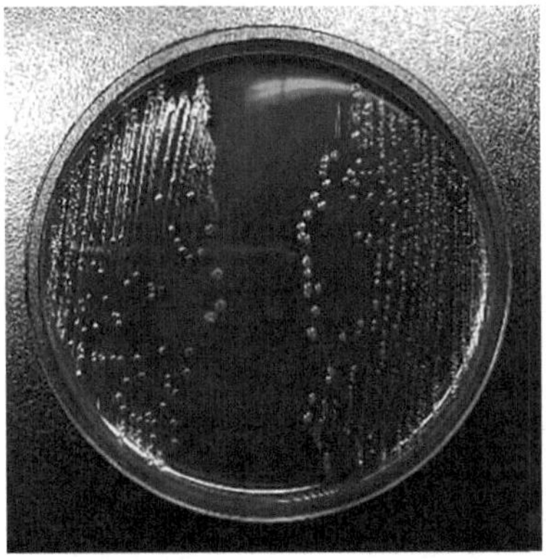

图 9-25　大肠埃希菌（左）和伤寒沙门菌（右）在 EMB 琼脂平板的生长现象

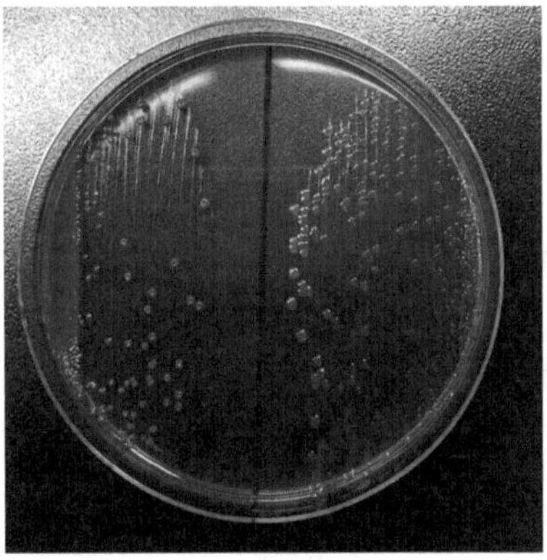

图 9-26　大肠埃希菌（左）和伤寒沙门菌（右）在 SS 琼脂平板的生长现象

3. 双糖铁培养基（double sugar iron agar） 成分主要含基础培养基外，上层含乳糖（乳糖发酵试验）、酚红指示剂、硫酸亚铁铵、硫代硫酸钠（硫化氢试验）等的固体斜面培养基，细菌划线接种；下层含葡萄糖（葡萄糖发酵试验）、酚红指示剂的半固体培养基，细菌穿刺接种（动力试验）。大肠埃希菌、痢疾杆菌、乙型副伤寒沙门菌和伤寒沙门菌在双糖铁培养基的生长现象见图 9-27，及对应结果见表 9-3。

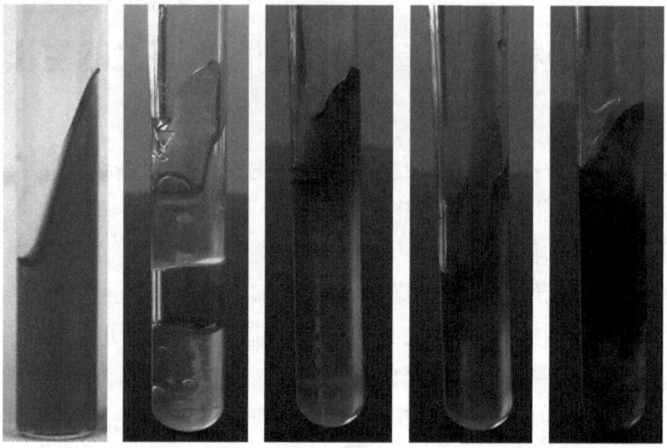

图 9-27 肠道杆菌在双糖铁培养基的生长现象

表 9-3 肠道杆菌在双糖铁培养基的生长现象

培养基	观察内容	大肠埃希菌	痢疾杆菌	伤寒沙门菌	乙型副伤寒沙门菌
上层（固体）	乳糖发酵试验	+	–	–	–
	硫化氢试验	–	–	–/+	++
下层（半固体）	葡萄糖发酵试验	⊕	+	+	⊕
	动力试验	+	–	+	+

注："+"表示产酸或阳性，"–"表示阴性，"⊕"表示产酸产气。

二、粪便标本致病菌分离鉴定的检验程序和方法

【实验材料】

1. 标本　粪便标本或肛拭子。

2. 培养基　SS 琼脂平板、伊红 - 亚甲蓝（EMB）琼脂平板，TCBS 平板、普通营养琼脂平板，双糖铁培养基、微量生化反应管。

3. 试剂　柯氏试剂、志贺菌属诊断血清、沙门菌属诊断血清、EIEC 和 EPEC 诊断血清、药物滤纸片等。

4. 其他　生理盐水、玻片、显微镜等。

【实验方法】

1. 标本的采集与运送　在未用抗生素之前，采集可疑粪便，如疑为痢疾患者的黏液脓血便，疑为霍乱患者的"米泔样大便"等。对不易获得粪便的或排便困难者，可采取肛拭子送检。如不能及时送检，可将粪便标本或肛拭子插入卡 - 布运送培养基。

2. 检验程序与方法　见图 9-28。

【注意事项】

1. 取材　取脓血、黏液样粪便，置入清洁容器内立即送检；若不能及时送检，应用甘油缓冲液盐水保存。若考虑标本中含有霍乱弧菌，应置于 Cary-Blair 保存液中保存和运输。

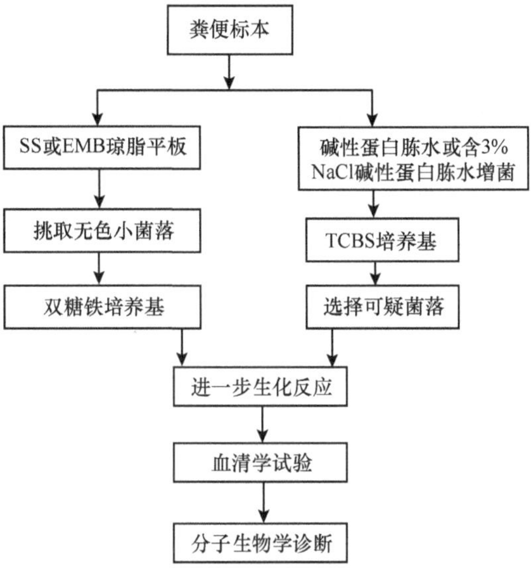

图 9-28　粪便标本致病菌分离鉴定的基本程序

2. 报告方式　"检出 ×× 菌属 ×× 细菌"或 "检出 ×× 型细菌"。药敏试验：敏感……，中敏……，耐药……。

（徐　蕾）

实验五　细菌的药物敏感性试验

【实验目的】

1. 熟悉细菌药物敏感性试验（液体培养基连续稀释法、琼脂扩散试验纸片法）的试验方法、结果判定及意义。

2. 了解药物抑菌、杀菌的基本原理。

【实验原理】

不同抗生素对细菌的杀菌或抑菌能力不同，不同细菌对同一抗菌药物的敏感性也不尽相同。通过药物敏感试验测定细菌对药物的敏感度，对临床治疗中选用抗菌药物、提高临床治疗效果具有重要意义。测定细菌对药物敏感性的常用方法有连续稀释法和琼脂扩散法。连续稀释法可用于测定药物的最低抑菌浓度（minimum inhibitory concentration，MIC）和最低杀菌浓度（minimum bactericidal concentration，MBC），而琼脂扩散法是临床常用的药物敏感性定性测定方法，其中纸片法是琼脂扩散法中最常用和最简便的方法。

一、液体培养基连续稀释法

【实验材料】

1. 菌种　葡萄球菌菌液。

2. 培养基　普通肉汤培养基。

3. 其他　100U/ml 青霉素溶液，无菌小试管，无菌吸管，酒精灯，恒温培养箱等。

【实验方法】

1. 取 10 支无菌小试管，并编号，每管加入肉汤培养基 1ml。

2. 在第 1 管中加入 100U/ml 青霉素溶液 1ml，吹打混匀。从第 1 管中吸取 1ml 青霉素肉汤溶液加入第 2 管，吹打混匀，然后按上法进行倍比稀释至第 9 管，最后从第 9 管中取出 1ml 混合液弃去。第 10 管不加青霉素作为对照管。

3. 每管中加入葡萄球菌菌液各 0.1ml，混匀。置 37℃恒温培养箱 24h 后观察结果。

【实验结果】

以培养基的混浊程度来判断葡萄球菌对青霉素的敏感程度，最高稀释度的抗菌药物仍能抑制细菌生长者为该药物的最低抑菌浓度。

【注意事项】

1. 注意无菌操作。

2. 加入药物后，不用换吸管，直接吹打混匀，进行对倍稀释。

3. 加菌液时，从抗生素浓度低的试管开始。

二、琼脂扩散试验（纸片法）

【实验材料】

1. 菌种　葡萄球菌和大肠埃希菌 18～24h 肉汤培养物各一支。

2. 培养基　普通琼脂平板一个。

3. 其他　100U/ml 青霉素液浸透的滤纸片，1000μg/ml 链霉素液浸透的滤纸片（或商品青霉素、链霉素滤纸片），镊子，恒温培养箱，无菌棉签等。

【实验方法】

1. 用记号笔于琼脂平板底面划一横线，将平板分为两半。

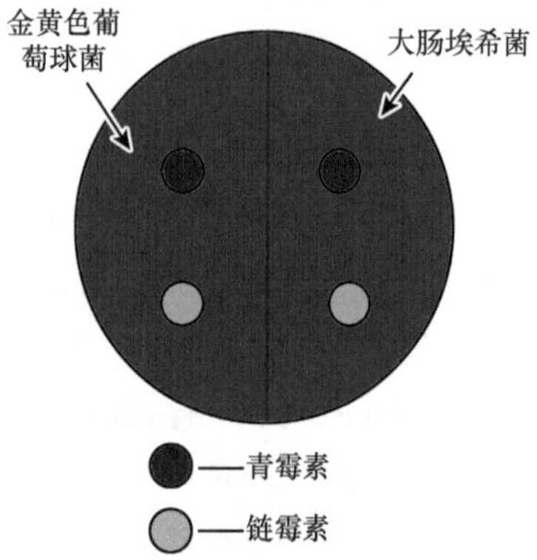

图 9-29　琼脂扩散试验（纸片法）

2. 用无菌棉签蘸取葡萄球菌肉汤培养物，密集涂布接种于琼脂平板之一半（可交叉重复涂布），并于皿底面做上标记。

3. 取另一棉签，用同法取大肠埃希菌培养物接种于琼脂平板的另一半，并标记。

4. 分别用镊子夹取青霉素、链霉素滤纸片，放置于琼脂面上适当的部位，注意滤纸片之间的距离要大致相等（图 9-29）。在放置滤纸片时，应先确定好放置的位置，然后再将滤纸片准确地放置于所选定的部位，并用镊子轻压滤纸片，使之贴紧。

5. 将放有滤纸片的琼脂平板，置 37℃恒温培养箱 18～24h。

【实验结果】

观察在滤纸片周围有无没有细菌生长的抑菌环，并测量其直径大小，再根据所测数值来判定细菌的敏感度。注意对比两种细菌对同一种抗生素敏感性的差异；一种细菌对两种抗生素敏感性的差异。细菌对常用抗生素的敏感度判定参考标准见表 9-4。

表 9-4　常见药敏试验纸片判断标准与其相应的 MIC 近似值

抗菌药物	纸片含药量	抑菌圈直径（mm）			最低抑菌浓度（μg/ml）	
		耐药	中度敏感	敏感	耐药	敏感
青霉素（葡萄球菌）	10U	≤ 20	21～28	≥ 29	≥ 0.2U	≤ 0.1
青霉素（其他细菌）	10U	≤ 11	12～21	≥ 22	≥ 32	≤ 1.5
链霉素	10μg	≤ 11	12～14	≥ 15	≥ 15	≤ 6
氯霉素	30μg	≤ 12	13～17	≥ 18	≥ 25	≤ 12.5
红霉素	15μg	≤ 13	14～17	≥ 18	≥ 8	≤ 2
庆大霉素	10μg	≤ 12	13～14	≥ 15	≥ 8	≤ 4
卡那霉素	30μg	≤ 13	14～17	≥ 18	≥ 25	≤ 6
四环素	30μg	≤ 14	15～18	≥ 19	≥ 12	≤ 4
多黏菌素 B	300U	≤ 8	9～11	≥ 12	≥ 50U	/
磺胺	300μg	≤ 12	13～16	≥ 17	≥ 350	≤ 100
甲氧苯青霉素	5μg	≤ 9	10～13	≥ 14	/	≤ 3
萘啶酸	30μg	≤ 13	14～18	≥ 19	≥ 32	≤ 12

【注意事项】

1. 用无菌棉签蘸取细菌肉汤培养物时不宜过多，如果蘸浸较多时，可在试管壁上挤压棉签，以使多余的菌液流回试管内。

2. 涂菌时，一侧平板区域要完全覆盖有菌液，不要有缝隙。

3. 用后的带菌棉签，应放到指定消毒灭菌的容器中。

4. 操作时，若不慎已将滤纸片掉到未选定的琼脂面上，切勿再移动滤纸片，以免影响试验效果。

（徐　蕾）

实验六　厌氧菌的培养方法及常用厌氧培养基

【实验目的】

1. 掌握常见厌氧菌的形态结构特征。

2. 熟悉常用的厌氧菌培养方法和厌氧培养基。

一、厌氧培养方法和厌氧培养基

人工培养厌氧性细菌时，必须提供无游离氧的气体环境。通常采用的方法是在培养基中加入还原剂以还原培养基中的分子氧，降低培养基的氧化还原电势，或通过物理、化学方法除去培养环境中游离氧，以利于厌氧性细菌生长繁殖。常用的厌氧培养法有保险粉法、厌氧袋法、厌氧灌法、抽气换气法及厌氧培养基。

【实验材料】

1. 菌种　破伤风梭菌或产气荚膜梭菌庖肉培养基培养物。

2. 培养基 血琼脂平板。

3. 器材 恒温培养箱、磨口玻璃干燥器或厌氧培养箱、厌氧袋或厌氧罐、真空泵、酒精灯、接种环等。

4. 试剂 硼氢化钠，保险粉（化学名称为连二亚硫酸钠，与碳酸氢钠混合发生反应而除氧），碳酸氢钠，钯粒，亚甲蓝，1mol/L NaOH，石蜡或凡士林等。

5. 气体 N_2、CO_2、H_2。

【实验方法】

1. 保险粉（连二亚硫酸钠）法 将接种环烧灼灭菌并冷却后，取破伤风梭菌或产气荚膜梭菌庖肉培养基培养物，采用平行划线法接种于血琼脂平板培养基。先在平皿盖表面放置一块双层消毒小纱布，再将高压灭菌的 0.2g 连二亚硫酸钠、0.2g 碳酸氢钠放置于小纱布的中央，加 2 滴无菌水。然后将已接种细菌的血琼脂平板扣盖于平皿盖上，用棉签蘸取已融化的石蜡迅速将四周缝隙封闭。置 37℃恒温培养箱 48h 后观察培养结果。

2. 厌氧袋法 厌氧袋是采用无毒、透明而不透气的复合塑料膜制成的厌氧菌培养袋，内装气体发生管、亚甲蓝指示剂管、钯催化剂、干燥剂（用以吸收袋中过多的水分）。气体发生管内装有 $NaBH_4$（硼氢化钠）、$NaHCO_3$、一支装有 5% 枸橼酸溶液的安瓿，亚甲蓝指示剂管是一只装有还原亚甲蓝溶液的安瓿。厌氧培养时，将已接种细菌的血琼脂平板放置于袋内，将袋口折起再用夹子夹紧，然后折断气体发生管中的枸橼酸安瓿，其中 $NaBH_4$ 与水反应生成氢气，氢气在金属钯的催化下与袋中氧气反应生成水，使袋中形成无氧环境；$NaHCO_3$ 与枸橼酸反应生成二氧化碳，为厌氧菌生长提供所需的二氧化碳环境。数分钟后再折断亚甲蓝溶液的安瓿，若亚甲蓝溶液无色即表示袋内已处于无氧状态，即可将产气袋置于 37℃恒温培养箱内孵育（图 9-30）。

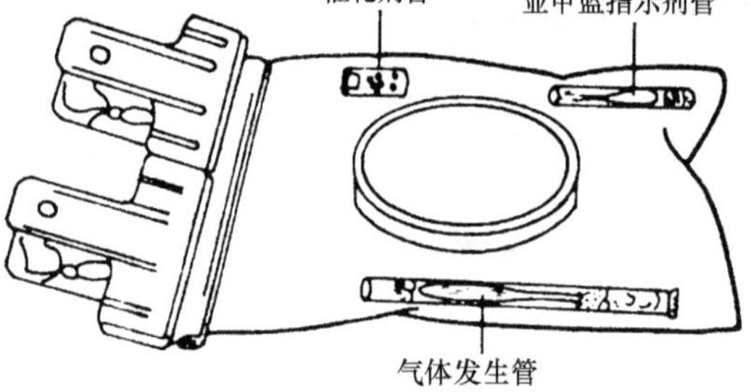

图 9-30 简易厌氧袋

3. 抽气换气法 将真空干燥缸或厌氧罐作为放置培养基的容器，通过用真空泵抽出容器中的氧气，再注入 N_2、CO_2、H_2，以达到厌氧的气体环境的培养方法。具体操作是将已接种细菌的血琼脂平板培养基、催化剂（钯）和指示剂（亚甲蓝）放入真空干燥缸或厌氧罐中，用真空泵将真空干燥缸或厌氧罐抽成负压 99.99kPa/cm^2（750mmHg），再充入无氧氮气，反复 3 次，最后充入 80% N_2、10% H_2 和 10% CO_2 的混合气体。如果指示剂亚甲蓝溶液为无色，表明真空干燥缸或厌氧罐内已达无氧状态，即可将真空干燥缸或厌氧罐置 37 恒温培养箱。

4. 厌氧罐法 是用塑料、有机玻璃或金属制成的圆柱形容器。罐口与盖子通过有旋钮的金属夹子紧紧封闭，有的在盖子上安装有压力表和通气阀门，以便抽换气体。原理和方法同产气袋法和抽气换气法。

5. 厌氧培养基 利用组织氧化耗氧的原理制备的厌氧培养基，如庖肉培养基、石蕊牛奶培养基，破伤风梭菌、产气荚膜梭菌等厌氧菌可在庖肉培养基中生长。

【实验结果】

在血琼脂平板上可观察到破伤风梭菌或产气荚膜梭菌生长的菌落，注意观察菌落特征。

破伤风梭菌为薄膜状爬行生长，伴β溶血（图 9-31）。产气荚膜梭菌伴双层溶血环，内环为不完全溶血，外环为完全溶血（图 9-32）。

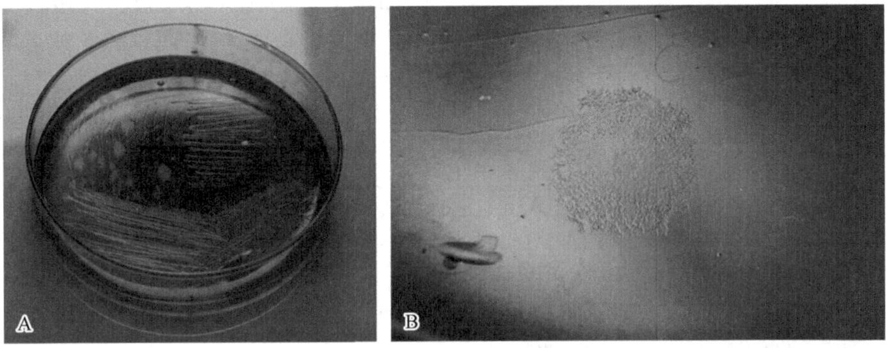

图 9-31　破伤风梭菌菌落

A. 菌落；B. 溶血

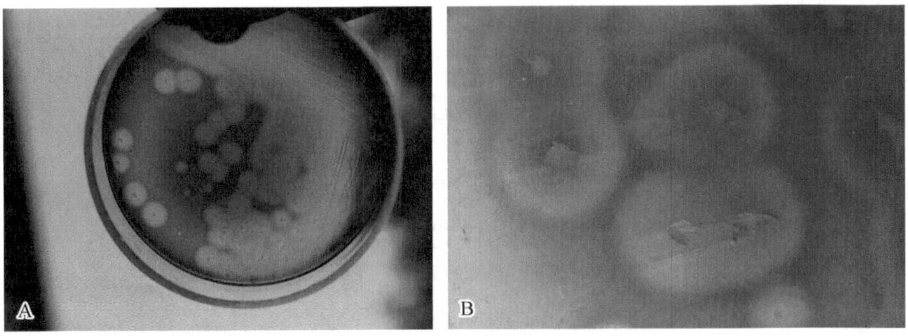

图 9-32　产气荚膜梭菌菌落

A. 菌落；B. 双层溶血环

破伤风梭菌在庖肉培养基中生长，使肉汤变混浊，并产生气体（图 9-33）。产气荚膜梭菌在石蕊牛奶培养基中生长可分解乳糖产酸，使牛乳中的酪蛋白凝固；并产生大量气体，将凝固的酪蛋白冲散成蜂窝状，凡士林被推向试管口，形成“汹涌发酵”现象（图 9-34）。

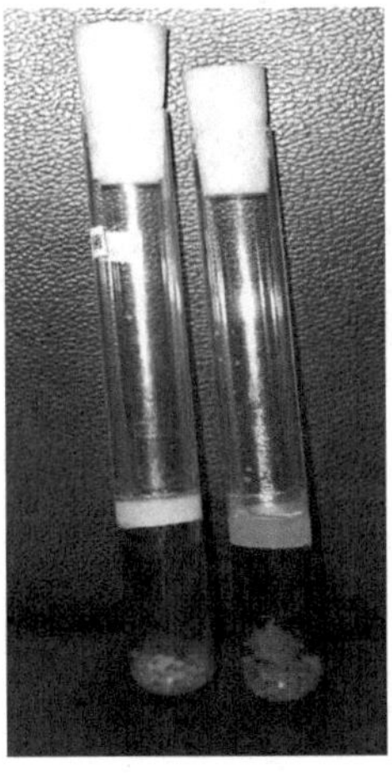

图 9-33　破伤风梭菌在庖肉培养基中生长现象

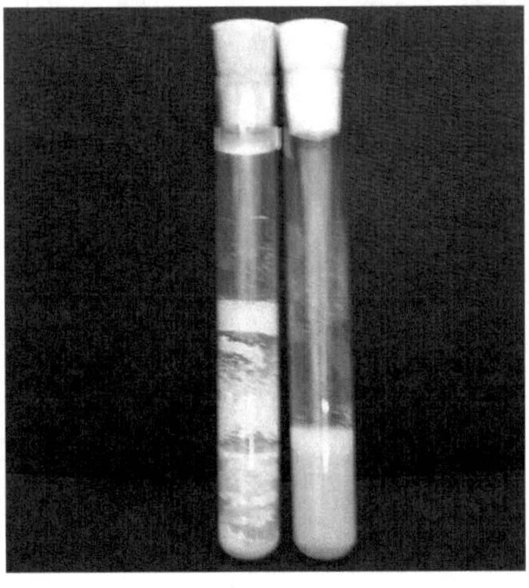

图 9-34　产气荚膜梭菌在石蕊牛奶培养基中“汹涌发酵”

【注意事项】

1. 用过的催化剂钯粒需干烤 160℃ 2h 可恢复活力而重复使用。

2. 接种时，先将培养基凡士林置于火焰上微加热使之融化，然后接种，接种完毕后再微加热，最后将培养基直立于试管架上，等凡士林密封后至 37℃恒温培养箱培养。

3. 接种后或取菌种后，所用接种环应在火焰中心灼烧灭菌，以避免芽孢扩散而造成污染或传染。

二、常见厌氧菌的形态结构观察

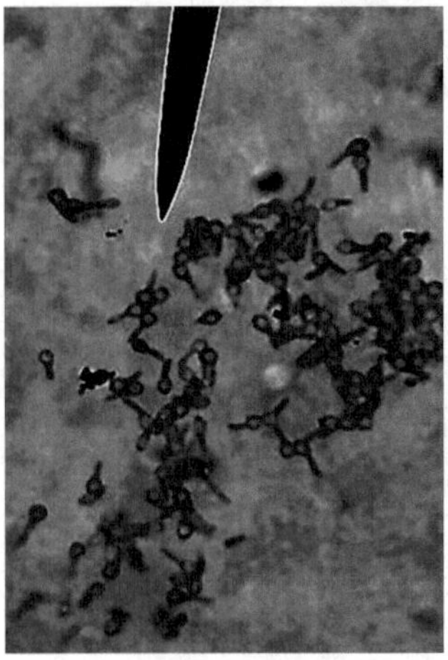

图 9-35 破伤风梭菌芽孢（亚甲蓝染色，1000×）

【实验材料】

示教标本片：芽孢（破伤风梭菌）、荚膜（产气荚膜梭菌）、双歧杆菌。

【实验方法】

在油镜下观察，注意观察破伤风梭菌的芽孢、产气荚膜杆菌的荚膜和双歧杆菌的形态特征，将观察到的结果绘于记录本上，并加以适当的叙述。

【实验结果】

1. 破伤风梭菌 菌体细长呈杆状，芽孢正圆形，位于菌体顶端，比菌体宽（图 9-35）。

2. 产气荚膜杆菌 菌体呈粗大杆状，周围未着色的空泡即为荚膜（图 9-36）。

3. 双歧杆菌 革兰氏染色阳性杆菌，一端或两端分枝，不规则排列（图 9-37）。

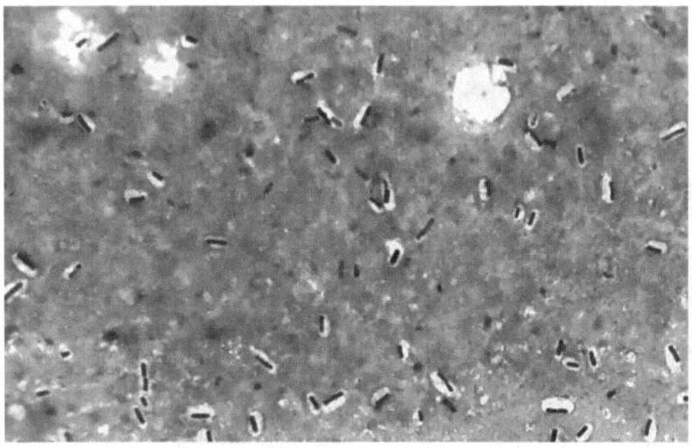

图 9-36 产气荚膜杆菌荚膜（荚膜负染色，1000×）

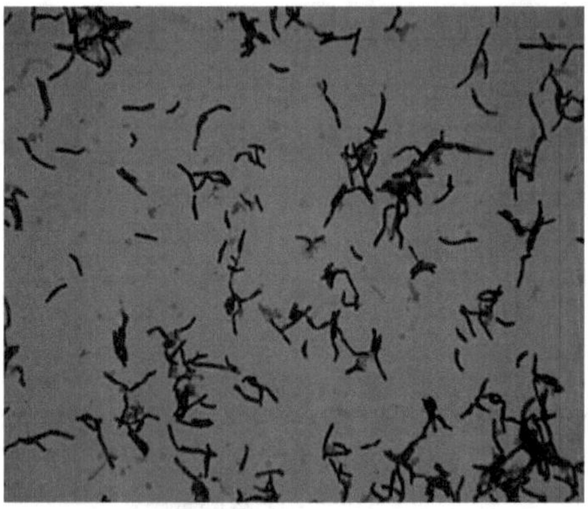

图 9-37 双歧杆菌（革兰氏染色，1000×）

（徐 蕾）

实验七 结核分枝杆菌的抗酸染色法

【实验目的】

掌握齐 - 内（Ziehl-Neelsen）抗酸染色的原理、方法及结果观察。

【实验原理】

分枝杆菌菌体中所含有的分枝菌酸具有很强的抗酸性，被石炭酸复红着色后，在一定时间内不被盐酸乙醇脱色，故菌体被染成红色，亦称为“抗酸杆菌”。而非抗酸菌被石炭酸复红着色后，易被盐酸乙醇脱色，被亚甲蓝染成蓝色。抗酸染色法在临床上是鉴别分枝杆菌的重要方法之一。

【实验材料】

1. 标本　收集临床肺结核患者的痰液、结核性胸膜炎患者的胸腔积液、结核性腹膜炎患者的腹水、结核性脑膜炎患者的脑脊液等临床标本、耻垢分枝杆菌纯培养物。若为临床标本应置水浴 62～63℃中加热 15min 消毒，杀死分枝杆菌后再用于学生实验。

2. 染色液　碱性石炭酸复红乙醇染色液，3% 盐酸乙醇脱色液，碱性亚甲蓝染液。

3. 其他　酒精灯、接种环、载玻片、香柏油、二甲苯、光学显微镜、镜头纸等。

【实验方法】

1. 制作涂片　以肺结核患者痰标本为例，将接种环在酒精灯火焰上烧灼灭菌、待冷却后，用接种环蘸取少许痰液，直接涂成直径约 1cm 大小的涂片，自然干燥或酒精灯火焰上微微加热干燥后火焰固定。

2. 染色

（1）初染：用吸管吸取石炭酸复红乙醇染色液滴加于涂片标本面上，以盖满涂片标本面为宜。然后将涂片置于酒精灯火焰上方微微加热，至染液出现蒸汽后将涂片脱离火焰，保持染色 3～5min。用流水轻轻洗净染色液。

（2）脱色：用吸管滴加 3% 盐酸乙醇脱色液，轻轻摇动涂片保持 30～60s，直至涂片无红色。用流水轻轻洗净脱色液。

（3）复染：用吸管滴加碱性亚甲蓝染液染色 30～60s，用流水轻轻洗净染色液。

3. 镜检　待染片自然干燥或在酒精灯火焰上微微加热干燥后油镜下观察。

【实验结果】

在油镜下，可见结核分枝杆菌呈红色，菌体细长略带弯曲。非抗酸细菌和涂片中的其他成分均被染成蓝色（图 9-38、图 9-39）。

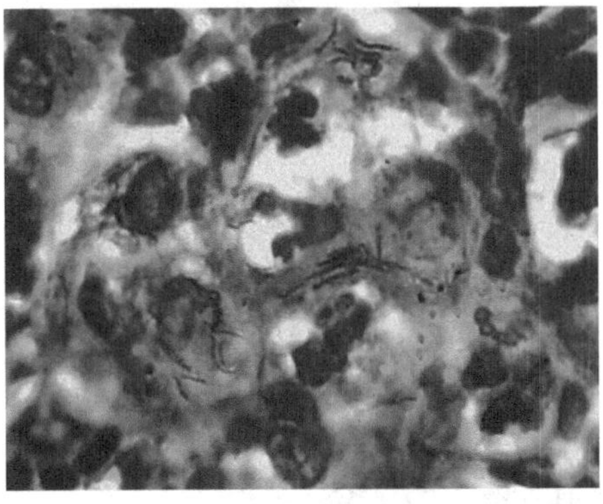

图 9-38　肺组织中结核分枝杆菌（Ziehl-Neelsen 抗酸染色，1000×）

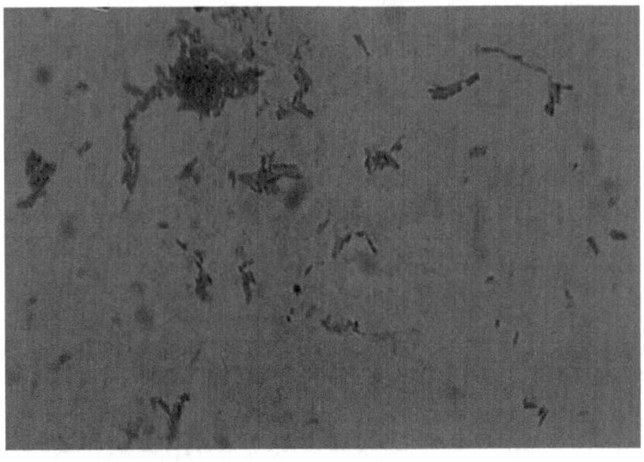

图 9-39　耻垢分枝杆菌纯培养物（Ziehl-Neelsen 抗酸染色，1000×）

【注意事项】

1. 如果为肺结核患者痰标本，实验室需符合相应生物安全要求，并应先将细菌灭菌处理。

2. 石炭酸复红乙醇染色液进行加温染色时，切勿将染色液加温至沸腾，并注意始终保持染色液盖满涂片标本面，染色途中可添加染色液。

（徐　蕾）

实验八　螺旋体、衣原体、立克次体、支原体的检查

【实验目的】

1. 掌握奋森疏螺旋体的形态特征及检查方法。

2. 熟悉沙眼衣原体包涵体的形态染色特征、立克次体的形态特征和支原体菌落的特点。

3. 了解支原体培养特性及方法；钩端螺旋体培养方法及培养基。

一、奋森疏螺旋体形态观察

【实验材料】

1. 牙签、载玻片、接种环、生理盐水、革兰氏染色液。

2. 显微镜、香柏油、擦镜纸等。

【实验方法】

先用接种环在载玻片上加生理盐水一环，再用牙签挑取口腔牙垢少许置于加有生理盐水的载玻片上，用牙签将牙垢磨碎与生理盐水混匀，标本干燥后，火焰固定。革兰氏染色后在油镜下观察结果。

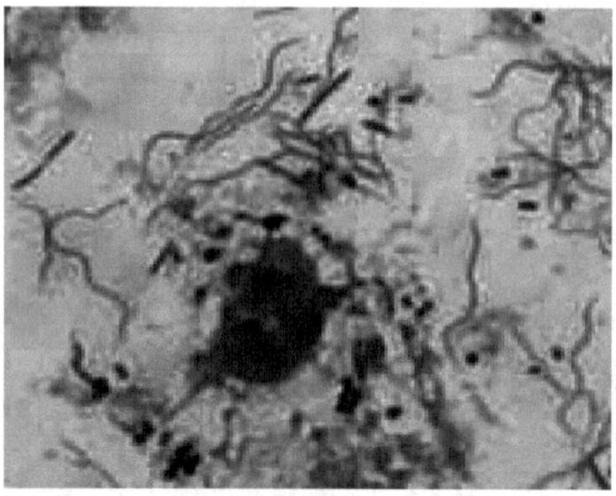

图 9-40　奋森疏螺旋体（革兰氏染色，1000×）

【实验结果】

油镜下可见奋森疏螺旋体菌体纤细、有3～10个不规则的螺旋，革兰氏阴性。同时可见大量革兰氏阴性梭杆菌及其他不同形态、不同染色性的细菌（图 9-40）。

【注意事项】

挑取牙垢时一定要注意取材部位，最好取磨牙牙缝或接近牙龈处的牙垢，比较容易找到螺旋体；一定要将牙垢分散与生理盐水混匀，否则不利于观察。

二、沙眼衣原体包涵体形态观察

【实验材料】

1. 沙眼病患者眼结膜刮片标本或沙眼衣原体感染 McCoy 细胞培养物。

2. PBS缓冲液，吉姆萨染液。吉姆萨染液的配制：吉姆萨染液粉1.0g，甘油66ml，甲醇66ml。

3. 显微镜、香柏油、擦镜纸、载玻片、巴氏吸管等。

【实验方法】

将沙眼病患者眼结膜刮片标本或沙眼衣原体感染McCoy细胞培养物涂片标本，用丙酮固定30min，PBS缓冲液冲洗标本片，晾干；用吉姆萨染液染色30min，PBS缓冲液冲洗，干燥后油镜检查。

【实验结果】

油镜下可见存在于细胞质中的沙眼衣原体包涵体，大小不等，形态各样，呈帽状、桑葚状或散在，紫色（图9-41）。

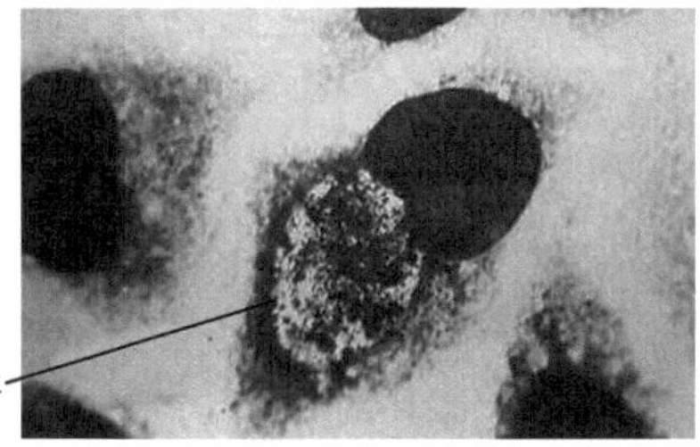

图9-41　沙眼衣原体包涵体（吉姆萨染色，1000×）

三、立克次体形态观察

【实验材料】

1. 立克次体培养物。

2. 吉姆萨染液。

3. 显微镜、香柏油、擦镜纸、载玻片、接种环等。

【实验方法】

用接种环取立克次体培养物涂片，干燥后经火焰固定；滴加吉姆萨染液染色30min，水洗，干燥后油镜检查。

【实验结果】

油镜下可见立克次体呈紫色，大小不等，形态多数呈球杆状，亦有球形、杆形或丝状等形态（图9-42）。

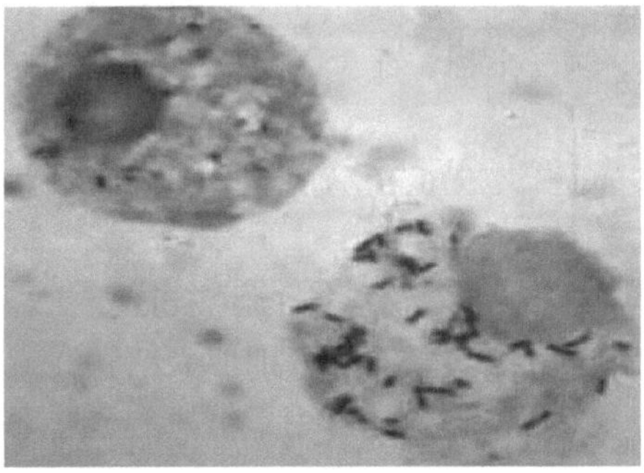

图9-42　立克次体（吉姆萨染色，1000×）

四、支原体菌落的观察

【实验材料】

1. 支原体培养物标本。

2. 含血清和酵母浸液的琼脂，光学显微镜等。

【实验方法】

1. 接种支原体　将支原体标本接种含血清和酵母浸液的琼脂中，37℃培养，1周后观察结果。

2. 观察菌落特征　光镜下从大小、形态等方面观察支原体菌落特征。

【实验结果】

支原体菌落呈圆形，微小，中心致密隆起且深入至固体培养基里面，边缘薄而充满颗粒，较透明，呈典型的“油煎蛋”样菌落（图 9-43）。

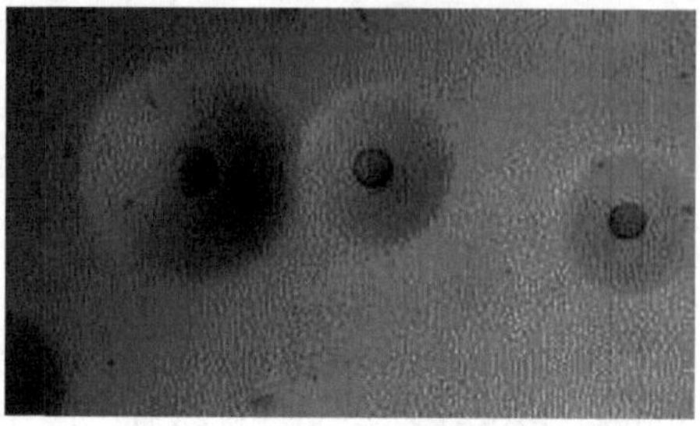
图 9-43　支原体“油煎蛋”样菌落

五、支原体的分离培养

支原体能在无生命的人工培养基中生长繁殖，但营养要求高，需在含血清的营养丰富的培养基上才能良好生长，而且生长缓慢，需培养 1～2 周方可观察其生长现象。

【实验材料】

1. 菌种　肺炎支原体液体培养物。
2. 培养基　支原体培养基，支原体培养和鉴别用液体培养基。
3. 其他　接种环，酒精灯，显微镜等。

【实验方法】

1. 培养基制备

（1）支原体培养基

成分：牛心浸液 1000ml，酵母浸膏 35g，蛋白胨 10g，氯化钠 5g，琼脂粉 14g。

制作方法：将以上成分混合，加热溶解，调整 pH 至 7.6，以 121.3℃高压蒸汽灭菌 20min，取出冷却至 80℃，加入灭菌的 20% 葡萄糖溶液 5ml 及醋酸铊 2.5ml、青霉素 G（20 万 U/ml）0.5ml。冷却至 50℃左右加入小牛血清 20ml，倾注平板，置 4℃冰箱内保藏备用。

（2）支原体培养和鉴别用液体培养基

成分：牛心浸液 74ml，0.5% 酚红 1ml，10% 酵母浸出液 5ml，马血清 10ml，10% 葡萄糖（10% 精氨酸、10% 尿素）溶液 10ml。

制作方法：将牛心浸液、酚红、酵母浸出液、马血清混合，加入葡萄糖，调整 pH 至 7.4，过滤除菌后分装无菌试管，每管 5ml，即可用于葡萄糖分解试验。同法分别加入精氨酸或尿素溶液，调整 pH 至 7.0，过滤除菌后分装无菌试管，每管 5ml，即可用于精氨酸和尿素分解试验。

2. 支原体接种　接种环烧灼灭菌，冷却后取肺炎支原体液体培养物，平行划线接种于支原体培养基平板上，或接种于液体培养基中，二氧化碳培养法于 37℃培养 7～14 天观察结果。

【实验结果】

1. 菌落观察　用低倍镜观察固体培养基上的支原体菌落。支原体菌落为圆形，边缘整齐，中心致密隆起，周围薄而透明，形似“油煎蛋”样。

2. 鉴别结果观察　肺炎支原体能分解葡萄糖产酸，使培养基中的酚红指示剂变黄，但不分解尿素及利用精氨酸，故后两种培养基指示剂不变色。解脲脲原体能分解尿素，使尿素培养基中的酚红指示剂变红。

六、钩端螺旋体的分离培养

钩端螺旋体是致病性螺旋体中唯一可以在人工培养基中培养的螺旋体。钩端螺旋体对营养要求较高，生长缓慢，常在培养基中加入 10% 新鲜、灭活的兔血清及长链脂肪酸。

【实验材料】

1. 菌种　钩端螺旋体菌液，患者血液、尿液、实验动物的组织标本等。

2. 培养基　柯索夫（Korthof）培养基（液体培养基）。

3. 其他　酒精灯，毛细吸管，暗视野显微镜等。

【实验方法】

1. 柯索夫培养基制备

成分：蛋白胨 0.4g，氯化钠 0.7g，氯化钾 0.02g，碳酸氢钠 0.01g，磷酸氢二钠 0.48g，磷酸二氢钾 0.09g，无菌的新鲜、灭活兔血清 50ml。

制作方法：将上述除兔血清外的各成分加入 500ml 蒸馏水中，加热融化，调整 pH 至 7.2，121.3℃高压蒸汽灭菌 20min，冷却后加入兔血清，分装中号试管，每管 10ml，置 4℃冰箱内保藏备用。

2. 培养方法　以无菌操作方法取钩端螺旋体菌液 0.1ml 接种到 10ml 柯索夫培养基试管中，30℃孵育 7～14 天观察结果。

【实验结果】

逐日观察钩端螺旋体在柯索夫培养基中的生长情况。1～2 周后可见液体培养基呈半透明云雾状混浊。7～10 天后的培养物可在暗视野显微镜下观察，如观察到运动活泼的钩端螺旋体，则确定有钩端螺旋体生长，分离培养结果为阳性。

（田一玲）

第二节　真　　菌

真菌是一大类真核细胞型微生物，具有典型的细胞核和完善的细胞器。真菌在自然界中分布广泛，种类繁多，其中绝大多对人类有益，少数对人类有害，可引起人类及动、植物的疾病。真菌比细菌大几倍到十几倍，分为单细胞真菌和多细胞真菌两类。单细胞真菌为圆形或椭圆形，多细胞真菌有菌丝和孢子结构。

实验一　真菌形态结构的观察和分离培养

【实验目的】

1. 掌握常见真菌的形态、结构特征；多细胞真菌菌丝、孢子的形态结构；白假丝酵母菌和新生隐球菌形态结构；常见真菌的菌落特征。

2. 熟悉真菌的培养方法。

3. 了解真菌的接种方法。

一、真菌形态、结构的观察

【实验材料】

1. 青霉菌、石膏样小孢子菌小培养示教片。

2. 白假丝酵母菌小培养示教片，新生隐球菌墨汁负染示教片。

【实验方法】

于示教片标本处滴加香柏油，用高倍镜或油镜依次观察。

【实验结果】

1. 青霉菌　可见有隔的竹节样菌丝，菌丝侧支末端为圆形或卵圆形成堆排列的小分生孢子（图 9-44）。

2. 石膏样小孢子菌　可见有隔的菌丝，其端为大的椭圆形或梭形大分生孢子（图 9-45）。

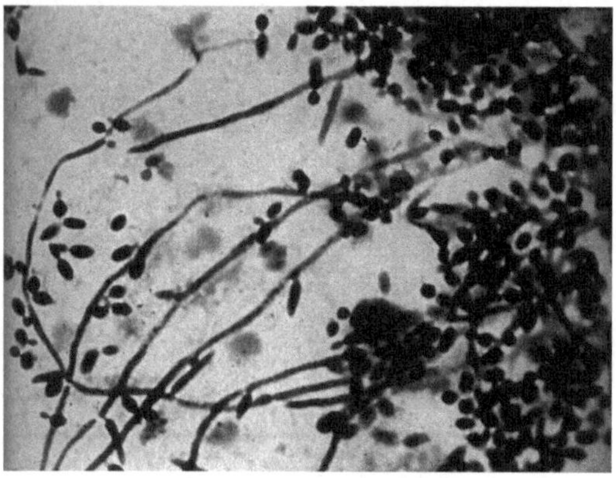

图 9-44　小分生孢子（棉蓝染色，400×）

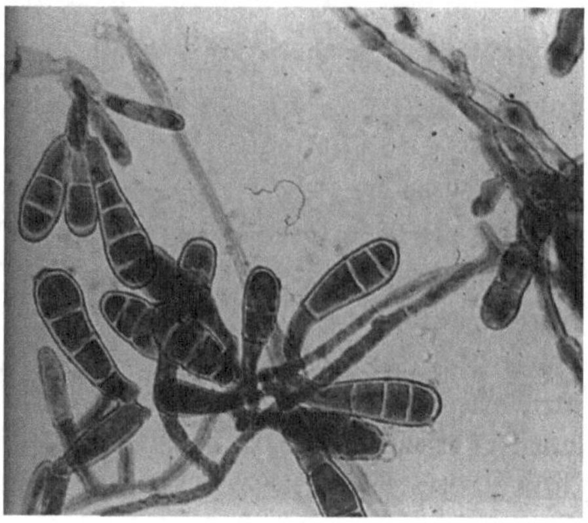

图 9-45　大分生孢子（棉蓝染色，400×）

3. 白假丝酵母菌　可见圆形或卵圆形的菌体、芽生孢子及假菌丝，在假菌丝顶端、侧缘或中间可见厚壁的厚膜孢子（图 9-46）。

4. 新生隐球菌　在黑色背景中可见单个圆形或卵圆形的透亮菌体，外周有一圈透明的肥厚荚膜，也可见芽生孢子（图 9-47）。

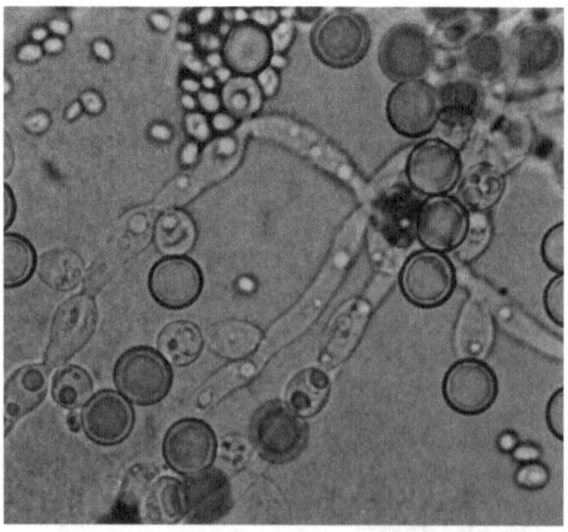

图 9-46　厚膜孢子、芽生孢子、假菌丝（400×）

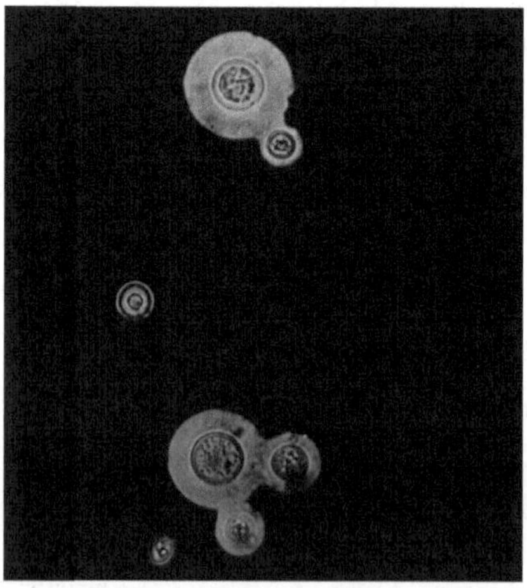

图 9-47　新生隐球菌（墨汁负染，1000×）

二、真菌生长现象的观察

【实验原理】

真菌有单细胞及多细胞两种。单细胞真菌呈圆形或卵圆形，有酵母菌和类酵母菌，在固体培养基上形成酵母型、类酵母型菌落；多细胞真菌由菌丝和孢子组成，并交织成团，称为丝状菌或霉菌，在固体培养基上，形成丝状菌落，如皮肤癣菌、曲霉菌等。不同真菌菌丝、孢子的形态各不相同，菌落特征也有明显差异，是鉴别真菌的重要依据。

【实验材料】

1. 菌种　白假丝酵母菌、新生隐球菌和皮肤丝状菌。

2. 培养基　沙氏葡萄糖琼脂培养基。

【实验方法】

1. 接种真菌　将新生隐球菌和白假丝酵母菌以划线法接种，接种于沙氏葡萄糖琼脂上，置37℃恒温培养箱培养；皮肤丝状菌以接种钩取材，点种于沙氏葡萄糖琼脂上，置22～28℃恒温培养箱。1周后观察真菌生长情况。

2. 观察菌落特征　待真菌生长后，从真菌的生长速度、菌落大小、菌落性质、菌落颜色、菌落底部等方面观察真菌的菌落特征。

【实验结果】

1. 新生隐球菌　为酵母型菌落（yeast type colony）。菌落外观光滑、湿润，柔软而致密、呈乳酪样，一般为乳白色，与细菌菌落相似。

2. 白假丝酵母菌　为类酵母型菌落（yeast like colony）。菌落外观与酵母型菌落相似，但菌落底部有假菌丝伸入培养基内生长。

3. 皮肤丝状菌　为丝状菌落（filamentous type colony）。菌落比细菌菌落大，质地疏松，呈棉絮状、绒毛状或粉末状等，菌落与培养基连接紧密，不易挑起，根据真菌种类不同，可形成不同颜色。

【注意事项】

由于多细胞真菌的孢子容易在环境中播散，因此在观察菌落时，不要随意打开平板及试管，以免造成实验室污染。

三、真菌的分离培养

真菌对营养的要求较低，实验室培养真菌常用的经典培养基是沙氏葡萄糖琼脂培养，最适pH为4～6，但大多数真菌在pH2～9范围内均可生长；真菌生长的最适温度为22～28℃，但有的病原性真菌需在37℃条件下才能良好生长，此外，培养真菌还需要较高的湿度与氧气。真菌生长缓慢，一般需培养1周后才能观察到生长现象。

【实验材料】

1. 菌种　新生隐球菌、白假丝酵母菌、表皮癣真菌琼脂斜面培养物。

2. 培养基　沙氏葡萄糖琼脂斜面培养基。

成分：蛋白胨10g，葡萄糖40g，琼脂20g，蒸馏水1000ml。

制作方法：将上述成分混合后加热融化，纱布过滤，调整pH，以121.3℃高压蒸汽灭菌 20min，制成琼脂斜面，置 4℃冰箱内保藏备用。

3. 其他　酒精灯，接种环，载玻片，盖玻片，显微镜等。

【实验方法】

1. 普通培养（大培养）　以无菌操作方法用接种环挑取新生隐球菌、白假丝酵母菌、表皮癣真菌琼脂斜面培养物，分别点种于沙氏葡萄糖琼脂斜面培养基上，置 37℃培养，1 周后观察真菌生长情况。

2. 小培养　以无菌操作方法将加热融化的沙氏葡萄糖琼脂倾注于无菌培养皿中，待凝固后，将琼脂以无菌操作方法切成约 0.5cm 的方块。将琼脂方块移放到灭菌的载玻片上，用接种环挑取表皮癣真菌琼脂斜面培养物，接种在琼脂小块培养基四边，盖上无菌盖玻片。将其放入有一定湿度的无菌平皿内，置 22℃培养 3～5 天观察生长情况。

【实验结果】

1. 普通培养　在沙氏葡萄糖琼脂斜面培养基上可观察到真菌的三种典型菌落。

（1）酵母型菌落：接种新生隐球菌的沙氏葡萄糖琼脂斜面培养基上形成此型菌落。菌落特征与细菌菌落相似。菌落较大，近似圆形，表面光滑湿润，柔软而致密，呈乳白色或奶酪色。

（2）类酵母型菌落：接种白假丝酵母菌的沙氏葡萄糖琼脂斜面培养基上形成此型菌落。菌落特征与酵母型菌落相似，但在菌落底部有芽样小根（假菌丝）伸入培养基内生长。

（3）丝状菌落：接种表皮癣真菌的沙氏葡萄糖琼脂斜面培养基上形成此型菌落。菌落质地疏松，由许多菌丝体构成，与培养基连接紧密，呈黄绿色绒毛状。

2. 小培养　将小培养的载玻片置于高倍显微镜下观察真菌的菌丝和孢子。

实验二　皮肤真菌的检查

【实验目的】

熟悉皮肤真菌的检查方法。

【实验材料】

1. 皮癣的皮屑或甲癣的甲屑标本。

2. 10%～20% 氢氧化钠溶液或氢氧化钾溶液，乳酸酚棉蓝染液。

3. 载玻片、盖玻片、小镊子等。

【实验方法】

1. 不染色标本检查　用镊子将小片皮屑或甲屑放在载玻片上，滴加 1～2 滴 10%～20% 氢氧化钠溶液或氢氧化钾溶液，加上盖玻片，在火焰上微微加热，使角质溶解，软化，待组织标本透明后镜检。

2. 染色标本检查　取洁净玻片一块，滴加乳酸酚棉蓝染液 1 滴，用镊子将皮屑或甲屑标本放于染色液中，盖上盖玻片，然后镜检。

【实验结果】

显微镜观察：先在低倍镜下观察，然后换用高倍镜检查，主要观察真菌的菌丝和孢子。

（田一玲）

第三节　病　　毒

病毒（virus）是形态最微小、结构最简单的非细胞型的微生物。病毒的基本特征包括：病毒体积微小，必须用电子显微镜放大才能观察；结构简单，只有一种核酸；严格的活细胞内寄生；以核酸复制的方式进行增殖。在微生物引起的疾病中，由病毒引起的疾病约占75%。常见的病毒性疾病有肝炎、流行性感冒及艾滋病等。

实验一　病毒的基本性状

【实验目的】

1. 掌握病毒的基本形态、结构及生物学特性。
2. 熟悉病毒感染细胞病变的特点和狂犬病毒包涵体的特点。

一、病毒形态结构观察

【实验原理】

病毒个体非常微小，一般用电子显微镜放大上万倍才能观察到病毒的形态结构特征。形态上，感染人类或动物的病毒多数呈现球形或近似球形，而感染细菌的病毒多呈现蝌蚪状，感染植物病毒呈杆状。因电镜为大型精密仪器，样品前期处理和仪器操作需要专业人员参与，因此常用不同病毒的电镜图片为材料观察了解病毒形态和结构。

【实验材料】

病毒学录像片，不同病毒的电镜照片，病毒模型。

【实验结果】

感染人类病毒大多呈现球形和近似球形，病毒分为裸露病毒和包膜病毒，裸露病毒结构主要由核酸和衣壳组成，而包膜病毒主要由核酸、衣壳和包裹在最外层的包膜组成。

【注意事项】

医学病毒往往具有潜在致病性，因此实际电镜操作过程中需要特别注意生物安全问题。

二、病毒的致细胞病变作用观察

【实验原理】

病毒属于非细胞型微生物，其生存方式为专性活细胞内寄生。病毒体内细胞内大量复制增殖过程中，细胞核、细胞膜、内质网、线粒体均可被损伤，导致细胞裂解死亡。体外实验中，细胞培养后，接种病毒，经一定时间后，可用显微镜观察到细胞变圆、坏死、从瓶壁脱落等一些细胞形态学改变现象，称为致细胞病变作用（cytopathic effect，CPE）。各种细胞病变情况随病毒种类和所在细胞不同而有差异，因此有鉴别病毒的作用，并可作为某些病毒增殖的指标。

【实验材料】

1. 正常兔肾细胞培养物和感染腺病毒的兔肾细胞培养物。

2. 光学显微镜。

【实验方法】

光镜下观察正常兔肾细胞培养物和感染腺病毒的兔肾细胞培养物涂片。

【实验结果】

光镜下可见正常兔肾细胞为多角形上皮细胞，单层排列，整齐致密，而感染腺病毒的兔肾细胞即病变细胞则变圆、肿胀，聚集呈葡萄状，以后缩小并从组织中脱落（图 9-48，图 9-49）。

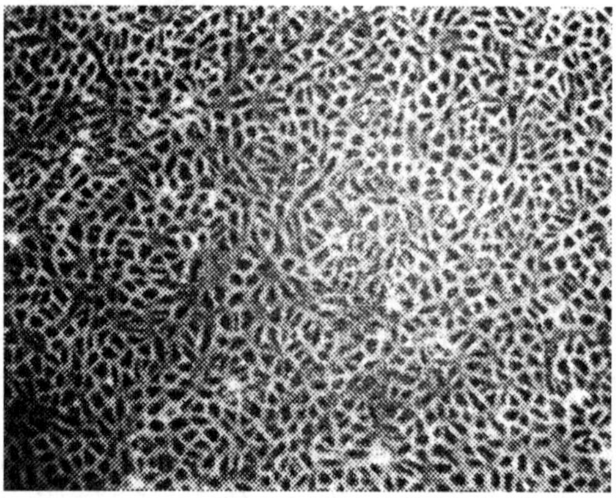

图 9-48 正常细胞

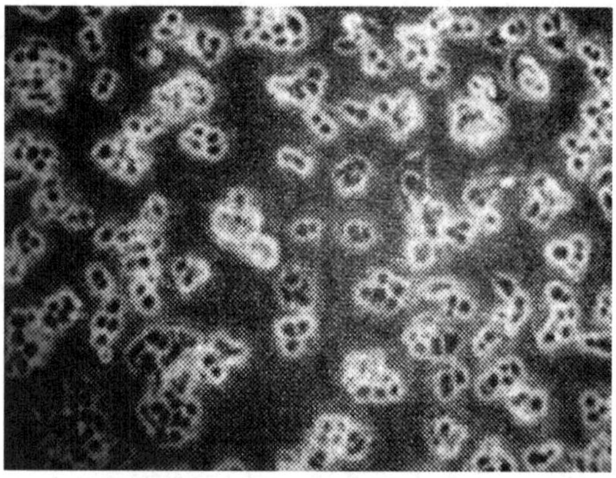

图 9-49 病变细胞

三、病毒包涵体的观察

【实验原理】

某些病毒感染后，在宿主细胞内可形成圆形或椭圆形的斑块状结构，经染色后，用普通光学显微镜可观察到，称为病毒包涵体（inclusion body）。有些病毒包涵体是病毒颗粒聚集而成，有些是病毒增殖的痕迹，或是病毒增殖留下的细胞反应产物。不同病毒的包涵体特点各不相同，有的位于胞质内（狂犬病毒），有的在胞核内（疱疹病毒），或胞质、胞核同时存在（麻疹病毒）；有嗜酸性包涵体或嗜碱性包涵体。包涵体有鉴别意义，而且可作为病毒增殖的指标。

【实验材料】

狂犬病毒包涵体玻片标本，光学显微镜等。

【实验方法】

取尸检或病犬脑组织海马回部切片，HE 染色，在光学显微镜油镜下观察。

【实验结果】

狂犬病毒主要侵犯中枢神经系统，在神经细胞中大量增殖，取尸检或病犬脑组织切片，染色后即可观察到神经细胞胞质内的狂犬病毒包涵体。光镜下观察可见狂犬病毒包涵体位于神经细胞胞质中，染成鲜红色，为嗜酸性，呈圆形或椭圆形，一个或多个，而神经细胞呈三角形，细胞核为蓝色，胞质呈淡红色，狂犬病毒包涵体又称内氏小体（Negri body），有诊断价值（图 9-50、图 9-51）。

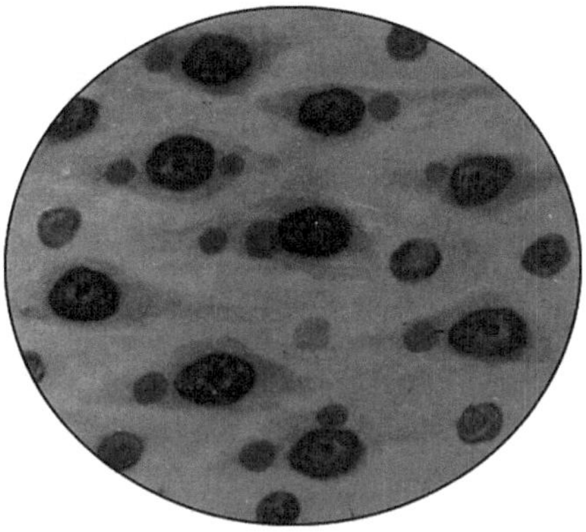

图 9-50　狂犬病毒包涵体

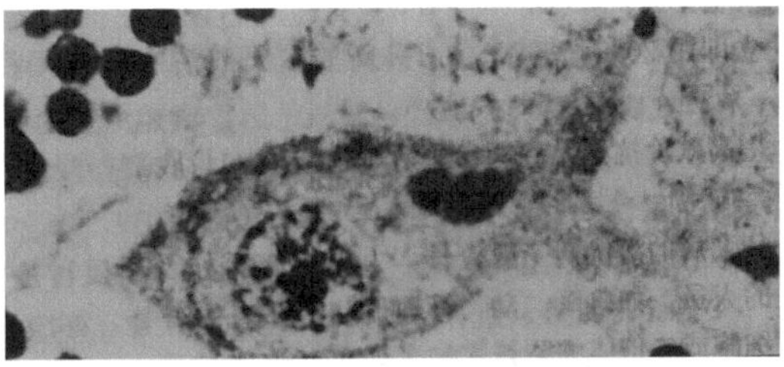

图 9-51　狂犬病毒包涵体

实验二　病毒的分离培养

病毒为专性活细胞内寄生的非细胞型微生物。病毒分离培养是病毒生物学特性研究、疫苗研制、临床疾病诊断和药物评估等方面的重要方法。由于病毒是严格活细胞寄生的微生物，所以必须在活体细胞内才能增殖。根据细胞的不同来源及其培养条件，人工培养病毒的方法主要分为组织培养法（器官培养法、移植培养法和细胞培养法）、鸡胚接种法和动物接种法。其中以组织培养法中的细胞培养应用最为广泛。

【实验目的】

熟悉病毒的分离、培养和鉴定方法。

一、细胞培养法

【实验原理】

实验室常用的细胞有原代细胞如鸡胚单层细胞、人胚肾（HEK）及猴肾细胞（PMK）；传代细胞如人宫颈癌（HeLa）细胞、人喉癌（Hep-2）细胞及非洲绿猴肾（Vero）细胞、犬肾上皮连续细胞系（MDCK）等；二倍体细胞如人胚肺（HEL）细胞等。原代和传代细胞培养是常用的病毒培养分离方法，同时细胞培养常用来检测病毒的感染效价。本实验简单介绍 MDCK 细胞分离培养流感病毒方法。

【实验材料】

1. 细胞　MDCK 细胞。
2. 材料　临床样品、胰酶、HEPES 缓冲液、DMEM 培养基、牛血清蛋白。
3. 其他　5% CO_2 培养箱、细胞培养瓶、培养板、移液管等。

【实验方法】

（1）75%～90% 成片 MDCK 细胞的准备：DMEM 培养液培养 MDCK 细胞，用 40× 物镜观察，当细胞生长覆盖 75%～90% 培养瓶底时，无菌移液管吸取 6mL Hank's 液清洗细胞 3 遍。

（2）细胞培养瓶的接种：无菌的移液管吸取适量临床标本置于细胞培养瓶中，温和摇动数次；然后放于37℃，5%CO_2培养箱中吸附1～2h；吸出标本液，用10ml的无菌移液管吸取6ml Hank's液分别清洗细胞2遍。然后加入6ml病毒生长液于细胞培养瓶中。

（3）培养观察：细胞培养瓶置于33～35℃恒温培养箱培养，每日观察细胞病变情况（细胞病变的特征是细胞肿胀圆化，细胞间隙增大，细胞核固缩或破裂，严重时细胞部分或全部脱落）。

（4）细胞培养物的收获：当75%～100%细胞出现病变时进行收获，收获之前可以将细胞放于–70℃冰箱，冻融1～2次，以提高收获标本的病毒滴度。即使无细胞病变也应该于接种后第7天收获。收获病毒液时，先温和摇动细胞瓶数次，然后用10ml无菌移液管吸取病毒液置于15ml无菌离心管中，混匀病毒。收获的病毒液可以立即进行后续试验，或冻于–80℃冰箱待以后试验使用。

【实验结果】

细胞培养的流感病毒能看到CPE。

【注意事项】

流感病毒的MDCK细胞培养分离操作必须至少在生物安全等级2级（BSL-2）以上实验室的生物安全柜中进行，且操作必须严格进行相应等级防护。

二、鸡胚培养法

【实验原理】

鸡胚对多种病毒敏感。对某些呼吸道病毒如正黏病毒、副黏病毒、痘类病毒、疱疹病毒和某些脑炎病毒很敏感。根据病毒种类不同，可将标本接种于鸡胚的羊膜腔、尿囊腔、卵黄囊或绒毛尿囊膜上。下面简单介绍病毒的鸡胚接种方法。

【实验材料】

1. 受精的鸡胚、卵架、检卵灯。
2. 碘酒、消毒棉球、灭菌的手术刀、镊子、眼科剪等。
3. 病毒液等。

【实验方法】

1. 尿囊腔接种法（适用于流感病毒的培养）

（1）检视标记鸡胚：取孵育10～12天鸡胚，用检卵灯检视鸡胚，判断鸡胚状态，重点观察血管是否清晰、胎动是否明显、绒毛尿囊膜发育情况。检卵灯下标记出鸡胚的气室与尿囊的界线，于胚胎附近无大血管处画出标记作为注射入口。

（2）接种样本：将标记好的鸡胚的气室朝上放置在照蛋器上，酒精消毒鸡胚，用无菌镊子在气室端钻孔，再无菌眼科剪剪开10mm×6mm窗口。

（3）用注射器吸取流感病毒液0.2ml，由小孔刺入0.5cm深后，进行注射（图9-52）。

（4）注射后，用加热熔化的石蜡封孔，置35℃恒温培养箱孵育。

（5）逐日在检卵灯下检视鸡胚情况（若鸡胚在接种后24h内死亡为非特异性死亡，应弃之）。孵育3天后取出，放4℃冰箱过夜。次日取出鸡胚，消毒气室端卵壳，用无菌剪刀击破气室端卵壳。用小镊子在无大血管处撕破卵膜，以无菌毛细管吸取尿囊液，放入无菌试管中，待作血细胞凝集试验、病毒鉴定及传代培养。

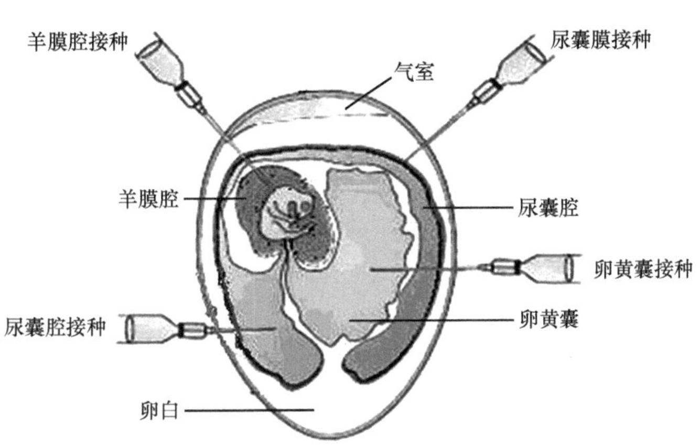

图 9-52 鸡胚的结构和接种点

2. 绒毛尿囊膜接种法（适用于单纯疱疹病毒的培养）

（1）取孵育 10～12 天鸡胚，用检卵灯检视鸡胚，标记胎位，于附近无大血管处及气室端用碘酒、乙酸消毒。

（2）用小锯片在标记处卵壳上锯一个三角形，同时于气室端用刀尖锥一个小孔。

（3）用针头挑去三角形之卵壳，勿伤及卵壳膜，滴加灭菌生理盐水一滴于壳膜上。

（4）用橡皮乳头从气室小孔吸气，可见盐水被吸下，绒毛膜下沉，去壳膜后可见人工气室已形成。

（5）注射后，用加热熔化的石蜡封孔，置 35℃恒温培养箱孵育。

以注射器吸取 0.2～0.5ml 单纯疱疹病毒液滴于绒毛尿囊膜上，无菌透明胶纸封口，置 37℃恒温培养箱孵育。

（6）孵育 2 天后，一旦发现鸡胚活动减弱，血管昏暗模糊，处于濒死状态时，即取出放 4℃冰箱。如不死亡，经 4～5 天再放入冰箱过夜后取出，消毒卵壳，除去透明胶纸，扩大气窗，观察绒毛尿囊膜上出现白色斑点，为病毒在绒毛尿囊膜细胞中生长所形成的病变，剪下有病变的绒毛尿囊膜，经固定后，可长期保存。

3. 卵黄囊接种法（适用于乙型脑炎病毒的培养）

（1）取 6～8 天鸡胚，检卵灯下画出胎位和气室，垂直放于卵架上，气室端向上。

（2）用碘酒、酒精消毒气室中央，以无菌剪刀尖锥一个小孔。

（3）以 1ml 注射器及 12 号针头吸取乙型脑炎病毒液 0.5ml，自小孔穿入垂直接种于卵黄囊内。深度为 3cm 左右，注入标本 0.2～0.5ml 退出注射器，以胶纸封口，置 37℃恒温培养箱孵育，每天检卵并翻动 2 次。

（4）取孵育 24h 以上濒死的鸡胚，于无菌气室端开窗，用镊子提起卵黄蒂，挤去卵黄液，用无菌生理盐水洗去卵黄囊上的卵黄液后将卵黄囊置于无菌平皿内，低温保存、备用。

4. 羊膜腔接种法（适用于流感病毒的培养）

（1）取 12 天鸡胚，检卵灯划出气室及胚胎位置。

（2）在气室端开方形天窗，紧捏无菌镊子，选无大血管处，快速穿刺绒毛囊尿囊膜，镊子头进入尿囊后，再夹起羊膜，轻轻将其自绒毛尿囊膜破裂处拉出，以 1ml 注射器穿破羊膜，注入病毒液 0.1～0.2ml，用镊子将羊膜轻轻送回原位，用无菌透明胶纸封闭气室端天窗，置37℃恒温培养箱孵育。

（3）培养3～5天后，消毒人工气室，剪去壳膜及绒毛尿囊膜，吸弃尿囊液，夹起羊膜，用细头毛细吸管穿入羊膜吸取羊水于小瓶中冷藏。

【实验结果】

1. 尿囊腔接种法收获尿囊液。
2. 绒毛尿囊膜接种法收获尿囊膜。
3. 卵黄囊接种法收获卵黄液。
4. 羊膜腔接种法收获羊水。

【注意事项】

鸡胚接种时注意无菌操作，动作小心细心；鸡胚进行病毒分离培养时，每天检查鸡胚生长情况，24h内死亡的鸡胚，认为是非特异死亡应弃去。

（涂　增）

第十章　病原微生物学应用型实验

病原微生物学应用型实验，主要是应用微生物学的基本实验方法和技术、免疫学的血清学实验及分子生物学的相关实验来辅助诊断感染性疾病及鉴定各种特定致病物质。本部分实验可培养学生综合应用基础知识和技能，去勇于创新、善于观察、分析和解决问题的能力。本章内容包括流感病毒、乙肝病毒和 HIV 的检测和应用；特定细菌的分离培养及鉴定；血液、尿液、粪便及水和空气中的细菌的检测等。

实验一　流感病毒血凝试验和血凝抑制试验

【实验目的】

1. 掌握病毒血凝试验和血凝抑制试验的基本原理和操作方法。
2. 熟悉病毒血凝试验和血凝抑制试验的应用。
3. 了解鸡胚接种病毒及增殖病毒的收集方法。

一、血凝试验

【实验原理】

某些病毒（如流感病毒、麻疹病毒等）包膜上镶嵌有血凝素（hemagglutinin, HA）糖蛋白，可与人或某些动物的红细胞表面的相应受体结合，从而使红细胞凝集，简称血凝现象。

【实验材料】

1. 血清　流感病毒、阳性血清、被检查血清或尿囊液。
2. 仪器　96 孔微量反应板、单道及多道微量移液器、恒温培养箱、微量振荡器等。
3. 其他材料　枪头、加样槽、烧杯、吸管、量杯等。

【实验方法】

1. 病毒的鸡胚接种、培养与收集　将 37℃恒温培养箱培养 72h 的鸡胚放于 4℃冰箱以致死鸡胚。酒精消毒气室后，用镊子打开气室，打开壳膜后，用移液器或吸管收集尿囊液于 1.5ml 离心管，5000r/min 离心 5min，去除细胞沉淀，上清液供血凝试验和血凝抑制试验用。

2. 制备 1% 浓度的鸡红细胞　采集新鲜的抗凝血，以生理盐水洗 3 次，每次离心 5min，转速为 4000r/min，最后用生理盐水配制成 1% 浓度。

3. 血凝试验

（1）50μl 的生理盐水加入 96 孔微量反应板一行的 1～12 孔。

（2）被检病毒液 50μl 分别加入第一孔，然后倍比稀释至第 11 孔，弃去 50μl，12 孔为阴性对照。

（3）加 50μl 的 1% 鸡红细胞于每一孔，按病毒的低浓度至高浓度加入。

（4）振荡器振荡混匀、室温静止 30min 或 2～8℃ 50min。

（5）从静置后 10min 开始观察结果，待对照孔红细胞已沉淀即可以进行结果观察。将反应板倾斜 60° 角，红细胞全部凝集，沉于孔底，平铺呈网状，即为 100% 凝集。不凝集红细胞呈点状沉于管底。以红细胞 100% 凝聚的病毒最高稀释度为病毒的血凝效价。

观察鸡红细胞是否发生凝集，凝集用“+”表示，不凝集用“–”表示，根据病毒稀释度不同，各孔中红细胞凝集程度也不相同，分别用 +、++、+++、++++ 表示。具体如下：

“–”：无红细胞凝集，红细胞在孔底形成一个小团，边缘光滑整齐。

“+”：红细胞在孔底形成一个小团，但边缘不光滑，四周有小凝集块。

“++”：红细胞在孔底形成一个环状，四周有小凝集块。

“+++”：红细胞呈薄层，均匀铺在孔底，边缘不整齐，有下沉趋向。

“++++”：一层红细胞均匀铺于孔底，无红细胞沉积。

【实验结果】

实验结果见表 10-1。

表 10-1　血凝试验结果

孔号	1	2	3	4	5	6	7	8	9	10	11	12
稀释度	1：2	1：4	1：8	1：16	1：32	1：64	1：128	1：256	1：512	1：1024	1：2048	对照
生理盐水（μl）	50	50	50	50	50	50	50	50	50	50	50	50
病毒液（μl）	50	第一孔加 50，后混匀后，吸 50 至第二孔，以此梯度稀释至 11 孔										0
1% 鸡红细胞(μl）	50	50	50	50	50	50	50	50	50	50	50	50
结果	++++	++++	++++	++++	++++	++++	++++	++++	+++	++	–	–

由结果可以判断出，病毒的血凝效价为 1：256。

【注意事项】

某些具有红细胞凝集特性的病毒还拥有神经氨酸酶活性，其可使病毒从红细胞上解脱下来，因此，血凝试验的时间太长，可能会在高浓度孔见到类似阴性的反应结果，实验过程中必须控制好时间。

二、流感病毒血凝抑制试验

【实验原理】

流感病毒的 HA 可以刺激机体产生中和性抗体，为保护性抗体，可以中和病毒，也称为血凝抑制抗体。当病毒被 HA 抗体中和后，则丧失了凝集红细胞的功能，即病毒的红细胞凝集特性被抑制，凝集现象消失。

利用已知抗体如 HA 抗体，可通过血凝抑制试验鉴定某些具有红细胞凝集特性的病毒，同样也可利用已知病毒抗原，通过血凝抑制试验来测定抗体水平，从而评价疫苗的免疫效果，或是否受到病毒感染。

【实验材料】

1. 抗原抗体　含流感病毒 4 个单位的抗原、流感患者血清、待检血清。

2. 细胞　1% 鸡红细胞悬液等。

3. 其他　生理盐水、96 孔板、微量移液器等。

【实验方法】

1. 加生理盐水 50μl 于 96 孔板的一排的 1～12 孔。

2. 加标准血清 50μl 于第一孔，倍比稀释到第 11 孔，弃 50μl。

3. 将 50μl 病毒的 4 个血凝单位抗原加至 1 到第 11 孔（预先根据血凝试验结果配制 4 个血凝单位抗原）。

4. 然后加 50μl 的 1% 鸡红细胞至各孔，混匀，室温静置 30min 或 2～8℃ 50min。

5. 观察结果，待病毒对照孔（11 孔）出现红细胞 100% 凝集（++++），而血清对照孔（12 孔）为完全不凝集时（–），即可观察确定血清的血凝抑制效价（HI 效价）。以 100% 抑制凝集的被检血清最大稀释度为血清抗体的 HI 效价，能被流感病毒阳性血清抑制血凝的个体中感染的病毒为流感病毒。

【实验结果】

实验结果见表 10-2。

表 10-2　血凝抑制试验结果

孔号	1	2	3	4	5	6	7	8	9	10	11	12
稀释度	1∶2	1∶4	1∶8	1∶16	1∶32	1∶64	1∶128	1∶256	1∶512	1∶1024	对照	对照
生理盐水（μl）	50	50	50	50	50	50	50	50	50	50	阳性	阴性
被检血清（μl）	50	第一孔加 50，后混匀后，吸 50 至第二孔，以此梯度稀释至 11 孔									50	50
4U 抗原（μl）	50	50	50	50	50	50	50	50	50	50	50	0
1% 鸡红细胞（μl）	50	50	50	50	50	50	50	50	50	50	50	50
结果	–	–	–	–	–	–	+	++	+++	++++	+++	–

由结果可以判断出，该血清的 HI 效价为 1∶64。

【注意事项】

1. 4 个单位（4U）抗原配制，抗原效价的最高稀释倍数为 1∶256，则 4 个单位抗原为 1∶64，即在 63ml 的 PBS 缓冲液中加入 1ml 抗原即可。

2. 注意操作交叉污染，加强安全防护。

（涂　增）

实验二　肝炎病毒抗原、抗体及核酸检测

【实验目的】

1. 掌握甲型肝炎病毒（HAV）抗体检测的意义；乙型肝炎病毒（HBV）抗原、抗体检测的意义。

2. 熟悉 ELISA 法检测抗 -HAV IgM 的方法及结果判断；ELISA 法检测 HBV 表面抗原（HBsAg）的方法及结果判断。

3. 了解 HBV 核酸 DNA 的检测方法。

一、ELISA 检测抗 –HAV IgM

【实验原理】

HAV 主要引起急性感染，其感染无论是否有临床症状，均可诱导机体产生持久的免疫力。抗 -HAV IgM 在感染早期即出现，发病后 1 周达高峰，维持 2 个月左右逐渐下降。抗 -HAV IgG 在急性期末或恢复期早期出现，并可维持多年，对 HAV 的再感染有保护作用，是获得免疫力的标志。抗 -HAV IgM 是早期诊断可靠的血清学指标。

【实验材料】

1. 待检血清、酶标二抗、稀释液、洗涤液、底物溶液、终止液等。

2. 包被有甲肝病毒抗原的聚苯乙烯反应板、微量移液器、酶标仪、恒温培养箱等。

【实验方法】

1. 取 8 支 Eppendorf 管，按顺序编号。

2. 用微量移液器在 8 支 Eppendorf 管中分别加稀释液 0.1ml。

3. 取待检血清 0.1ml 加入第 1 管中，混匀（吸吹 3 次），此时第 1 管血清稀释度为 1∶2。

4. 分别从第一管中吸取 0.1ml1∶2 稀释的血清加入第 2 管，混匀，然后按上法进行倍比稀释至第 8 管。

5. 取包被有甲肝病毒抗原的聚苯乙烯微量反应板一块，加上述倍比稀释的待检血清，每孔 0.1ml，同时设标准阳性对照血清和阴性对照血清及空白对照各一孔。

6. 将反应板置湿瓷盘中放 37℃作用，1h 后取出甩尽孔内液体，用洗涤液洗 3 次，每次 3min。

7. 用稀释液将酶标二抗按说明书进行稀释，然后以每孔 0.1ml 加入孔中，再置 37℃作用 1h，取出按上法洗涤。

8. 加新配制的邻苯二胺底物溶液 0.1ml，置 37℃作用 30min 后加终止液终止其颜色反应，每孔 0.1ml。

【实验结果】

1. 肉眼观察　以标准阳性对照孔和阴性对照孔为依据来判断待检标本呈色深浅及阳性或阴性。

2. 酶标仪测定　以底物溶液加在空白对照孔内的结果作为校正酶标仪的零点，然后测定 OD 值。

P/*N* 值≥ 2.1 为阳性；1.5 ≤ *P*/*N* 值＜ 2.1 为可疑；*P*/*N* 值＜ 1.5 为阴性。

P/*N* 值 =（标本 OD 值 – 空白对照 OD 值）/（阴性对照 OD 值 – 空白对照 OD 值）

【注意事项】

1. 洗涤时各孔均须加满，防止孔口内有游离酶未能洗干净。

2. 所有血清样品都严格按照传染源处理。

二、ELISA 检测 HBV 表面抗原（HBsAg）

【实验原理】

ELISA 检测患者血清中 HBV 抗原、抗体是目前临床上诊断乙型肝炎常用的检测方法。主要检测 HBsAg、抗 -HBs、HBeAg、抗 -HBe 及抗 -HBc（俗称“两对半”）。HBsAg 大量存在于感染者的血液中，是机体感染 HBV 后最先出现的血清学指标，HBsAg 阳性见于急性感染、慢性肝炎或无症状携带者，是 HBV 感染的重要指标，也是筛选献血员的必检指标。

【实验材料】

1. 待检血清。

2. ELISA 检测 HBsAg 诊断试剂盒　包括包被抗 -HBs 的反应板；酶结合物；HBsAg 阳性对照；HBsAg 阴性对照；20 倍浓缩洗涤液，使用前作 1∶20 稀释；显色剂 A（底物缓冲液）、显色剂 B（底物液）；终止液。

3. 酶标仪，恒温培养箱等。

【实验方法】

1. 同上稀释待检血清。

2. 加样　取包被抗 -HBs 的反应板，加入不同稀释度的待检血清，每孔 50μl，并设阳性对照、阴性对照和空白对照各一孔，分别加入 HBsAg 阳性对照和阴性对照血清各 50μl，空白对照不加样品。

3. 加酶结合物　除空白对照孔外，其余各孔分别加入酶结合物 50μl，充分振荡混匀后，置 37℃恒温培养箱孵育 30min。

4. 洗板　弃去反应板孔内液体，用洗涤液注满每孔，然后弃去孔内洗涤液，反复洗涤 6 次后拍干。

5. 加显色剂　先加显色剂 A 每孔 50μl，再加显色剂 B 每孔 50μl，混匀后置 37℃恒温培养箱避光孵育 15min。

6. 终止反应　每孔加入终止液 50μl，终止其颜色反应，然后观察结果。

【实验结果】

1. 目测法　直接观察各孔显色情况及呈色深浅，并与对照孔显色进行比较。

2. 酶标仪测定　波长 450nm。先用空白孔校零点，然后读取各孔 OD 值。

【注意事项】

1. 试剂盒应置 2～8℃保存，全部试剂及反应板使用前应置室温平衡 30min 后再行测试。

2. 试剂使用前应先摇匀，并弃去 1～2 滴后垂直滴加。

3. 不同批号试剂请勿混用。

4. 结果判读应在 15min 内完成。

5. 试剂盒及所有样品应视为传染性材料，须按相应实验室规程操作，避免实验室污染。

三、HBV 核酸 DNA 检测

【实验原理】

感染者血清 HBV DNA 出现早，在慢性感染者中 HBV DNA 可持续阳性，检出 HBV

DNA 是病毒复制和传染性的可靠指标，目前此法广泛用于临床诊断和药物效果评价。

【实验材料】

1. 待检血清、阳性血清和阴性血清。
2. HBV DNA 提取试剂盒、实时 PCR 检测反应液、上下游引物、检测探针等。
3. 实时荧光 PCR 仪、微量加样器、高速离心机等。

【实验方法】

1. DNA 提取　取待测血清样本、阳性对照品和阴性对照品各 100μl，分别加入 100μl 核酸提取液 A，振荡混匀 15s，14 000r/min 离心 10min，弃上清液。分别加入 50μl 核酸提取液 B 至沉淀中，振荡混匀 10s，100℃保温 10min，14 000r/min 离心 2min，取上清液供 PCR 扩增。

2. 反应体系配制　取出实时 PCR 检测反应液，冰融化，取 10μl 分别加入 PCR 管中，加入所需的引物 1μl 和探针 0.3μl，加入上述提取核酸 2μl，灭菌水补足 20μl，也可以根据所检测孔的数目计算反应试剂数，将所需要的反应液、引物和探针按照比例预混，并按 18μl 每管分装到 PCR 管中。按照顺序向 PCR 管中加入 2μl HBV 定量标准品、阴性对照、阳性对照和样品处理上清液，盖紧反应管，2000r/min 瞬时离心，转移至实时 PCR 检测。

3. 循环条件　将各反应管置于 PCR 仪上，按照以下程序进行 PCR 扩增。50℃ 2min，94℃预变性 5min，95℃ 30s，60℃ 30s，扩增 40 个循环，根据探针选择通道。

【实验结果】

1. 阈值设定原则以阈值线刚好超过正常阴性对照品扩增曲线的最高点。阈值范围一般为 0.001～0.1。强阳性对照 CT 值应小于 25，临界阳性对照 CT 值大于强阳性对照的 CT 值且小于等于 35，阴性对照 CT 值无数据。标准曲线相关系数应达到 0.99 以上，否则该次实验视为无效。

2. 检测样本中 5.0×10^2 拷贝 /ml ≤ HBV DNA ≤ 1.0×10^8 拷贝 /ml，测定结果有效，可直接报告结果；如果样本 HBV DNA ＞ 1.0×10^8 拷贝 /ml 时，应做适当稀释，使其落入有效范围内；检测样本 CT ≤ 37.0 者判为阳性，CT ＞ 37.0 的样本建议重做，重做结果 CT ＜ 40 者为阳性，否则为阴性。

【注意事项】

1. 试剂盒及所有样品应视为传染性材料，须按相应实验室规程操作，避免实验室污染。
2. 物品专用，加样时样品完全落入反应液中，避免黏附管壁上，避免污染。
3. PCR 反应液避光保存。

（涂　增）

实验三　人类免疫缺陷病毒的检测

【实验目的】

1. 掌握 ELISA 法检测人类免疫缺陷病毒（HIV）抗体及蛋白质印迹法检测 HIV 抗体的意义。

2. 熟悉 ELISA 法检测血清 HIV 抗体的方法及结果判断；蛋白质印迹法检测血清 HIV

抗体的方法及结果分析。

一、ELISA 检测 HIV 抗体

【实验原理】

HIV 为有包膜的正链 RNA 病毒，包膜表面刺突为包膜糖蛋白（gp120）和跨膜糖蛋白（gp41），核衣壳上有衣壳蛋白（P24），核衣壳与包膜之间为基质蛋白（MA，P17），同时逆转录酶基因所编码的逆转录酶蛋白（P66 和 P51），核酸内切酶蛋白（P31）。机体受上述蛋白刺激产生相应抗体，在蛋白质印迹法（Western blotting）中会出现相应的不同组合的带型。其中，衣壳蛋白 P24 在感染早期（2～3 周）即可检测到，但一旦抗体产生，即转为阴性。临床常用血清学检查，初筛用 ELISA 检测 HIV 的抗体，阳性个体需进一步 Western blotting 确认。

【实验材料】

1. 待检血清。

2. ELISA 检测 HIV 抗体诊断试剂盒　包括预包被 HIV 抗原（HIV-1/2）的反应板；酶结合物；抗 HIV 阳性对照和阴性对照血清；20 倍浓缩洗涤液，使用前作 1 ∶ 20 稀释；显色剂 A（底物缓冲液）、显色剂 B（底物液）；终止液。

3. 酶标仪，恒温培养箱等。

【实验方法】

1. 加样　取预包被 HIV 抗原的反应板，设阳性对照、阴性对照各 2 孔，分别加入抗 HIV 阳性对照和阴性对照血清各 100μl；设空白对照 1 孔，不加样品；其余各孔分别加入待检血清 100μl。置 37℃恒温培养箱孵育 30min。

2. 洗涤　弃去反应板孔内液体，用洗涤液注满每孔，然后弃去孔内洗涤液，反复洗涤 6 次后拍干。

3. 加酶结合物　除空白对照孔外，其余各孔分别加入酶结合物 100μl，置 37℃恒温培养箱孵育 30min。

4. 洗涤　弃去反应板孔内酶结合物，反复洗涤 6 次后拍干。

5. 显色　每孔分别加入显色剂 A、B 液各 50μl，混匀后置 37℃恒温培养箱避光孵育 15min。

6. 终止反应　每孔加入终止液 50μl，终止其颜色反应，然后观察结果。

【实验结果】

用酶标仪（波长 450nm）以空白对照校零，测定各孔 OD 值。严格按试剂盒说明书判断、分析结果。

【注意事项】

1. HIV 感染的初筛应在经国家或省级卫生主管部门审查批准的“艾滋病检测筛查实验室”进行。

2. ELISA 是 HIV 抗体初筛试验。对初筛试验结果呈阳性者，需进一步做复检试验和确证试验。

3. 可以检测 HIV 抗体，也可以联合检测 HIV 抗原、抗体（同时检测血液中 HIV-1 P24 抗原和 HIV-1/2 抗体）。

4. 试剂盒应置2～8℃保存，全部试剂及反应板使用前应置室温平衡30min后再行测试。试剂使用前应先摇匀，并弃去1～2滴后垂直滴加。不同批号试剂请勿混用。

5. 结果判读应在15min内完成。

6. 试剂盒及所有样品、洗涤液等应按传染性物品处理，避免实验室污染。

二、ELISA 检测 HIV P24 抗原

ELISA 检测参照上述试验流程，其过程简述如下：HIV-1 P24抗原的抗体包被固相反应孔（管）的底部，待测样本中P24抗原与包被抗体形成抗原－抗体复合物，再加入酶（HRP）标记的P24抗体与抗原结合，加底物显色，在酶标仪上读取结果。有效试验的阴性和阳性对照必须符合试剂盒说明书规定。

三、Western blotting 检测 HIV 抗体

【实验原理】

采用间接法检测样本中的抗HIV-1/HIV-2特异性抗体。采用聚丙烯酰胺凝胶电泳把分子量大小不等的HIV-1蛋白抗原分成不同的条带，再转移到固相载体硝酸纤维素膜（或PVDF膜）上。将此膜切割成条状，每一条膜上均含有经电泳分离过的HIV抗原。待测样本经适当稀释后，加至膜上，恒温振荡，使其充分接触反应，血清中若含有HIV，就会与膜条上抗原带相结合。加入抗人IgG抗体酶结合物和底物后，根据出现条带情况，按照试剂盒说明书的判定标准，判断待测样本为HIV抗体阳性、阴性或不确定。机体受HIV蛋白刺激产生相应抗体，在Western blotting中会出现相应的不同组合的带型。该法特异性及敏感性均高于ELISA法，常用于HIV的确认试验，亦可用于HIV分型、HIV感染期和发病期的参考依据。

【实验材料】

1. 待检血清。

2. Western blotting 检测HIV抗体诊断试剂盒　包括结合有HIV蛋白抗原的硝酸纤维素膜条；抗HIV-1型和HIV-2型阳性、阴性对照血清；酶标记的抗人IgG抗体酶结合物；10倍浓缩样品稀释缓冲液；20倍浓缩样品稀释缓冲液（洗膜用）；底物液；封闭粉。

3. SDS聚丙烯酰胺凝胶电泳材料，恒温摇床等。

【实验方法】

1. 硝酸纤维膜胶的制备

（1）灌胶：安装凝胶玻璃板，在玻璃板内灌注12.5%凝胶作为分离胶，去离子水封顶。分离胶聚合后，倒掉水溶液，再灌注4%的浓缩胶，聚合后，表层加电泳缓冲液。

（2）标本处理：取100μl HIV-1/HIV-2抗原加入900μl标本稀释液，100℃水浴煮沸5min。

（3）电泳：取冷却的HIV-1/HIV-2抗原标本加至浓缩胶，接通电源50～150V电压，待溴酚蓝全部进入电泳缓冲液后，关闭电源。

2. 转膜

（1）装配转移三明治膜（从负极到正极，按照8层滤纸/胶/膜/8层滤纸顺利组装）：

将电转液加入搪瓷盘，在最底层加入 8 层滤纸，赶走气泡；然后用镊子将玻璃板撬开，除去小玻璃板后，用塑料刀将积层胶和凝胶切下轻轻刮去，避免把分离胶刮破。小心地把分离胶覆盖于滤纸上，调整使其与滤纸对齐，轻轻用塑料刀擀去气泡；接着再将 NC 膜铺在上面，赶走气泡；最后再将 8 层滤纸覆盖上（注：必要时可倒些电转液将胶湿润，使其更好地移出。NC 膜要注意正反面做好标记，粗糙的一面对着胶）。

（2）转膜：将装配好的三明治结构转至转膜仪，加入适量的转移缓冲液，设置参数，电压 30V，电流 495mA，时间 50min，恒流转膜开始（注：应再次检查三明治和电极是否装配正确，电源是否接通）。

3. 封闭　转膜结束后，切断电源，取出膜。用 5% 的封闭液（每 20ml 样品稀释缓冲液中加入 1g 封闭粉）将膜封闭，37℃ 2h 或 4℃过夜。

4. 用镊子小心取出需要的硝酸纤维素膜条，每份标本 1 条。将膜条有号码的一端向上，分别放入孵育板槽内。每次检测须同时包括一条阳性对照和一条阴性对照。

5. 于每个反应槽内加入稀释后的洗膜缓冲液 2ml。将孵育板置摇床上室温振荡孵育至少 10min，吸出缓冲液，重复 2 次。

6. 于每个反应槽内加入封闭缓冲液 2ml，随后再分别加入待检血清、阳性及阴性对照血清各 20μl。盖好孵育板，置摇床上室温振荡孵育 2h。

7. 小心掀开孵育板盖，吸出反应液。不同的样品间需换吸头以避免交叉污染。

8. 于每个反应槽内加入洗膜缓冲液 2ml，室温下置摇床上振荡 5min，弃洗液，再重复 2 次。

9. 于每个反应槽内加入酶结合物工作溶液 2ml，盖好孵育板，在摇床上室温振荡孵育 1h。

10. 打开孵育板盖，吸出酶结合物工作溶液。

11. 于每个反应槽内加入洗膜缓冲液 2ml，室温下置摇床上振荡 5min，弃洗液，再重复 2 次。

12. 于每个反应槽中加入底物液 2ml，盖好孵育板，在摇床上室温振荡孵育 15min。

13. 打开孵育板盖，吸出底物液，用蒸馏水洗涤膜条数次，以终止反应。

14. 小心取出膜条，置于滤纸上，并用滤纸将膜条上的水吸干。

15. 把膜条贴在工作表格纸上，观察并记录结果。

【实验结果】

1. 结果判断　根据《全国艾滋病检测技术规范（2020 年修订版）》的判定标准，并参照所用试剂盒说明书综合进行结果判断。如首先要确定可见到标本质控带，如果标本质控带阴性，则检测无效；与强和（或）弱阳性对照试剂膜对照，确定检测膜上的每一条带的分子量。

（1）HIV-1 抗体血清学阳性：同时符合以下 2 条标准可以判定为 HIV-1 抗体血清学阳性：①至少有两条膜（env）带（gp41 和 gp120/gp160）或至少一条 env 带与 P24 带同时出现；②符合试剂盒提供的阳性判定标准。

（2）HIV-2 抗体血清学阳性：同时符合以下 2 条标准可以判定为 HIV-2 抗体血清学阳性：①符合 WHO 阳性判断标准，至少有两条 env 带（gp36 和 gp140/gp105）出现；②符合试剂盒提供的阳性判定标准。

（3）HIV 抗体不确定性：出现 HIV 抗体特异带，但不足以判定阳性。

1）HIV-1 抗体特异带：① env 带：gp160/gp120、gp41；② gag 带：P55、P24、P17/P18；③ pol 带：P66/P65、P51、P31。

2）HIV-2 抗体特异带：① env 带：gp140/gp105、gp36；② gag 带：P56、P26、P16；③ pol 带：P68、P53、P34；由于使用毒株不同，HIV-2 env 带也可以为 gp125/gp80、gp36。

（4）HIV 抗体阴性：无 HIV 抗体特异带出现。

2. 质量控制　为保证试验结果的有效性，每次试验结果必须符合以下条件。

（1）阴性对照：在阴性对照的试剂膜条上没有出现 HIV-1 和 HIV-2 型的特异性条带，标本质控带应清晰可见。

（2）阳性对照：试剂盒说明书中规定的阳性对照所有相关分子量条带都必须出现。这些相关条带可能包括：Env 带（gp120、gp41）；pol 带（P51/P61、P32、P11）；gag 带（P24、P17、P7）。其分子量大小可用分子量标准对应测得。

【注意事项】

1. HIV 感染的确证应在经国家或省级卫生主管部门审查批准的“艾滋病检测确证实验室”进行。检验人员及设备应具备相应资质和条件。

2. 严格遵守实验室的标准操作程序，严格按照试剂盒说明书操作，严格控制防止样品间的交叉污染。

3. 不确定结果的可能原因包括：受检者已感染 HIV，但正处于“窗口期”，未产生典型抗体应答；待检血清含有对 HIV 抗原的交叉抗体；HIV 的抗体随着艾滋病的病程逐渐减少，从而导致在 Western blotting 试验的结果从阳性转为“不确定”结果；患有恶性肿瘤的 HIV 感染者或接受免疫抑制剂治疗者有可能不出现阳性反应。对 HIV 抗体不确定者，应于 3 个月后再做抗体检测；必要时可做 HIV-1 P24 抗原或 HIV 核酸测定，但检测结果只能作为辅助诊断依据，确认报告要依据血清学随访结果。

（涂　增）

实验四　人体正常菌群的检测

在正常人体的皮肤黏膜和与外界相通的腔道中存在着大量对机体有益无害的正常微生物群，通称为正常菌群（normal flora）。正常菌群在正常人体不但不致病，而且还肩负着生物拮抗、营养作用、免疫作用、抗衰老、抗肿瘤、抗辐射等生理功能。人体的微生物菌群与人体宿主、环境共同构成一个体内的微生态环境，其微生物菌群的数量、种类及定居部位与宿主处于动态平衡中。当这种动态平衡被破坏（如微生物菌群失调、微生物定位转移或者人体的免疫力低下等）时，正常菌群中的某些细菌则能引起人体疾病发生。因此，对人体正常菌群进行定性、定量和定位检测具有重要的医学价值。

【实验目的】

1. 掌握人体肠道正常菌群的定性定量检验技术和口腔菌群的种类、形态。

2. 熟悉牙菌斑涂片的刚果红负性染色检查方法，以及口腔细菌（尤其是厌氧菌）的培养和判别方法。

一、肠道正常菌群定性定量检测

人体肠道中有大量的微生物存在，尤其是粪便中微生物的数量占粪便干重的 1/3，其中厌氧菌是需氧菌的 100～1000 倍。如此庞大的正常菌群的检测，必须利用各种合格的选择培养基进行定位、定性、定量的检测才有应用价值。

【实验材料】

1. 检测标本　采取新鲜大便 2～3g，以便中或便尾为佳，置便盒或无菌小瓶内，立即送检。

2. 其他材料　选择培养基、标本稀释液、试管、载玻片、刻度吸管、毛细吸管、接种环、酒精灯、12 号针头接种滴管、革兰氏染液、厌氧培养箱、恒温培养箱等。

【实验方法】

1. 标本采集　根据检测的部位采集适当适量的标本，并尽快送至实验室加以相应处理。

2. 定性检测　将标本接种于选择鉴别培养基进行分离鉴定。

3. 定量检测　常用下列三种方法检测正常菌群的数量。

（1）活菌计数

1）滴注法：将采集的标本进行恰当的处理；称取 0.5g 标本，用标本稀释液 10 倍稀释成 10^{-1}、10^{-2}、10^{-3}…；选择三个适当稀释度，用 12 号针头接种滴管（约 47 滴 /ml），分别将每个稀释度的稀释液滴 3 滴于相应的选择培养基平板（事先于 35℃培养箱中烘烤 2h 以上）；将接种平板分别置于有氧、厌氧培养箱孵育 24～48h。

按公式计算活菌数：活菌数 /g（ml）= 平均菌落数 / 滴 × 滴管滴数 /ml× 稀释倍数，最后以对数值表示之。

2）倾注法：用标本稀释液或无菌生理盐水将标本稀释成 1∶100 和 1∶1000；取上述标本各 1ml 分别置于 9cm 直径的平皿各 2 个，每个平皿中再分别倾入 50℃左右的营养琼脂，立即摇匀，冷凝；35℃有氧、厌氧培养 24～48h。

按公式计算活菌数：活菌计数 1ml 标本中的活菌数 = 全平板菌落数 × 稀释倍数。

3）涂布法：涂布接种 0.1ml 稀释标本于选择平板上；有氧和厌氧培养 24～48h；计数平板菌落数。

按公式计算活菌数：活菌计数 1ml 标本中的活菌数 = 全平板菌落数 ×10

（2）绝对计数（算出每克粪便的总菌数）

计算公式：每克标本总菌数 $=K \cdot N \cdot \rho \cdot d$

式中，K=1653，N= 每个视野的平均菌数，ρ= 滴管滴数 /ml，d= 稀释倍数（$10n$）。

（3）相对计数：用接种环或竹签取少许标本直接涂布于洁净载玻片（薄而均匀），再干燥，固定，革兰氏染色镜检进行相对计数，可算出标本中 G^+ 菌和 G^- 菌的相对百分率。

【注意事项】

1. 标本采集时严格无菌操作，避免污染。

2. 肠道正常菌群 90% 以上是厌氧菌，故培养时必须有氧与厌氧同时进行，方能确定需氧菌、厌氧菌和兼性厌氧菌。

3. 检测结果必须结合人体的生理、病理、所处环境以及该菌的正常值才能做出正确的判断。

二、口腔菌群的检测

口腔微生物是人类最早发现的微生物，口腔菌群的微生物数量、种类繁多，是人体最复杂的正常菌群，已从口腔中分离出200多种细菌，口腔细菌是龋病、牙周病、牙髓炎发生发展的重要因素，了解口腔菌群，有助于防治口腔感染性疾病和观察治疗效果。有关口腔微生物的大量研究，不仅为口腔疾病的病因学研究和临床的有效防治提供了丰富的实验数据，而且近几年来发现并命名的口腔新菌属和新菌种，极大地丰富了口腔微生物学乃至医学微生物学的内容。

（一）牙菌斑刚果红负性染色检查法

刚果红负性染色是一种常见的检查牙菌斑细菌的方法，可用于临床监测牙周病活动性及其疗效的观察、口腔微生态的研究。

【实验材料】

牙签、牙垢、2%刚果红、37%浓HCl、显微镜、载玻片、香柏油、乙醇乙醚等。

【实验方法】

在载玻片上滴加2%刚果红溶液2滴，用牙签挑取牙缝或接近牙龋处的牙垢一小粒，放入刚果红溶液中，用牙签将牙垢与染液混匀，推片后自然干燥。将标本片的标本面朝上置于37%浓HCl的瓶口蒸气上熏，待标本呈蓝色即可，置油镜下观察。

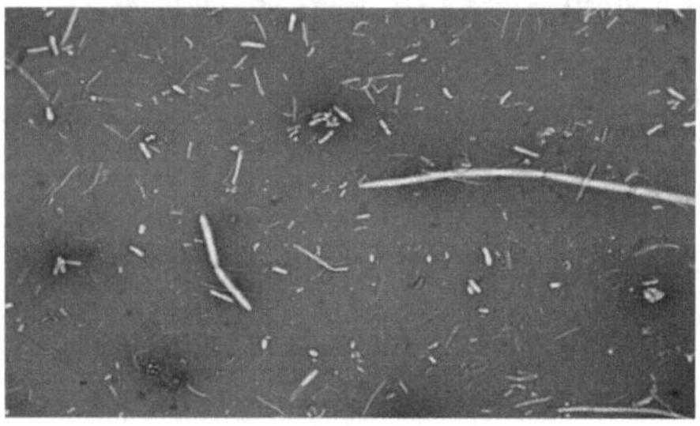

图10-1　牙菌斑细菌（刚果红负染，1000×）

【实验结果】

油镜下可见背景呈蓝（黄）色，细菌及其他微生物呈光亮的白色，形态清晰，呈不同的形态：球状、杆状、螺旋状等（图10-1）。记录观察结果，讨论牙菌斑对龋病形成的影响。

【注意事项】

1. 刚果红染色要注意，一定要将菌斑与染液混匀，否则就不能将细菌分散。

2. 用HCl蒸气熏时，皮肤一定不要接触浓HCl，否则会被烧伤。

（二）口腔细菌培养

【实验材料】

1. 牙签、牙垢、硫乙醇酸盐稀释液（分装成1ml）、厌氧血平板、产气袋、金属钯、厌氧罐。

2. 生理盐水、革兰氏染色液、显微镜、载玻片、接种环、牙签、香柏油、乙醇乙醚。

【实验方法】

1. 牙垢厌氧培养　用牙签挑取少许牙垢加入含0.5ml硫乙醇酸盐稀释液的1.5ml塑料离心管中，振荡1～2min。用稀释液将标本液对倍稀释为1∶10、1∶20、1∶40，取1∶20、1∶40稀释液各2～3环接种厌氧血平板2个，在厌氧罐中放入产气袋，加水约10ml，将接种后的一个厌氧血平板放入厌氧罐中，迅速盖好，另一个不放入厌氧罐中，同时37℃培养3天后观察。

2. 耐氧试验　观察培养 3 天后的厌氧血平板，将不同菌落编号后，分别选取不同特征菌落一个，取菌落的一半进行革兰氏染色，观察细菌形态、染色性、排列，并画图记录。取另一半同时分别接种到两个厌氧血平板，并做好标记。一个接种后的血平板置培养箱中常规培养，另一个置厌氧培养，3 天后观察。

3. 厌氧菌的判定　以厌氧培养生长，而常规培养不生长的细菌判为厌氧菌。若两者均生长判为兼性厌氧菌，有条件可作进一步鉴定。

【注意事项】

1. 确保厌氧罐不漏气。

2. 气体发生袋加入水后会很快产生氢气，需迅速盖好厌氧罐。

3. 金属钯用后需在火上烤数分钟，还原后才有催化活性。

（蒋仁举）

实验五　水和空气中细菌的检测

【实验目的】

1. 掌握空气中细菌检查的基本方法。

2. 熟悉生活饮用水的细菌总数的检测方法。

3. 了解水源水细菌总数的检测方法和空气中细菌的分布状况。

一、水的卫生细菌学检测

水是微生物广泛分布的天然环境，各种天然水中常含有一定数量的微生物。水中微生物的主要来源有：水中的水生性微生物（如光合藻类），来自土壤径流、降雨的外来菌群和来自下水道的污染物和人畜的排泄物等。水中的病原菌主要来源于人和动物的传染性排泄物。水的微生物学的检测，特别是肠道细菌的检测，在保证饮水安全和控制传染病上有着重要意义，同时也是评价水质状况的重要指标。国家饮用水标准规定，饮用水中大肠菌群数不超过 3 个 /L，细菌总数不超过 100 个 /ml。

（一）水的细菌总数的检测

【实验材料】

1. 培养基　牛肉膏蛋白胨琼脂、无菌生理盐水。

2. 器材　无菌三角瓶、无菌的带塞三角瓶、无菌平皿、无菌吸管、无菌试管、恒温培养箱等。

【实验方法】

1. 水样的采集

（1）自来饮用水：先将自来水龙头用酒精灯火焰灼烧无菌，再开放水龙头使水流 5min，以无菌三角瓶接取水样以备分析。

（2）池水、河水、湖水等地面水源水：在距岸边 5m 处，取距水面 10～15cm 的深层水样，先将无菌的带塞三角瓶，瓶口向下浸入水中，然后翻转过来，除去玻璃塞，水即流入瓶中，盛满后，将瓶塞盖好，再从水中取出。如果不能在2h内检测的，需放入冰箱中保存。

2. 细菌总数的测定

（1）水样稀释及培养

1）按无菌操作法，将水样作10倍系列稀释。

2）根据对水样污染情况的估计，选择2～3个适宜稀释度（饮用水如自来水、深井水等，一般选择1、1∶10两种浓度；水源水如河水等，比较清洁的可选择1∶10、1∶100、1∶1000三种稀释度；污染水选择1∶100、1∶1000、1∶10 000三种稀释度），吸取1ml稀释液于无菌平皿内，每个稀释度做3个重复。

3）将融化后保温45℃的牛肉膏蛋白胨琼脂倒平皿，每皿约15ml，并趁热转动平皿混合均匀。

4）待琼脂凝固后，将平皿倒置于37℃恒温培养箱内培养24h±1h后取出，计算平皿内菌落数目，乘以稀释倍数，即得1ml水样中所含的细菌菌落总数。

（2）计算方法作平板计数时，可用肉眼观察，必要时用放大镜检查，以防遗漏。在记下各平板的菌落数后，求出同稀释度的各平板平均菌落数。

【实验结果】

参照倾注平板法的活菌计数。

【注意事项】

1. 取样容器应灭菌，水样送检及保存过程切勿污染。

2. 选择菌落数时，对于小至针尖大小菌落切勿漏计；单链菌落，以一菌落计算，数链应计其接近值；若成菌膜散布生长，则每一散布为一菌落计数；散布大于1/2平板，弃之不用。

（二）水中大肠菌群数的检测

【实验材料】

1. 培养基　乳糖胆盐蛋白胨培养基、伊红-亚甲蓝琼脂、乳糖发酵管。

2. 器材　无菌三角瓶、无菌的带塞三角瓶、无菌平皿、无菌吸管、无菌试管、恒温培养箱等。

【实验方法】

1. 水样的采集和稀释见“细菌总数的检测”。

2. 自来饮用水水样的采集（多管发酵法）见“水的细菌总数的检测”。

3. 初步发酵试验　在2个各装有50ml的3倍浓缩乳糖胆盐蛋白胨培养液（3倍乳糖胆盐）的三角瓶中（内有倒置杜氏小管），以无菌操作各加水样100ml。在10支装有5ml的三倍乳糖胆盐的发酵试管中（内有倒置小管），以无菌操作各加入水样10ml。如果饮用水的大肠菌群数变异不大，也可以接种3份100ml水样。摇匀后，置37℃恒温培养箱培养24h。

4. 平板分离培养经24h培养后，将产酸产气及只产酸的发酵管（瓶），分别划线接种于伊红-亚甲蓝琼脂平板（EMB培养基）上，置37℃恒温培养箱培养18～24h。大肠菌群在EMB平板上，菌落呈紫黑色，带有或略带有或不带有金属光泽，或者呈淡紫红色，仅中心颜色较深；挑取符合上述特征的菌落进行涂片，革兰氏染色，镜检。

5. 复发酵试验将革兰氏阴性无芽孢杆菌的菌落的剩余部分接于单倍乳糖发酵管中，为防止遗漏，每管可接种来自同一初发酵管的平板上同类型菌落 1～3 个，置 37℃恒温培养箱培养 24h，如果产酸又产气者，即证实有大肠菌群存在。

6. 水源水的检测　用于检验的水样量，应根据预计水源水的污染程度选用下列各量。

（1）严重污染水：1，1：10，1：100，1：1000ml 各 1 份。

（2）中度污染水：10，1，1：10，1：100ml 各 1 份。

（3）轻度污染水：100，10，1，1：10ml 各 1 份。

（4）大肠菌群变异不大的水源水：10ml 10 份。

操作步骤同自来饮用水的检验。同时应注意，接种量 1ml 及 1ml 以内用单倍乳糖胆盐发酵管；接种量在 1ml 以上者，应保证接种后发酵管（瓶）中的总液体量为单倍培养液量。然后根据证实有大肠菌群存在的阳性管（瓶）数，报告每升水样中的大肠菌群数（MPN）。

【结果分析】

1. 自来饮用水大肠菌群的测定根据证实有大肠菌群存在的复发酵管的阳性管数，查大肠菌群检索表 10-3，大肠菌群数变异不大的查大肠菌群检索表 10-4，报告每升水样中的大肠菌群数。

表 10-3　大肠菌群检索表（饮用水）

序号	0	1	2	备注
	每升水样中大肠菌群数（个）			
0	＜3	4	11	接种水样总量 300ml（100ml 2 份，10ml 10 份）
1	3	8	18	
2	7	13	27	
3	11	18	38	
4	14	24	52	
5	18	30	70	
6	22	36	92	
7	27	43	120	
8	31	51	161	
9	36	60	230	
10	40	69	＞230	

表 10-4　大肠菌群数变异不大的自来饮用水

阳性管数	0	1	2	3	接种水样总量 300ml（3 份 100ml）
每升水样中大肠菌群数(个）	＜3	4	11	＞18	

2. 水源水大肠菌群的测定（同 1）。

【注意事项】

1. 取样容器应灭菌，水样送检及保存过程切勿污染。

2. 检测水样应摇匀后抽样。

二、空气中细菌的检测

在人类生存环境中存在着种类繁多、数量庞大的细菌，空气中也不例外。虽然空气不是细菌栖息的良好环境，但由于气流、灰尘和水沫的流动，人和动物的活动等原因，仍有相当数量的细菌存在。空气中的细菌常以气溶胶形式存在，可污染物体表面、食物或水源，因而空气中细菌的检查，常可用于调查和了解不同场合空气中细菌的种类、分布、数量及滞留时间；空气消毒剂的研究以及消毒效果评价等。

空气中细菌的检测方法常用沉降平板法和气流撞击法。现以沉降平板法为例简述如下。

【实验材料】

营养琼脂、血琼脂、恒温培养箱等。

【实验方法】

1. 倾注平板　按常规法配制上述培养基，分装于三角瓶中，高压无菌备用。临用前将培养基融化，冷却至50℃左右，倾注平板若干个备用。

2. 检测　在室内四角及中央各放营养琼脂平板（或血琼脂平板）一个，在同一时间揭开皿盖，暴露放置15～30min。

3. 培养　将细菌培养基平板置于37℃恒温培养箱中，倒置培养24h。

【实验结果】

计数5个平板菌落总数，并算出$1m^3$空气中所含的细菌数。

根据5min内$100cm^2$琼脂平板中降落的菌落数，相当于10L空气中所含的细菌数，计算$1m^3$空气中所含的细菌数。计算公式如下：

$$细菌数（CFU）/m^3=N\times 100/A\times 5/T\times 1000/10=50\ 000N/AT$$

式中，A为平板面积（cm^2）；T为平板暴露时间（min）；N为平板平均菌落数（CFU）。

【注意事项】

使用营养琼脂平板或血琼脂平板，视检测目的而定，一般常用营养琼脂平板。

（蒋仁举）

实验六　细菌毒力和毒素的检测

【实验目的】

1. 掌握荚膜在细菌致病中的作用。

2. 熟悉外毒素的性质及破伤风外毒素对动物的致病作用；内毒素对动物的致热作用；鲎试验检测内毒素的方法、原理及意义；透明质酸酶在细菌致病中的作用。

3. 了解小白鼠腹腔接种的实验方法；实验动物体温测试的方法。

一、外毒素的致病作用

【实验原理】

破伤风梭菌产生的破伤风外毒素又称破伤风痉挛毒素，是一种神经毒素，对中枢神经尤其是脑干神经和脊髓前角运动神经细胞有高度的亲和力。该毒素能阻止抑制性神经介质释放，使脊髓前角细胞对运动神经元的抑制作用丧失，造成运动神经元持续兴奋，导致肌肉活动的兴奋与抑制失调，骨骼肌发生强直性痉挛而出现牙关紧闭、角弓反张等典型症状，严重时可因呼吸肌痉挛窒息死亡。

【实验材料】

1. 实验动物　健康小白鼠。

2. 试剂　破伤风梭菌培养上清液（含破伤风外毒素）、无菌肉汤等。

3. 器具　无菌注射器、碘酒及消毒棉球等。

【实验方法】

1. 取健康小白鼠 2 只，分别标记后，将其后腿用碘酒及酒精常规消毒后，其中一只经肌内注射破伤风梭菌培养液 0.1ml 作为破伤风外毒素的试验组，另一只肌内注射无菌肉汤 0.1ml 作为对照组。

2. 将 2 只小白鼠分别放入已标记好的鼠缸内，逐日观察发病情况。

【实验结果】

试验组小鼠出现尾部强直，注射毒素侧的肢体麻痹，呈强直性痉挛，并随着时间的延长，逐渐蔓延到另一侧肢体出现痉挛，最后全身痉挛，并可见角弓反张等现象，受试小鼠于 2～3 天内死亡。对照组小鼠不出现上述症状。

【注意事项】

由于破伤风痉挛毒素的毒性很强，微量毒素即可使动物致死及使人致病，故用注射器吸取毒素液及注射时均应细心操作，并应注意防止划破皮肤。

二、内毒素的毒性检测

（一）细菌内毒素的致热作用

【实验原理】

内毒素刺激单核巨噬细胞系统，使之产生 IL-1、IL-6 和 TNF-α 等内源性致热原，作用于宿主下丘脑体温调节中枢，使体温升高或发热。

【实验材料】

1. 实验动物　健康家兔。

2. 菌液　伤寒沙门菌菌液（经 100℃ 30min 加热处理，稀释至 10×10^8/ml）。

3. 器具　体温计、无菌注射器、棉球、碘酒、酒精等。

【实验方法】

1. 选 3 只体重 1.5～2kg 的健康家兔，禁食 1h 后，用体温计测试家兔体温，测试方法如下。

（1）用酒精棉球消毒肛表，于其尖端涂抹少量凡士林。

（2）将家兔轻轻固定于实验台上，从肛门插入体温计（插入时动作要轻，避免动物挣扎而影响体温），经 3min 后取出体温计，用干棉球擦去凡士林，观察并记录体温。

（3）连测 3 次，每次间隔 1h，肛温应在 38.2～39.6℃正常范围内，后两次肛温差＜ 0.2℃者，该兔即可供实验用，并取 3 次肛温平均值作为该兔正常体温。

2. 于测定体温后 15min 内，用注射器吸取预温至 37℃的伤寒沙门菌菌液 0.5～1ml，注入家兔耳静脉内。

3. 注射后，每隔 1h 测肛温一次，连测 3 次，取最高一次肛温减去正常体温即为该兔的升温值。

【实验结果】

3 只实验家兔中，有 2 只或以上升温值≥ 0.6℃，即为内毒素发热反应阳性。

【注意事项】

1. 肛温计插入家兔肛门的深度和时间应相同，深度一般约为 6cm，时间应不少于 1.5min。

2. 试验用的注射器、针头、试管等，应先 180℃烤箱处理 2h，以除去物品表面的致热原。

（二）鲎试验（limulus test）

【实验原理】

鲎是一种海洋节肢动物，其血液中有一种变形细胞，其裂解产物含有凝固酶原和可凝固蛋白。将鲎变形细胞冻融裂解后制成的试剂称鲎变形细胞溶解物（limulus amebocyte lysate，LAL）。LAL 中的酶可被细菌内毒素激活，使凝固酶原转变成为凝固酶，而凝固酶则使凝固蛋白凝聚成凝胶状态。利用这种反应检测内毒素的试验即鲎试验。鲎试验检测内毒素的敏感性极高，其敏感度可达 0.0001μg/ml 水平。鲎试验可用于检测微量的内毒素和革兰氏阴性细菌感染的过筛试验，常用来检测尿液、脑脊液、血液、体液、注射制剂和生物制品等中的内毒素。

【实验材料】

1. 试剂　鲎试剂（0.1ml 冻干品 / 支），内毒素标准品，不含致热原的无菌蒸馏水。

2. 待测标本　上述已发热兔子的血液、伤寒沙门菌培养上清液或注射剂。

3. 其他实验用品　1ml 刻度吸管，37℃水浴箱等。

【实验方法】

1. 取 3 支鲎试剂冻干品，分别标记甲、乙、丙，打开安瓿，各加入 0.1ml 蒸馏水溶解鲎试剂。

2. 取内毒素标准品 0.1ml 加于安瓿甲，取不含致热原的无菌蒸馏水 0.1ml 加于安瓿乙，取待测标本 0.1ml 加于安瓿丙。

3. 分别将甲、乙、丙安瓿轻轻摇匀后，垂直放入 37℃水浴箱 15～30min 后取出观察结果。

【实验结果】

1. 观察与判别　将安瓿倾斜 45°，观察并记录结果。

“+++”：强阳性，呈固体状。

“++”：阳性，呈凝胶状，有变形但不流动。

“+”：弱阳性，呈黏性半流动状。

“–”：阴性，呈能流动未凝固状。

2. 结果判定　凡结果在“++”以上者，表示内毒素阳性。

【注意事项】

鲎试验无特异性，不能区别检得的内毒素系由何种革兰氏阴性菌所产生。

三、透明质酸酶试验

【实验原理】

透明质酸是机体结缔组织基质的重要组成成分。它是一种黏多糖，与水形成黏稠凝胶，有润滑和保护细胞的作用，同时细胞间的这种黏稠基质可以阻止侵入体内物质的扩散，起到机械阻挡的保护作用。溶血性链球菌能产生透明质酸酶，可溶解机体结缔组织中的透明质酸，使组织疏松，通透性增高，有利于细菌在组织中扩散蔓延，故亦称此酶为“扩散因子”。如将墨汁或染料与此酶混合注射至皮内，则由于酶的作用使墨汁或染料扩散较快。

【实验材料】

1. 实验动物　健康家兔。

2. 透明质酸酶　溶血性链球菌 24h 血清肉汤培养物的除菌滤液。

3. 无菌肉汤。

4. 亚甲蓝溶液。

5. 其他　吸管、小试管、剪刀、无菌注射器、碘酒及消毒棉球等。

【实验方法】

1. 取家兔一只，将其背部中央及两侧的毛剪去，用碘酒、酒精消毒。

2. 取小试管两支，分别加入亚甲蓝溶液 0.5ml。用吸管吸取 0.5ml 溶血性链球菌 24h 血清肉汤培养物的除菌滤液，放入其中一支小试管内，混匀；再取 0.5ml 无菌肉汤加入另一支亚甲蓝溶液内混匀，备用。

3. 于家兔背部左侧皮内注射溶血性链球菌培养物滤液及亚甲蓝混合液 0.1ml 右侧皮内注射无菌血清肉汤及亚甲蓝混合液 0.1ml 作对照。

4. 于注射后 30～60min 观察结果，比较两侧的亚甲蓝扩散范围，并记录。

【实验结果】

左侧（试验侧）与右侧（对照）相比较，前者的亚甲蓝扩散范围显著大于后者。

【注意事项】

幼龄家兔效果明显，因其皮肤较嫩，注入亚甲蓝溶液后扩散范围易于观察。

四、荚膜的致病作用

【实验原理】

荚膜是肺炎球菌的主要毒力因子，少量有荚膜的肺炎球菌即可使小白鼠感染致死，而肺炎球菌一旦失去了荚膜，就失去了致病力。

【实验材料】

1. 实验动物　健康小白鼠。

2. 菌液　有荚膜的肺炎球菌和无荚膜的肺炎球菌的血清肉汤培养物。

3. 器具　无菌注射器、剪刀、载玻片、棉球、碘酒、酒精等。

【实验方法】

1. 取小白鼠 2 只分别标记，将其腹部用碘酒及酒精常规消毒，其中一只经腹腔注射有荚膜肺炎球菌的培养物 0.2ml，另一只注射无荚膜的肺炎球菌培养物 0.2mL。

2. 将 2 只小白鼠分别放入玻璃缸内，饲养 1～2 天，观察小白鼠的发病情况。

3. 小白鼠在濒死前或死亡后立即进行解剖，若小鼠尚未死亡可用人工处死，如拉其头及尾部，使其颈椎脱臼，即刻死亡。

4. 分别对 2 只小白鼠作腹膜印片或取心血做涂片，用革兰氏染色和荚膜染色后置显微镜下观察其荚膜的有无，以证实荚膜的致病作用。

【实验结果】

1. 观察发病情况　接种有荚膜肺炎球菌的小白鼠一般在 1～2 天内发病或死亡，而接种无荚膜肺炎球菌的小白鼠无发病症状及死亡。

2. 显微镜检查　接种有荚膜肺炎球菌的小白鼠腹膜印片或心血涂片中，可见有荚膜的革兰氏阳性双球菌，形态和染色特征符合肺炎球菌；接种无荚膜肺炎球菌的小白鼠腹膜印片中，仅见极少革兰氏阳性双球菌，形态和染色特征符合肺炎球菌，但不形成荚膜。

【注意事项】

在做肺炎球菌腹腔接种和动物尸体解剖时，应注意实验室生物安全，最好在 P2 实验室进行。

（郭亚楠）

实验七　特定细菌的分离、鉴定

【实验目的】

1. 掌握抗酸染色法的原理及结核分枝杆菌的形态及生长现象。

2. 熟悉幽门螺杆菌的典型形态；细菌 L 型的分离与鉴定的方法。

3. 了解幽门螺杆菌分离与鉴定的基本方法；淋病奈瑟菌分离与鉴定的基本程序和方法。

一、细菌 L 型的分离、鉴定

【实验原理】

细菌 L 型由于细胞壁缺损具有不同于其亲代细菌型的多种特性，包括形态染色性、药物敏感性、致病性、对理化因素的抵抗力等。采用常规细菌学方法通常不能检出和鉴定细菌 L 型，常导致临床细菌学检查漏诊或误诊，必须采用特殊的方法进行分离与鉴定。其分离鉴定基本程序主要包括：L 型分离培养；生物学特性鉴定；免疫学鉴定；分子生物学鉴定等。

【实验材料】

1. 试剂　普通营养肉汤与血琼脂平板（非高渗培养基）、L 型高渗透压培养基平板、革兰氏染色液、细胞壁染色液、青霉素 G。

2. 菌种　金黄色葡萄球菌 8～18h 肉汤培养物。

3. 器材　无菌滤纸片、载玻片、无菌注射器（5ml）、无菌吸管（1ml、5ml）、滤菌器（0.22～0.45μm 孔径）、光学显微镜、二氧化碳培养箱、恒温培养箱等。

【实验方法】

1. 细菌 L 型的诱导

（1）用无菌蒸馏水溶解青霉素 G 后，用营养肉汤稀释青霉素浓度为 0.5U/ml、1U/ml

和 2U/ml 的青霉素肉汤培养基。

（2）取金黄色葡萄球菌 8～18h 肉汤培养物，分别加 0.1ml 于含 5ml 不同浓度青霉素的肉汤培养基内，置普通培养箱内 37℃恒温培养箱培养 24h。

（3）肉眼观察含青霉素培养基内细菌的生长情况，以完全无菌生长的青霉素最高稀释度作为对金黄色葡萄球菌的最低抑菌浓度（minimum inhibitory concentration，MIC）。

2. 细菌 L 型的分离培养与鉴定

（1）取无菌生长的培养物 0.1ml 分别涂布接种于血琼脂平板；另取无菌生长的各培养物 2ml，滤菌器滤过后分别接种 0.1ml 于 L 型高渗透压培养基和血琼脂平板（了解滤过性）。将各培养基置于普通培养箱及二氧化碳培养箱内，置 37℃恒温培养箱培养 24～48h，观察结果。

（2）肉眼观察各培养物细菌的生长情况：显微镜低倍镜下观察 L 型平板上细菌 L 型的生长情况，分别记录细菌型及 L 型的菌落数；在 L 型平板上，L 型细菌可形成“油煎蛋”样、丝状（F 型）、颗粒样（G 型）菌落及非菌落形式（NC 型），见图 10-2～图 10-5。取菌落涂片革兰氏染色、细胞壁染色后，显微镜观察其染色性、细菌细胞形态。

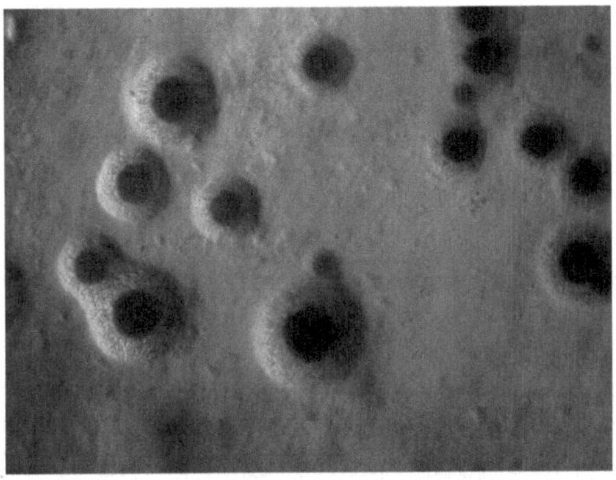

图 10-2　细菌 L 型“油煎蛋”样菌落（10×）

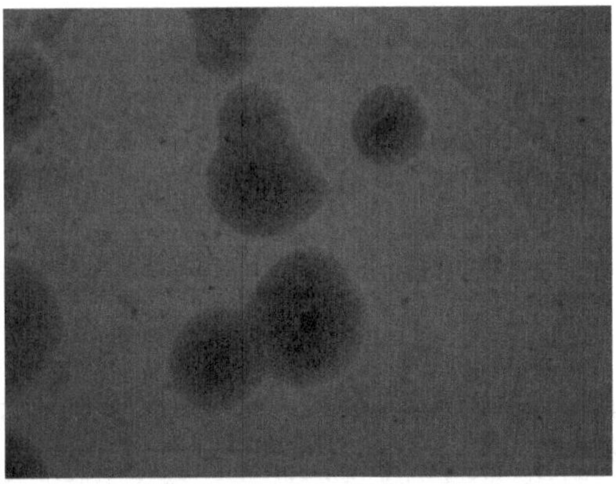

图 10-3　细菌 L 型丝状（F 型）菌落（10×）

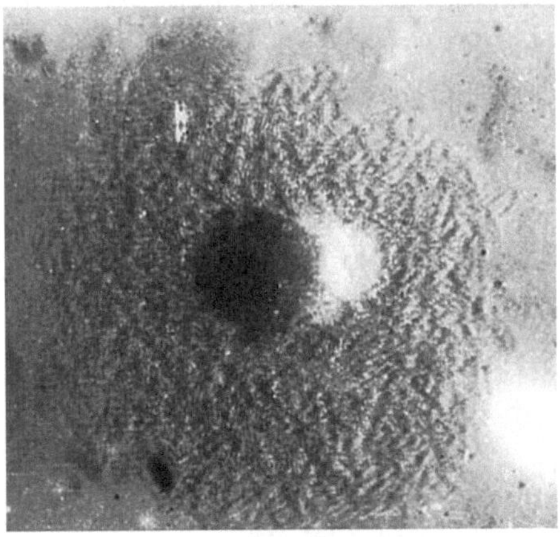

图 10-4　细菌 L 型颗粒样（G 型）菌落（10×）

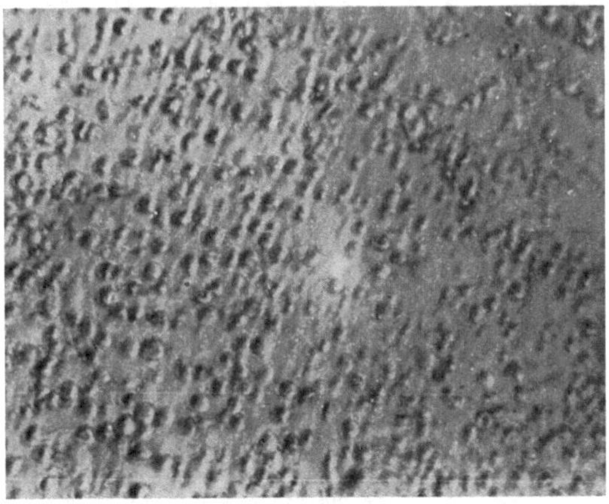

图 10-5　非菌落形式（NC 型）L 型细胞（10×）

（3）取 L 型菌落分别接种于血琼脂平板，置恒温培养箱及二氧化碳培养箱内 37℃培养 24h，观察 L 型细菌返祖菌的生长情况。分别取 L 型返祖菌做革兰氏染色、细胞壁染色和常规细菌学生化反应，进行菌种鉴定。

（4）将观察结果填入表 10-5。

表 10-5 血琼脂平板和 L 型平板上生长菌的特性

培养物	肉眼观察	菌落数量	过滤性	革兰氏染色	细菌形态	菌种鉴定结果
血平板培养物						
L 型平板培养物						
返祖菌培养物						

【结果分析】

1. 试验的结果通常以肉眼观察，将完全无菌生长的药物最高稀释度判为该药物的最低抑菌浓度。

2. 采用细菌 L 型检查方法可发现，在常规细菌学方法判断的 MIC 值及其更高药物浓度的培养物内，常常可有细菌 L 型存在。

【注意事项】

1. 诱导剂的浓度需要预试验摸索，过低或过高均不利于细菌形成 L 型。

2. L 型菌落嵌入培养基内生长，其培养基中琼脂的浓度以 0.8%～1.0% 为宜，在 L 型菌落的涂片或传代培养时，需要割取 L 型菌落琼脂块捣碎以分离 L 型细菌。

二、幽门螺杆菌的分离、鉴定

【实验原理】

1984 年澳大利亚科学家 Marshall 和 Warren 首次公开报道从人体胃黏膜组织中分离培养出幽门螺杆菌（*Helicobacter pylori*，*Hp*），多年的研究表明该菌的感染不但与 B 型胃炎和消化性溃疡的发生有密切关系，而且与非溃疡性消化不良、MALT 淋巴瘤和胃癌也有重要关系，1994 年国际癌症研究机构已将其列为 I 类致癌原。幽门螺杆菌需在高营养、微需氧（85%N_2，10%CO_2，5%O_2）、相对湿度在 98% 以上的环境才能生长繁殖。分离、鉴定幽门螺杆菌对深入进行该菌的研究及相关感染性疾病的诊断和防治有重要价值。

【实验材料】

1. 新鲜胃窦黏膜标本，含 7% 羊血的心脑选择琼脂平板，厌氧罐，微需氧产气袋。

2. 直接尿素酶，过氧化氢酶，氧化酶，硝酸盐还原试剂，硝酸盐琼脂斜面。

3. 恒温培养箱，显微镜，革兰氏染色液，载玻片，接种环，香柏油，二甲苯等。

【实验方法】

基本程序见图 10-6。

- 胃窦黏膜标本
  - 直接涂片、革兰氏染色、镜检（形态、排列、染色性）
  - 心脑血琼脂平板 37℃ 24～48h
    - 观察菌落形状、革兰氏染色、镜检
    - 挑取可疑菌落
      - 直接尿素酶试验
      - 过氧化氢酶试验
      - 氧化酶试验
      - 硝酸盐还原试验

图 10-6 胃窦黏膜标本幽门螺杆菌分离、鉴定基本程序

1. 胃窦黏膜标本接种的方法　可将胃黏膜活检标本直接接种，即用镊子夹取胃黏膜，在血琼脂平板上反复涂抹约占平板 1/5 范围，再用接种环分区划线接种；也可将胃黏膜活检标本研碎成糊状，再接种。研碎成糊状的标本不宜用于直接涂片镜检，因研磨破坏了组织和细菌的排列，镜检时不易观察。

2. 羊血心脑选择琼脂平板的制备　胃窦黏膜标本为非无菌标本，常污染有杂菌，可在 7% 羊血心脑琼脂中加入 TMP 5mg/L，万古霉素 10mg/L，多黏菌素 B2500U/L，以抑制其他细菌生长，此即幽门螺杆菌选择培养基。

3. 微需氧培养　见厌氧培养方法。

4. 生化反应鉴定　幽门螺杆菌生化反应不活泼，不分解糖类，触酶、氧化酶阳性。尿素酶迅速强阳性，硝酸盐还原阴性。该菌能分泌大量高活性尿素酶是其显著特征。

（1）直接尿素酶试验：用接种环取数个培养的新鲜菌落，置直接尿素酶反应杯或试纸条上，30min 内观察结果，以变色为阳性，否则为阴性。

（2）氧化酶试验：可采用直接法，即用滤纸条蘸取待检菌落，滴加试剂 2～3 滴于菌落上，5～10s 内观察结果，菌落在 60s 内呈深紫色，为阳性，否则为阴性。

（3）过氧化氢酶试验：用接种环取数个培养的新鲜菌落，放于洁净的玻片或滤纸上，再滴加过氧化氢数滴，30s 内观察结果，以出现气泡为阳性，否则为阴性。

（4）硝酸盐还原试验：取一满环菌落接种到硝酸盐琼脂斜面上，将琼脂斜面置于 35℃ 微需氧培养 3 天，然后加入硝酸盐还原试验试剂，30s 后观察结果，变为红色者为阳性，否则为阴性。

【实验结果】

1. 标本涂片革兰氏染色镜检　在组织标本上幽门螺杆菌典型形态为革兰氏阴性菌，弯曲为 C、S 形或海鸥展翅形，常聚集成簇或成堆。纯培养涂片革兰氏染色镜检，形态不如组织标本上的典型，3 天后的培养物，弯曲不明显。

2. 菌落特征　培养 2～4 天后形成针尖状、圆形、光滑、透明无色、边缘整齐、凸起的菌落。在血琼脂平板上，有轻度溶血。

3. 鉴定　根据典型形态、菌落特征，触酶、氧化酶试验阳性，直接尿素酶试验迅速强阳性，硝酸盐还原阴性，可确定为幽门螺杆菌。

【注意事项】

1. 取标本　因幽门螺杆菌集中定植于胃窦部位，在内镜下取标本时，应钳取胃窦大弯距幽门 3cm 处组织，阳性率高。

2. 使用前后活检钳应适当消毒，以防交叉感染和标本污染。

3. 所取标本若不能及时培养，应放 2% 葡萄糖溶液或其他特制的保存液，否则幽门螺杆菌会很快死亡。培养物在转种与鉴定过程中，也应尽量减少暴露于空气。

三、淋病奈瑟菌的分离、鉴定

淋病奈瑟菌（*N.gonococcus*）是人类淋病的病原菌，主要引起人类泌尿生殖系统黏膜的急性或慢性化脓性感染。淋病是我国主要性传播疾病之一，危害性较大，早期诊断和及时治疗对淋病的防治尤为重要。常见的诊断方法包括：形态学检查、分离培养、血清学检查、分子生物学检查。

（一）淋病奈瑟菌的分离与鉴定

【实验原理】

淋病奈瑟菌是革兰氏阴性双球菌，肾形或豆形，在脓性分泌物涂片染色标本的中性粒细胞内发现有革兰氏阴性双球菌时，有诊断价值。淋病奈瑟菌培养营养要求较高，常用巧克力色平板培养基培养。氧化酶、触酶试验阳性，并分解葡萄糖，易产生耐药性。

【实验材料】

临床标本、革兰氏染色液、巧克力色平板培养基、生化反应试剂、淋病奈瑟菌抗体、羊抗兔荧光抗体、ELISA 试剂盒、PCR 试剂盒、恒温培养箱、二氧化碳培养箱、酶标仪、PCR 仪、细菌分离培养常规器材等。

【实验方法】

1. 标本采集

（1）生殖道分泌物：对可疑淋病患者，男性可从尿道取材，先用无菌生理盐水棉拭子清洗尿道口外部，再将无菌棉拭子插入尿道 2～4cm，停留数秒后轻微旋转取出。如分泌物较少者，可用手挤压阴茎海绵体，以便分泌物外排。女性可用无菌棉拭子取阴道分泌物和宫颈分泌物（未婚女性一般只取外阴部分泌物）。

（2）新生儿脓漏眼采用无菌棉拭子取眼部脓液。

（3）口咽部感染采用无菌棉拭子取咽部分泌物。

2. 涂片染色镜检　将待测标本直接涂于载玻片上，进行革兰氏染色，油镜下观察。

3. 分离鉴定　将待测标本划线接种于巧克力色平板培养基，置 5%～10% 的 CO_2 环境，置 37℃恒温培养 24～48h，观察菌落形态特征，并用氧化酶或触酶试验鉴定。挑取单个菌落再涂片，革兰氏染色镜检或免疫荧光染色镜检。

【结果分析】

1. 若直接涂片镜检为革兰氏阴性双球菌或在中性粒细胞胞质内有革兰氏阴性双球菌时，有诊断价值。

2. 巧克力平板培养基上出现凸起、圆形、灰白色、直径为 0.5～1.0mm 的光滑型菌落。

3. 氧化酶、触酶试验阳性，并分解葡萄糖。

【注意事项】

1. 直接涂片染色镜检时，要排除女性生殖道自身存在的革兰氏阴性双球菌，在中性粒细胞胞质内找到革兰氏阴性双球菌时，有诊断价值。

2. 对慢性淋病患者，为了提高淋病奈瑟菌的检出率，除进行直接涂片染色镜检和分离培养外，还可检测特异抗原或核酸检测。

（二）免疫荧光法检测淋病奈瑟菌抗原

【实验原理】

淋病奈瑟菌感染后，机体可产生特异性抗体，当抗体与淋病奈瑟菌特异抗原结合后，再加入荧光素标记的二抗，在荧光显微镜下便可观察到带有荧光的淋病奈瑟菌存在。

【实验材料】

1. 淋病奈瑟菌的抗体（淋病奈瑟菌免疫兔后制成抗血清，或者是抗淋病奈瑟菌单克隆抗体）及正常兔血清。

2. 荧光抗体（二抗，为抗兔荧光抗体）。

3. 用灭菌棉签于病患部位擦取分泌物，滚动涂片后进行常规固定，每份标本至少涂 2 个区。

4. 缓冲液。

【实验方法】

1. 在已固定的一个涂片区，滴加抗淋病奈瑟菌抗体为试验组，于另一涂片区滴加正常兔血清为对照组，均放湿盒内 37℃ 30～40min。

2. 取出后用 0.01mol/L PBS 缓冲液冲洗涂片，切勿将阳性血清的缓冲液流至阴性对照血清处。

3. 于 2 区各加 20μl 荧光抗体，置湿盒内 37℃ 30～40min，取出用缓冲液冲洗，风干后在荧光显微镜下观察。

【实验结果】

试验组可见黄绿色明亮荧光菌，该菌可位于中性粒细胞外或内部；对照组则无此现象。

四、分枝杆菌的分离、鉴定

分枝杆菌属是一类细长略弯曲，具有分枝生长趋势的细菌。由于细胞壁中含大量脂质，故用一般常规染色法不易着色，但加温或延长染色时间着色后能抵抗盐酸乙醇的脱色，故又称抗酸杆菌。分枝杆菌属的细菌种类较多，按临床分类大致可分为结核分枝杆菌、非结核分枝杆菌和麻风杆菌三大类。本部分实验主要介绍结核分枝杆菌形态、染色特性及培养特性。如实验室条件不符合生物安全要求，可用耻垢分枝杆菌替代。耻垢分枝杆菌属于分枝杆菌属中快生长菌，一般 2～3 天长出典型的粗糙型菌落，而结核分枝杆菌及卡介苗需要 14～28 天生长期。耻垢分枝杆菌和结核分枝杆菌有相同的属特异性抗原成分，但毒力很低，甚至无毒，在一般情况下不致病，属于人体正常菌群。

【实验材料】

1. 结核分枝杆菌的抗酸染色玻片标本，结核分枝杆菌在米氏液体培养基和改良罗氏培养基上的培养物。

2. 抗酸染色液、0.1% 胰酶消化液、0.3% 新洁尔灭、6% 硫酸溶液、4% 氢氧化钠、恒温培养箱、水浴箱、改良罗氏培养基等。

3. 肺结核患者的痰标本。

【实验方法】

1. 结核分枝杆菌的形态及染色性观察　观察结核分枝杆菌的抗酸染色玻片标本。油镜下可见结核分枝杆菌菌体细长、直或略弯曲，长短不一，单个存在或呈分枝状排列（如“人”字形、“V”形、“Y”形）。细菌较多时，可见束状、索状及聚集成堆排列。由于结核分枝杆菌不易被盐酸乙醇脱色，菌体被复红染成红色，其他细菌及背景物质呈蓝色。

2. 结核分枝杆菌的培养特性观察　结核分枝杆菌为专性需氧菌。最适生长温度 37℃。最适的 pH 为 6.5～6.8，结核分枝杆菌培养营养要求高而且特殊，需要甘油、马铃薯、蛋黄、无机盐等营养物质，初次分离培养常用改良罗氏（Lowenstein-Jensen）培养基。结核分枝杆菌生长缓慢，18～20h 繁殖一代，一般需要 3～4 周才能长出典型菌落。菌落呈乳白色或米黄色，不透明，表面干燥，呈颗粒状、结节状或菜花状，边缘不规则。在米氏液体培养基中，结核分枝杆菌呈膜状生长，常浮于液体表面形成粗糙皱纹状的黄白色菌膜，沿管壁生长，摇动试管时，菌膜沉至管底，液体培养基透明。

3. 肺结核患者的痰标本 Ziehl-Neelsen 抗酸染色　结核分枝杆菌为革兰氏染色阳性菌，但一般很难着色，常用抗酸染色法进行染色（具体染色方法见结核分枝杆菌抗酸染色试验）。

4. 标本培养前处理及接种培养

（1）标本培养前处理：结核分枝杆菌可侵犯全身组织器官，根据感染部位不同选择不同标本，如痰、尿、粪、脑脊液、胸腔积液及血液等。如果标本菌量少，可先集菌以提高检测的阳性率。脑脊液、胸腔积液、腹水等无污染标本，可直接离心沉淀集菌。痰、尿、粪，等含杂菌标本需用 4% 氢氧化钠溶液或 6% 硫酸溶液处理后再离心沉淀集菌，既可杀杂菌又可溶解黏稠物。

以下是几种常见痰标本培养前的处理方法：

1）酸处理法：痰标本加入 2～4 倍 6% 硫酸溶液，置室温下 30min，其间振荡 2～3 次，痰液液化后，离心沉淀集菌。

2）碱处理法：痰标本加入 2～4 倍 4% 氢氧化钠溶液，置 37℃恒温培养箱内 30min，其间振荡 2～3 次，痰液液化后，离心沉淀集菌。

3）胰酶 - 新洁尔灭消化法：痰标本加入等量 0.1% 胰酶消化液（用前 37℃水浴箱温育 10min）振荡消化 10min，再加入等量 0.3% 新洁尔灭，混匀放置 5min，离心沉淀集菌。

（2）接种培养方法：取经前处理痰标本 0.1ml 均匀接种于改良罗氏培养基斜面上，每份标本接种两支斜面试管，置 37℃恒温培养箱孵育 4～6 周后观察菌落形态及颜色。菌落呈乳白色或米黄色，不透明，表面干燥，呈颗粒状、结节状或菜花状。

（郭亚楠）

实验八　粪便标本的检验

【实验目的】

1. 掌握粪便标本的细菌学检验流程。
2. 熟悉大肠杆菌、沙门菌、志贺菌和变形杆菌的培养和鉴定程序。

【实验原理】

粪便标本中存在正常菌群，需要选择鉴别培养基将肠道致病菌筛选出来，进一步利用肠道杆菌活泼的生化反应，将不同种属的致病菌进行区分。

【实验材料】

1. 标本　粪便标本。
2. 培养基　SS 琼脂平板、MAC 琼脂平板、KIA 培养基、MIU 培养基。
3. 试剂　吲哚试剂、沙门菌属诊断血清、志贺菌属诊断血清、微量生化管。
4. 其他　显微镜、生理盐水、玻片、肠杆菌科细菌编码手册等。

【实验方法】

1. 显微镜镜检　一般情况下，无须做粪便标本的直接涂片革兰氏染色镜检，仅在怀疑为霍乱弧菌、艰难梭菌、空肠弯曲菌、葡萄球菌食物中毒，以及菌群失调引起的腹泻时才进行。

2. 培养　粪便标本分别采用分区划线的方式，接种于 SS 琼脂平板、MAC 琼脂平板，35℃培养 18～24h 后，观察菌落特征，涂片革兰氏染色镜检。

3. 鉴定

（1）沙门菌属：在 SS 琼脂平板、MAC 琼脂平板上发现不发酵乳糖的可疑菌落，可挑取单个菌落，纯培养后接种肠杆菌科细菌微量生化管。也可挑取单个菌落，同时接种 KIA 培养基和 MIU 培养基，孵育 18～24h 后，观察生化反应结果，初步判断菌属菌种。取 KIA 培养基上菌苔与沙门菌属诊断血清中 O 多价 A～F 群血清做玻片凝集试验，若发生凝集，再用单价 O 因子（群因子）血清鉴定菌体抗原，最后以 H 因子（型因子）血清鉴定其鞭毛抗原。若菌苔于 O 多价 A～F 血清不凝集，应做 Vi 抗血清试验，若凝集，则取 1ml 生理盐水洗下菌苔，置 100℃水浴 30min 后，再进行 O 多价 A～F 血清凝集，若凝集，再做 O 因子及 H 因子凝集试验，做出最后判断。若 Vi 抗血清也不发生凝集，则为 A～F 群以外的沙门菌或非沙门菌。

（2）志贺菌属：在 SS 琼脂平板、MAC 琼脂平板上发现不发酵乳糖的可疑菌落，可挑取单个菌落，纯培养后接种肠杆菌科细菌微量生化管。也可挑取单个菌落，同时接种 KIA 培养基和 MIU 培养基，孵育 18～24h 后，观察生化反应结果，初步判断菌属菌种。取 KIA 培养基上菌苔与志贺菌四种多价血清做玻片凝集试验，若发生凝集，则分别用志贺菌四个群的单价血清进行凝集（我国常见的为 B 群福氏志贺菌，可首先检测），之后再用型特异性血清做凝集试验，做出最后鉴定。

（3）大肠杆菌：在 SS 琼脂平板、MAC 琼脂平板上发现发酵乳糖的可疑菌落，可挑取单个菌落，做氧化酶试验，纯培养后接种肠杆菌科细菌微量生化管。也可挑取单个菌落，同时接种 KIA 培养基和 MIU 培养基，孵育 18～24h 后，观察生化反应结果，初步判断菌属菌种。

（4）变形杆菌：在 SS 琼脂平板、MAC 琼脂平板上发现不发酵乳糖的可疑菌落，可挑取单个菌落，纯培养后接种肠杆菌科细菌微量生化管。也可挑取单个菌落，同时接种 KIA 培养基和 MIU 培养基，孵育 18～24h 后，观察生化反应结果，初步判断菌属菌种。

【实验结果】

1. 显微镜镜检　肠道杆菌均为革兰氏阴性杆菌，粪便标本内除肠道杆菌外，还有其他球菌、杆菌以及食物残渣等。

2. 培养结果　不同细菌接种于 SS 琼脂平板、MAC 琼脂平板后结果见表格 10-6。

表 10-6　肠道杆菌在选择培养基上的菌落颜色

培养基	大肠杆菌	沙门菌	志贺菌	变形杆菌
SS 琼脂平板	粉红色	无色或黑色	无色	无色
MAC 琼脂平板	粉红色	无色	无色	无色

3. 细菌生化结果　见表格 10-7。

表 10-7 肠道杆菌的生化结果

培养基	大肠杆菌	沙门菌	志贺菌	变形杆菌
KIA 培养基	AA+–	KA++/–	KA– –	KA++
MIU 培养基	++–	+– –	– – –	+–+

【注意事项】

1. 肠道内存在大量正常菌群，一般无须镜检，分离致病菌应该使用选择培养。
2. 注意全程无菌操作，避免杂菌污染。
3. 血清应在保质期内使用。

（郭亚楠）

实验九 尿液标本的检验

【实验目的】

1. 掌握尿液标本细菌定量检查的方法和临床意义；尿液标本细菌分离培养鉴定的方法和临床意义。

2. 熟悉尿液标本细菌学检查的基本程序。

【实验原理】

正常人的尿液是无菌的，但在外尿道处存在正常菌群外，还有条件致病菌，这些细菌又是尿路感染中常见的病原菌，因此尿液标本的采集应该严格无菌操作，并进行疑似致病菌的菌落计数。

【实验材料】

1. 标本 无菌采集患者的中段尿。
2. 培养基 血琼脂平板、KIA 培养基、MIU 培养基。
3. 试剂 革兰氏染色液、触酶、氧化酶、O/F 管、血浆凝固酶、鉴定血清等。
4. 其他 定量接种环、液体石蜡、载玻片、光学显微镜、恒温培养箱等。

【实验方法】

尿液标本检验程序见图 10-7。

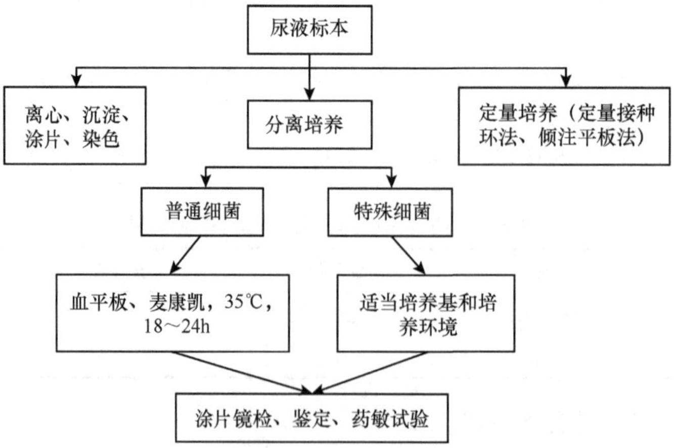

图 10-7 尿液标本的检验程序

1. 显微镜镜检　取尿标本沉渣，涂片，革兰氏染色镜检。

2. 定量接种环法　定量接种环蘸取尿液标本，在血琼脂上做均匀划线接种，见图 10-8，然后置于 35℃恒温培养箱孵育 18～24h，进行菌落计数。

计数方法：每毫升尿液的细菌数 = 平板上菌落计数 / 接种环含量

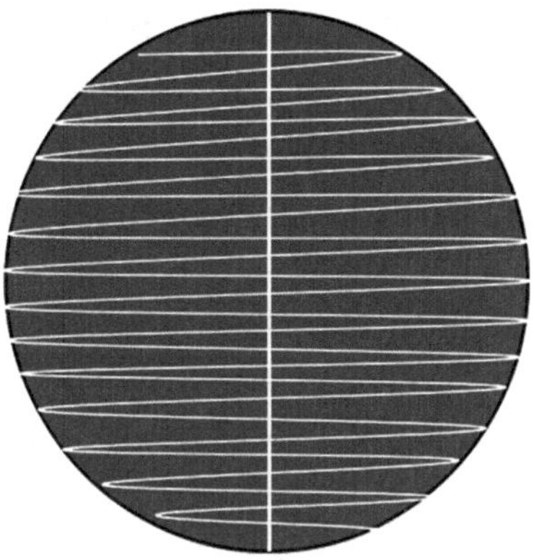

图 10-8　定量接种环接种法

3. 倾注平板法　将新鲜尿液摇匀后，分别用肉汤稀释成 1∶10、1∶100、1∶1000 等不同稀释浓度，充分混匀。取混合液 1ml 加入直径 9cm 灭菌平皿内，加入已融化并冷却至 50℃的琼脂 15ml，立即充分混匀，待凝固后置于 35℃恒温培养箱培养，菌落计数。

4. 分离培养　根据不同目的菌，选择不同的培养基和培养条件，进行对应细菌的最终鉴定。

实际工作中，尿液标本的细菌计数与培养应同时进行。

【实验结果】

1. 显微镜镜检　平均每油镜视野中细菌数量应该小于 1 个。

2. 尿液培养菌落计数判定　细菌计数＞ 10^5/ml 为感染，＜ 10^4/ml 为污染，在 10^4～10^5/ml 之间为可疑。

3. 定量接种环法菌落计数

每毫升尿液的细菌数 = 平板上菌落计数 / 接种环含量

如使用 1μl 接种环，平板菌落数为 200 个，则每毫升尿液的细菌数 =200/0.001=200 000 个，即 2×10^5/ml。

4. 倾注平板法菌落计数

每毫升尿液的细菌数 = 菌落数 × 尿液稀释度

一般选菌落数在 30～300 的平板做菌落计数，并取平均值。

【注意事项】

1. 尿液标本以清晨清洁中段尿为佳，标本内不得加入防腐剂及消毒剂。

2. 定量接种时，尽量将整个平板涂满，涂均匀。

3. 标本的培养必须严格无菌操作。

（郭亚楠）

实验十　血液标本的检验

【实验目的】

1. 掌握血液标本的采集和检验程序。

2. 熟悉血液标本的检验方法。

【实验原理】

人的血液是严格无菌的，任何情况下，若从血液中检测出细菌，一般视为病原菌感染。

当细菌侵入血流时，会引起菌血症、败血症等。血液标本中常检出的细菌种类包括金黄色葡萄球菌、肠球菌、大肠埃希菌、铜绿假单胞菌、沙门菌等。

【实验材料】

1. 模拟血液标本。

2. 培养基

（1）增菌培养基：硫酸镁葡萄糖酚红肉汤、胆汁葡萄糖肉汤、硫乙醇酸钠。

（2）分离培养基：血琼脂平板、巧克力色平板、麦康凯琼脂平板、EMB 平板、沙氏葡萄糖琼脂、厌氧培养基、科玛嘉念珠菌显色琼脂等肉汤或血培养瓶。

（3）KIA 培养基、MIU 培养基、微量生化鉴定管等。

3. 其他　2% 过氧化氢溶液、氧化酶滤纸条、兔血浆等、一次性注射器等。

【实验方法】

1. 用一次性注射器在无菌条件下取适量模拟血液标本，将其快速注入血培养瓶或增菌培养基中；如使用血培养瓶培养，则瓶盖穿刺处应先用酒精棉球消毒；将血培养瓶颠倒混匀，防止血液凝固，立即置于 37℃培养，勿冷藏。

2. 每日观察生长迹象至少 2 次或血培养仪报警，连续培养 7 天无细菌生长才能弃去。取血培养阳性的培养基或血培养瓶做革兰氏染色镜检，确定是否有细菌生长，并大致观察细菌的数量、革兰氏染色特性和形态，同时取标本做平板分区划线分离培养。分区划线培养一般至少需选取一块血平板，另外再接种一块或多块可以细菌选择、鉴别平板。鉴别平板的选择根据革兰氏染色的结果和临床症状决定，革兰氏染色镜检细菌的一般形态，如怀疑肠杆菌科感染则还需接种麦康凯或 EMB 平板；怀疑奈瑟菌还需接种一块巧克力色平板；如厌氧瓶中有细菌生长则需接种厌氧培养基，于厌氧环境中培养。

3. 将平板置于 35℃含有 5% 二氧化碳的培养箱中，培养 18～24h，观察记录菌落特征并作革兰氏染色观察，据此特征选择后续的鉴定方法。若无细菌生长，则延长培养至 48h 后观察。

4. 血培养常见革兰氏阴性菌鉴定　血培养常见革兰氏阴性杆菌包括大肠埃希菌等肠杆菌科细菌、铜绿假单胞菌等非发酵菌。分离培养后鉴定为革兰氏阴性菌后，可以进行氧化酶、触酶快速鉴定，如前者阴性后者阳性，则初步判别为肠杆菌科细菌，再加做硝酸盐还原试验（阳性），KIA 培养基及 MIU 培养基、IMViC 试验或全套肠杆菌生化鉴定管，鉴定至具体的属或种。如生物学特性符合沙门菌则进一步通过沙门菌诊断血清做凝集试验，具体参见肠杆菌科鉴定章节。需注意少数非发酵菌，如嗜麦芽窄食单胞菌、不动杆菌属细菌也为革兰氏染色阴性，氧化酶试验阴性，但非发酵菌在 KIA 培养基上特征为 KK，以及可以通过 O/F 试验区分。如果鉴定为氧化酶试验阳性的革兰氏阴性杆菌，则加做 O/F 试验，以确定其为非发酵菌。其他革兰氏阴性菌、氧化酶试验阳性的细菌相对少见，如创伤弧菌等。其他革兰氏阴性球菌，如奈瑟菌属细菌、莫拉菌等见病原性球菌章节。

5. 血培养常见革兰氏阳性菌鉴别　血培养革兰氏阳性菌主要为革兰氏阳性球菌，培养及镜检同上。分离培养及镜检后做触酶试验，阳性者为微球菌或葡萄球菌，但葡萄球菌 O/F 试验为发酵型（F 型），微球菌属为氧化型（O 型），再通过生化试验鉴定到种。葡萄球菌属中最常见的为金黄色葡萄球菌，大多数菌落呈黄色，血浆凝固酶阳性，而表皮葡萄球菌菌落白色，血浆凝固酶试验阴性。链球菌属细菌触酶阴性，镜下典型形态呈链状排列

（但时常不典型）、菌体略偏椭圆形，再通过观察菌落溶血环、Lancefield 血清学试验、胆汁溶菌试验、奥普托欣敏感试验、杆菌肽敏感试验等鉴定到种，具体见病原性球菌相关章节。其他阳性杆菌，如枯草芽孢杆菌等应怀疑为污染菌或通过输血后感染，而结核分枝杆菌虽为阳性，但普通革兰氏染色效果不好菌体常呈现负染状态，应采用抗酸染色，见结核分枝杆菌章节。

6. 血培养常见真菌的鉴别　如怀疑为真菌感染，将血培养后的标本革兰氏染色或乳酚棉蓝染色镜检后见到革兰氏阳性菌菌体，如为单细胞真菌则菌体呈圆形，常有出芽，且直径数倍于细菌，其他丝状或双向真菌则参考真菌章节。真菌鉴别要点在于接种沙氏葡萄糖琼脂观察菌落形态及显微镜观察菌体（菌丝）、孢子形态。如怀疑为念珠菌感染，则可以接种科玛嘉念珠菌显色琼脂，但目前该琼脂只能鉴别白假丝酵母菌（琼脂上菌落为绿色）、热带念珠菌等，详见真菌章节。

7. 血培养常见厌氧菌的鉴别　血液厌氧菌感染往往混合其他需氧菌或兼性厌氧菌，培养时可以同时进行有氧和厌氧培养对比鉴别，见厌氧菌相关章节。

8. 血培养分离的细菌应做药敏试验　见细菌的药物敏感性试验相应章节。

【实验结果】

血培养确定阳性后应立即报告给临床，报告内容包括：

1. 初报　在血培养阳性，镜检以后即可报告。报告内容包括革兰氏染色性和形态特征，但勿匆忙判断具体菌种，可描述为：找到革兰氏阳 / 阴性球 / 杆菌，疑似为 ×× 菌。初级报告要注意时效性，一般通过电话直接报告给临床医师或科室相应负责人员，并规范记录报告人、报告时间、内容和报告接受者的姓名、工号等。

2. 二级 / 中期报告　根据转种培养物的菌落形态、革兰氏染色以及快速生化反应或仪器检定结果，做出初步判断进行报告。报告应尽量包含药敏试验结果，如直接药敏试验 6～8h 可以得到结果。报告方式如前，但可以根据结果报告具体种属。

3. 三级报告 / 正式报告　根据对分离菌种的全套生化、仪器检定和标准化药敏试验，报告细菌到种，如有必要还可以具体到血清型或生化 / 生物型别以及药敏试验结果，常采用书面报告方式，如与初报、中期报告结果不符需注明变更内容并及时与临床沟通。

（卢　楠）

实验十一　脓液及创伤分泌物标本的检验

【实验目的】

掌握脓液、分泌物标本的细菌学检查方法。

【实验材料】

正常人体组织是无菌的，当皮肤、黏膜或其他损伤或其他因素，可以导致细菌入侵引起感染。引起感染的细菌的来源可以是内源性的正常栖居菌群，也可以是正常菌群之外的微生物接触伤口引起。局部化脓性感染标本感染多见金黄色葡萄球菌，如毛囊炎、疖、痈、甲沟炎、中耳炎等；烧伤患者多见铜绿假单胞菌感染；气性坏疽主要由产气荚膜梭菌继发于金黄色葡萄球菌、链球菌等感染引起；器官和机体深部组织的脓肿多为厌氧菌引起，如心瓣膜、支气管、肺、肝等，往往比较危重。

【实验材料】

1. 标本　模拟脓液、创伤分泌物、引流脓液等。

2. 培养基　液体培养基：硫酸镁葡萄糖酚红肉汤、胆汁葡萄糖肉汤、硫乙醇酸钠肉汤或血培养瓶；固体培养基：血琼脂平板、巧克力色琼脂平板、MAC 培养基、沙氏葡萄糖琼脂、科玛嘉念珠菌显色培养基等；厌氧菌培养则选用相应的厌氧培养基。

3. 其他　KIA 培养基、MIU 培养基、全套生化鉴定管、2% 过氧化氢溶液、氧化酶滤纸条、兔血浆、一次性注射器、恒温培养箱等。

【实验方法】

1. 标本采集　以无菌穿刺或者手术获取组织与脓肿标本为宜，厌氧菌检验应避免标本暴露在空气中。浅表感染组织和各种窦道标本可用无菌棉签擦拭、小刀刮取、穿刺抽吸或手术获得，标本应选取脓肿与健康组织交界处，并避免污染；深部组织可在手术过程中获得，或通过穿刺、抽取、内镜采集等方式获得。

2. 标本观察和直接镜检　直接观察标本的性状有利于微生物种类的鉴别，如标本呈绿色，可能为铜绿假单胞菌感染；有恶臭的标本可能为厌氧菌或变形杆菌感染；硫黄样颗粒则提示放线菌感染。开放性伤口获取的脓汁标本直接镜检意义不大，封闭性标本直接镜检有初步诊断意义，可为后续检验提供参考。标本直接涂片或 3000r/min 离心 15min，取沉淀涂片做革兰氏染色和抗酸染色。如果标本有硫黄样颗粒，则用洁净盖玻片轻轻挤压后先低倍镜再高倍镜仔细观察有无菌丝，再进行革兰氏染色和抗酸染色，记录菌体的染色性、排列和形态特征。初报需报告细菌的形态、排列、染色性，以及是否有荚膜、芽孢等特征。

3. 标本的培养　用接菌环将标本分区划线接种于血平板，置 35℃恒温培养箱培养 18～24h，观察生长情况；如果取得的标本较少或染色后标本内菌体极少，可先将标本接种于增菌肉汤中培养，同时划线接种平板，如果培养后平板生长良好，菌落数量较多，则可以弃去增菌肉汤；如平板无生长或菌落较少，则可以再将增菌肉汤划线接种血平板或相应的琼脂平板培养。

4. 菌种的鉴定　见病原性球菌、肠道杆菌等章节。

（卢　楠）

实验十二　细菌变异的检测

【实验目的】

1. 掌握实验诱导细菌菌落发生 S-R 变异的方法，证实细菌菌落的变异。

2. 熟悉氯化钙法制备大肠埃希菌感受态细胞。

3. 了解质粒转化的原理和应用；彷徨试验和影印试验的原理和意义。

一、菌落变异

菌落（colony）是指单个细菌在固体培养基上生长繁殖后形成的肉眼可见的细菌集团。

细菌的菌落一般分为三型：光滑型菌落（smooth colony，S 型菌落）、粗糙型菌落（rough colony，R 型菌落）和黏液型菌落（mucoid colony，M型菌落）。光滑型菌落表面光滑、边缘整齐、湿润；粗糙型菌落表面粗糙、边缘不整齐、干燥；而黏液型的菌落表面黏稠、有光泽、似水珠样，长时间培养后甚至可以流动，从倒置培养的平板向下滴流。

细菌经长时间人工传代或培养于不同条件以及紫外线照射等都可能诱导菌落表观的改变。其中肠杆菌科细菌的菌落变异较为常见，如由光滑型菌落变异为粗糙型菌落，这种变异被称为 S-R 变异。这种变异常伴随有细菌毒力、抗原性和生化反应特性等其他性状的改变。本实验以大肠杆菌 S-R 变异为例，观察细菌菌落的变异现象。

【实验材料】

1. 菌株　大肠埃希菌标准株 ATCC25922。
2. 普通琼脂平板、0.1% 石炭酸平板、接菌环、恒温培养箱等。

【实验方法】

1. 大肠埃希菌分区划线接种于普通琼脂平板中，置 37℃恒温培养箱培养 18～24h 后，观察菌落特征，选取单个光滑型菌落，用记号笔标记。
2. 用灭菌后的接种环挑取该光滑型菌落分区划线接种于 0.1% 石炭酸平板，置 37℃恒温培养箱培养 18～24h。
3. 选取单个菌落，接种到新的 0.1% 石炭酸平板中，置 37℃恒温培养箱培养 18～24h。重复挑菌、传代 5～6 代，选取粗糙型的菌落标记。
4. 取一块普通营养琼脂平板，用记号笔于背面划线分为两半，一半连续划线接种初始光滑型大肠埃希菌，另一半连续划线接种石炭酸平板上挑取的粗糙型菌落。
5. 置 37℃恒温培养箱培养 18～24h 后，观察平板两侧的菌落特征。

【实验结果】

大肠埃希菌初始为光滑型菌落，在 0.1% 石炭酸平板上连续传代 5～6 代后，在普通营养琼脂平板上也表现为粗糙型菌落，发生了 S-R 变异。

二、细菌耐药性变异

细菌耐药性（drug resistance）变异是指细菌对某种抗菌药物由敏感到耐药的变异，但耐药变异不包括天然耐药。有些细菌仅对一种（类）抗生素表现为抗性，有的表现为同时耐多种抗菌药物，称多重耐药菌株。细菌耐药性变异的机制可以是细菌基因自发突变，也可以是耐药基因在细菌间水平转移。细菌基因转移可通过转化、转导、接合及溶原性转换等方式发生。

本实验以质粒的转化实验为例，重现细菌通过转化的方式发生耐药变异。转化是指细菌直接摄取外源性游离的 DNA 获得新的遗传性状的过程，外源游离的 DNA 可以来源于其他细菌的基因组片段、噬菌体片段或其他 DNA 片段，也包括质粒。通过转化获取新的外源 DNA 是一个小概率事件，在实验室可以通过人工的方法提高转化的效率，如通过制备大肠埃希菌感受态细胞。感受态细胞是指通过理化方法处理后，细胞的通透性增加，细菌易于吸收外源 DNA 的状态。常用的感受态细胞制备方法包括氯化钙法制备化学感受态细胞、甘油洗涤制备及电转化感受态细胞等。本实验采用氯化钙法制备感受态细胞。

【实验材料】

1. 大肠埃希菌菌株 DH5α、pUC19 质粒。

2. 0.1mol/L 的氯化钙溶液、50% 甘油、LB 培养基干粉、氨苄西林（Amp）等。

3. EP 管、三角瓶、离心机、水浴箱、低温冷冻离心机、培养箱、恒温摇床等。

【实验方法】

1. 大肠埃希菌感受态的制备。

（1）将大肠埃希菌菌种划线接种于无抗性 LB 琼脂平板中，培养 16～18h 挑取单菌落转接至 2ml 无抗性 LB 液体培养基中，37℃，200r/min 振荡培养过夜。

（2）取 200μl 增菌液接种于新鲜配制的 50ml 无抗性 LB 液体培养基中，振荡培养至 OD 值 0.2，冰浴 10min。

（3）放入事先预冷的离心管，5000r/min 离心 10min，小心弃去上清液，用 10ml 预冷的氯化钙重悬菌体沉淀。

（4）重复上述步骤一次。

（5）离心后弃去上清液，加入 2ml 预冷的氯化钙，重悬后分装至预冷的 EP 管中，每管 50～100μl，冰上放置 20min，进行转化，也可放置于 4℃冰箱保存 1 周，如需长期保存则需要加入 10% 的 DMSO 或甘油置于 –80℃保存。

2. 转化。

（1）取一管制备好的感受态，置于冰上融化后平均分为两份。

（2）待转化的 pUC19 质粒（浓度不小于 50ng/μl）取 1μl 加入其中一份感受态细胞，用移液器轻柔吹打 3 次混匀。另外一份感受态作为对照。

（3）将两份感受态细胞同时置于冰上静置 10min，后置于 42℃的热水中温浴 1min，然后置于冰上 5min。

（4）将感受态细胞从冰上取出，加入 100μl 37℃预热的 LB 培养基，轻柔吹打 3 次混匀后吸出，将两份感受态分别涂布于含有 50μg/ml Amp 抗生素的 LB 琼脂平板上置于 37℃培养箱孵育。

（5）18～24h 后取出两块平板，对比观察。

【实验结果】

对比两块平板，对照组由于未加入 pUC19 质粒，故在含有 Amp 的平板上无菌落生长，而转化组由于吸收了外源的 pUC19 质粒，质粒可以在菌体内复制并表达 β- 内酰胺酶，使细菌获得 Amp 抗性，因此有菌落生长。此外，可以通过统计菌落数量计算每纳克质粒的转化率，从而计算感受态的效率。如果每纳克质粒能转化出 10^6～10^7 个菌落，则感受态效率良好。

三、自发突变的检验

突变是细菌遗传物质结构发生突然而稳定的改变，是细菌在生长繁殖过程中，基因组在复制或由于其他因素引起诱导损伤的修复过程中发生的。可以分为自发突变和诱导突变，自发突变的频率为每代 10^{-10}～10^{-6}，而诱发突变的频率更高，温度、紫外线、辐射、烷化剂等理化因素可作为诱导剂。突变往往是随机的、不定向的，一个群体中只有极少个体出现变异，如果环境没有发生改变，突变株往往没有生存优势。但如果环境发生改变，如生长温度的改变、营养缺乏、噬菌体感染或抗生素的使用等，含有有利突变的细菌则具有更大的生存优势，在自然或人为选择中凸显出来。本实验将介绍微生物中证实突变和选择的两个经典实验。

（一）彷徨试验（fluctuation test）

彷徨试验是由 Luria 和 Delbrück 在 1943 年设计的一个经典试验，是为了证明微生物群体中的变异株是自发随机产生的。其原理为同一来源的对噬菌体敏感的菌种用小瓶分别培养和用大瓶集中培养，在此过程中，如果细菌发生的突变是随机的，则在每个小瓶中携带突变基因的细菌分布并不均匀，即有的小瓶中刚好发生了细菌的突变而有的小瓶中并不存在，再将大瓶和每个小瓶培养的细菌与噬菌体分别涂布营养琼脂平板，比较每块平板中幸存细菌的菌落并分析方差。根据统计学原理，如果突变是随机的、自发的，则每个小瓶培养的细菌涂布的平板方差较大，而大瓶培养的细菌则较为平均。

【实验材料】

1. 菌株与噬菌体　大肠埃希菌，大肠埃希菌噬菌体 T1。
2. 培养基　肉汤培养基、1% 琼脂平板培养基。
3. 其他　三角烧瓶、试管、平皿、吸管、移液器等。

【实验方法】

1. 三角烧瓶中培养大肠埃希菌，调整菌液浓度为 10^3PFU/ml。
2. 分别取 10ml 上述细菌分装于两个无菌的玻璃试管中，标记为 a 和 b。
3. 再将 a 管内的样品分装为 20 个小试管，记录为 a1～a20，每管 200μl，培养 24～36h，而 b 管不用分装，相同条件培养 24～36h。
4. 将噬菌体分别与 a1～a20 混合后立刻涂布于营养琼脂平板，并标记。将总量相等的噬菌体与 b 管菌液混合，立即涂布于 20 个营养琼脂平板，并标记 b1～b20。
5. 将上述平板 37℃培养 24h 后观察细菌生长情况并计数菌落。

【实验结果】

统计 a1～a20 平板和 b1～b20 平板中细菌菌落的平均数和方差。阳性结果为 a 系列方差较大，而 b 系列方差小。这样的结果说明，由于 a 管分装为小管分装，部分小管中的菌发生了自发突变而产生了噬菌体抗性，而且发生突变的时间不同，突变发生早的则扩增的数量相对较多，突变发生晚的则扩增数量相对较少，因而在平板上菌落数量差异较大。

（二）影印试验（replica test）

影印试验是 Lederberg 1952 年设计的试验，是为了证明细菌的耐药突变是在接触抗生素之前产生的而不是由抗菌药物诱导产生的。

【实验材料】

1. 菌株　对青霉素敏感的金黄色葡萄球菌标准株 ATCC25923 或其他敏感菌株。
2. 培养基　琼脂平板培养基，含青霉素（1000U/ml）固体琼脂平板培养基。青霉素营养肉汤培养基（1000U/ml）。

3. 其他 试管、平皿、吸管、移液器、青霉素、无菌丝绒印章等。

【实验方法】

1. 制备无抗固体琼脂平板（A 平板）和含有青霉素（1000U/ml）固体琼脂平板（B 平板）培养基；制备不含青霉素（a 管）和青霉素（1000U/ml）的肉汤培养基（b 管）。

2. 在 A 平板上均匀涂布葡萄球菌，37℃培养过夜，选取每个平板上的菌落数量 100～300 个。

3. 用无菌丝绒及与略小于平板直径的柱形材料制作一枚无菌“印章”。用“印章”在 A 平板上轻压菌落，蘸取少量细菌，然后在 B 平板上轻压，即将菌落 A 平板上菌落中的细菌转移至 B 平板，在平板的底部做好标记，便于培养后观察。

4. 将 B 平板置于 37℃培养 24h，寻找明显可见的菌落，如果没有菌落生长，则增加 A 平板的数量，重复该过程，直至在 B 平板上找明显的菌落。

5. 在 A 平板上挑取 B 平板上对应的菌落，增菌后涂布于新的无菌的平板 A′ 上，重复影印过程至含有抗生素的平板 B′ 上，再于 A′ 平板上寻找到对应的菌落，重复该过程 3～4 轮，直到菌落在含有青霉素的液体培养基中能够生长为止。

【实验结果】

试验分别采用无抗生素的 A 和有青霉素的 B 平板，A 平板与 B 平板对应位置的细菌是同一菌株。大部分菌株在 B 平板上被抗生素杀死，而极少数的突变菌株对抗生素产生抗性得以生长。经过几轮筛选，在 B 平板上生长的菌落经历了多次抗生素筛选，明显具有抗生素抗性，而这种抗生素抗性是天然存在的还是由于抗生素的作用产生的呢？通过培养 A 平板上对应位置的菌落发现，虽然该菌落与 B 平板上的菌落平行传代，从未接触过抗生素，但是仍然具有抗生素抗性，说明并非由于抗生素的作用使菌株产生了抗性，而是极少数细菌天然存在突变而具有抗生素抗性，而青霉素等抗生素只是将该菌“选择”出来称为优势菌株，即突变在前、选择在后。

（卢　楠）

彩　　图

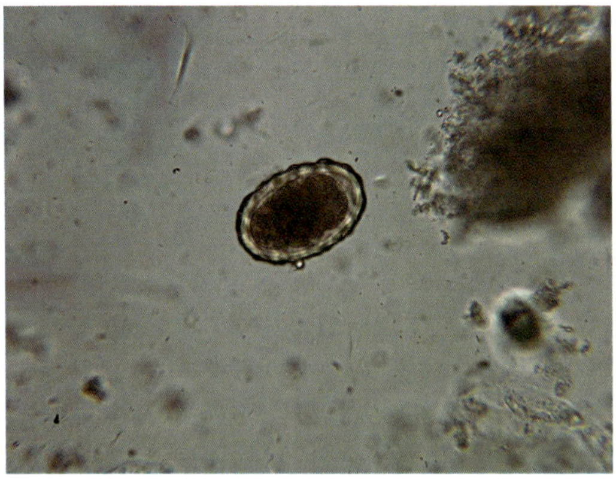

彩图 1　受精蛔虫卵

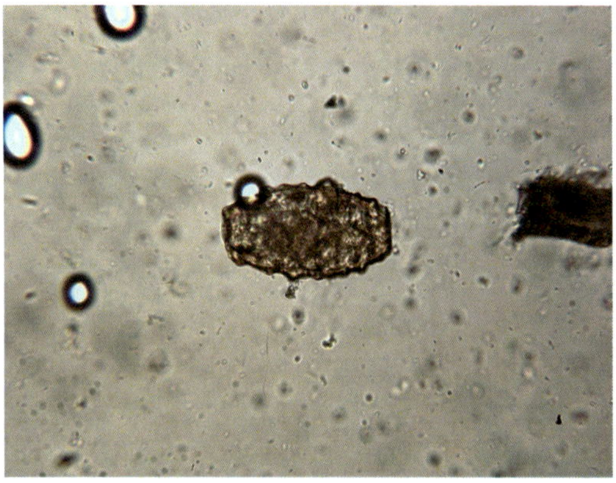

彩图 2　未受精蛔虫卵

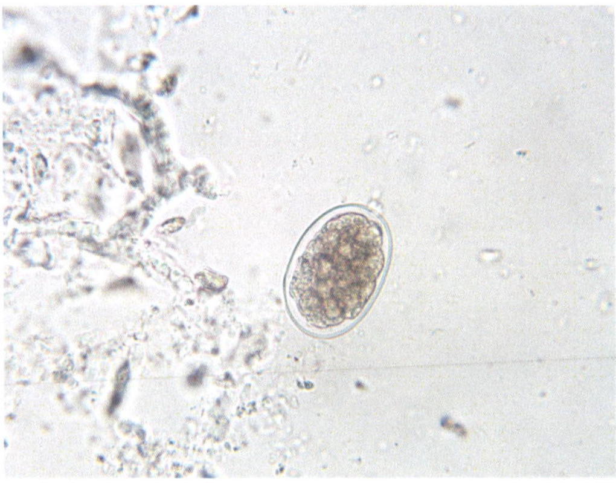

彩图 3　钩虫卵

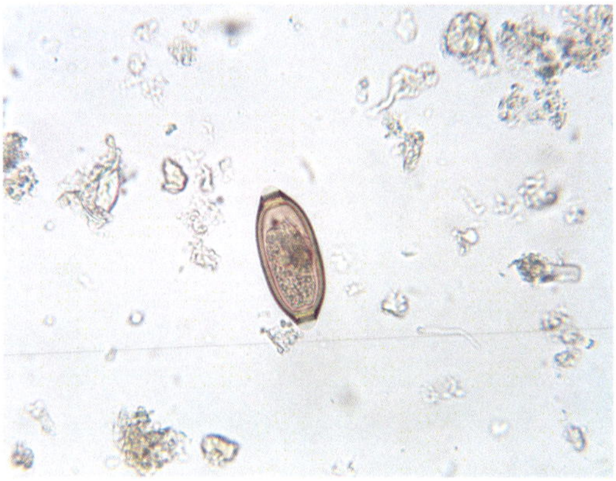

彩图 4　鞭虫卵

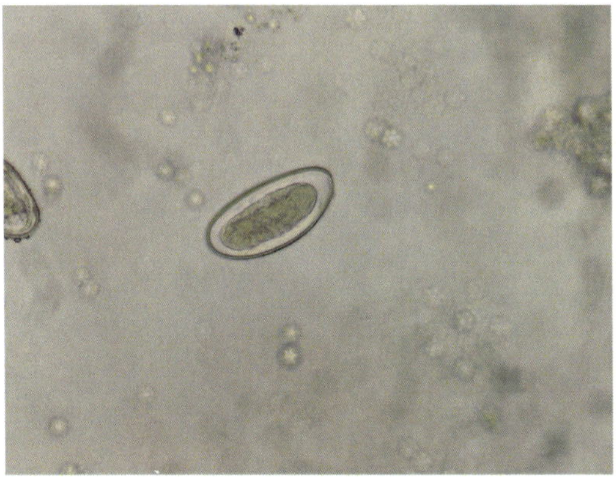

彩图 5　蛲虫卵

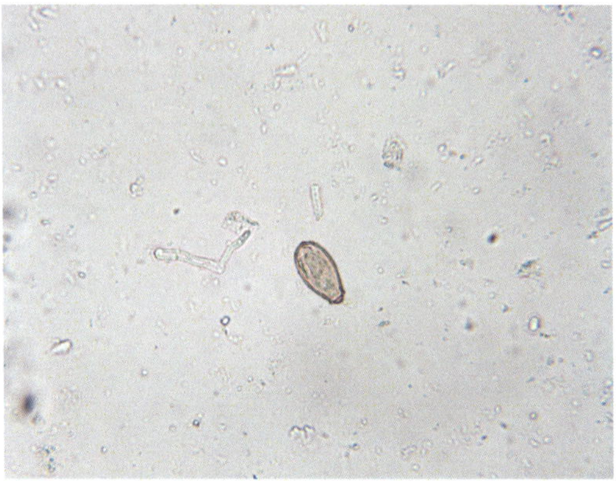

彩图 6　华支睾吸虫虫卵

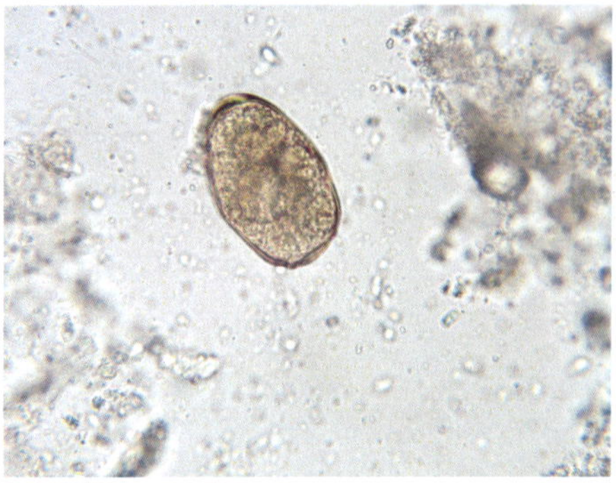
彩图 7　肺吸虫虫卵

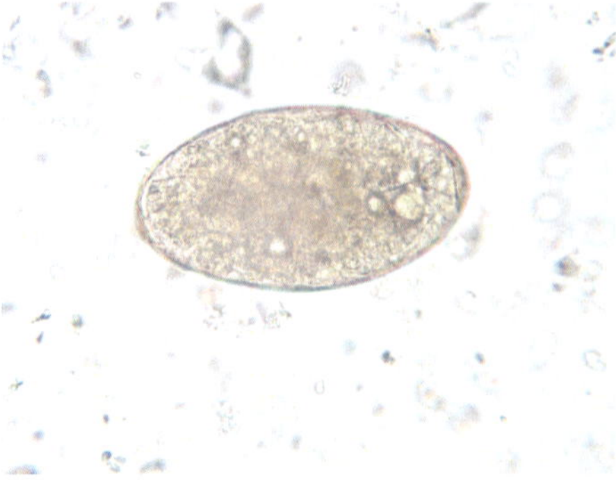
彩图 8　姜片虫虫卵

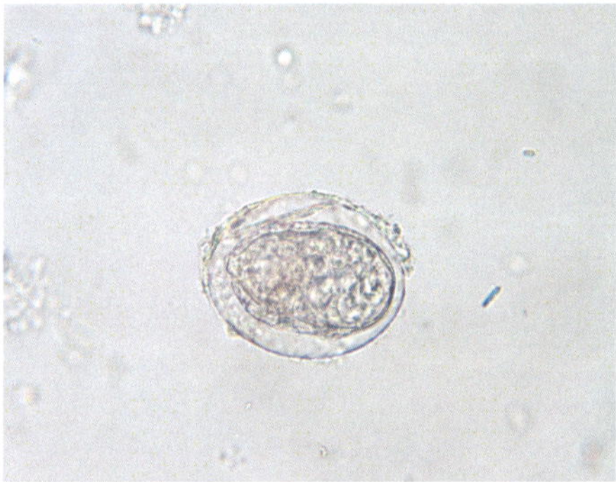
彩图 9　血吸虫成熟虫卵

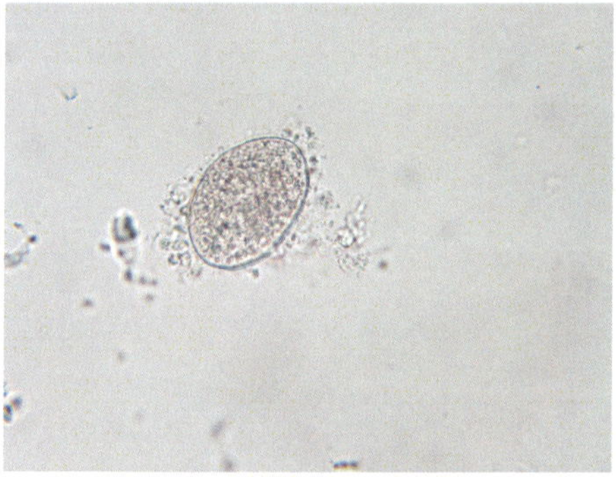
彩图 10　血吸虫未成熟虫卵

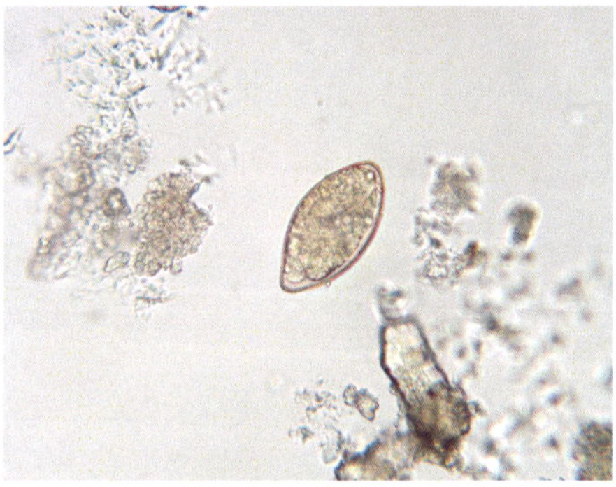
彩图 11　曼氏迭宫绦虫虫卵

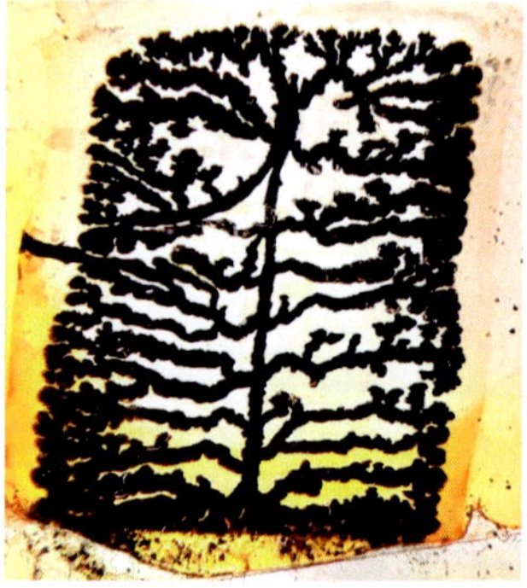
彩图 12　猪带绦虫孕节

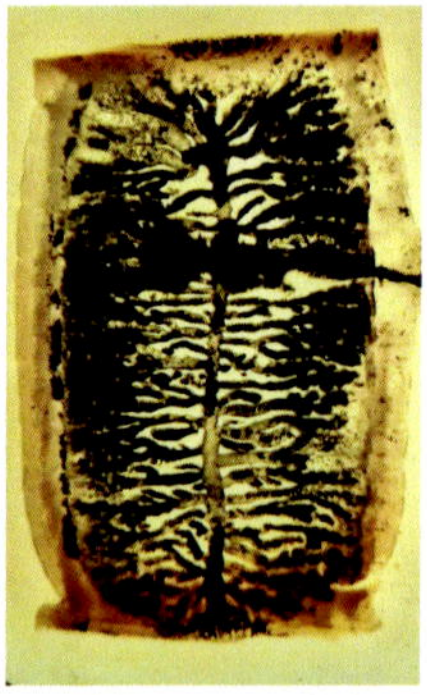
彩图 13　牛带绦虫孕节

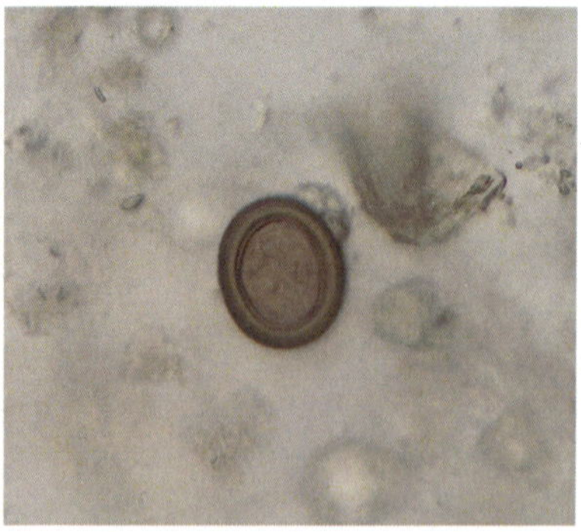
彩图 14　带绦虫虫卵

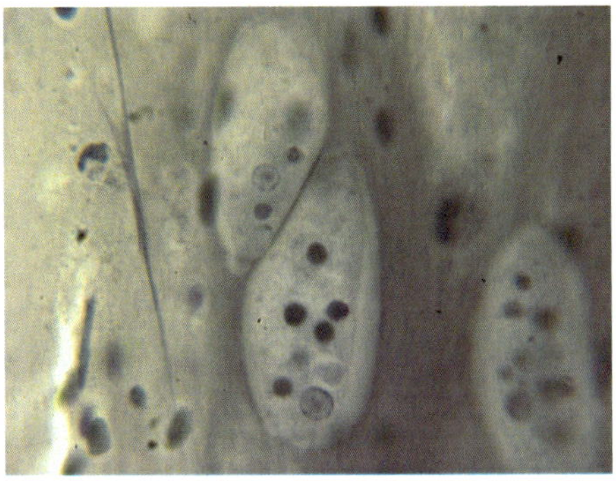

彩图 15　阿米巴滋养体

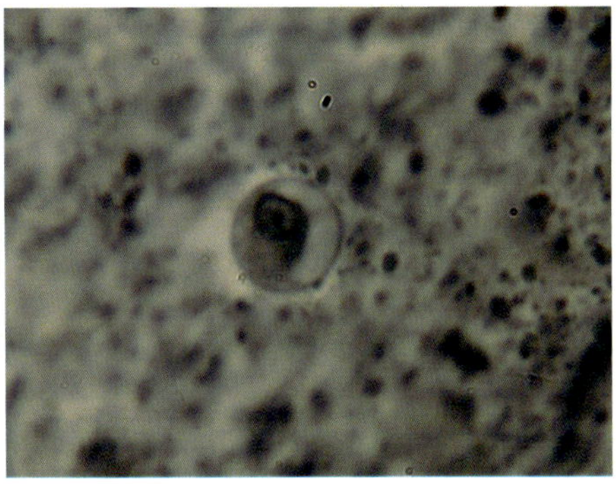

彩图 16　阿米巴包囊

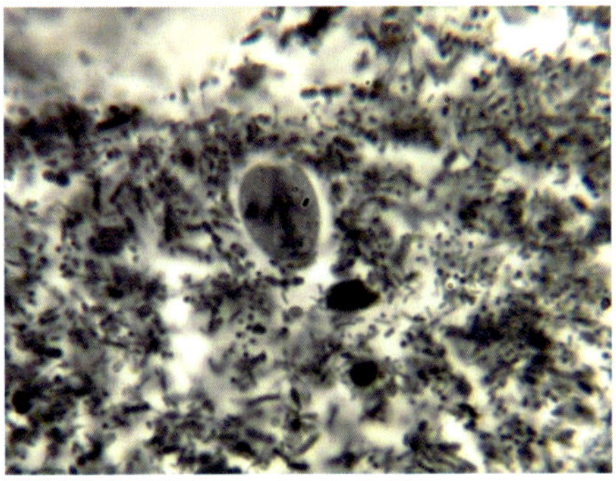

彩图 17　蓝氏贾第鞭毛虫包囊

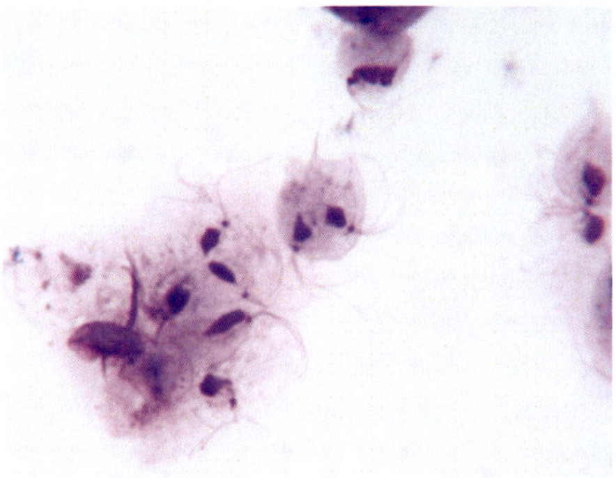

彩图 18　阴道毛滴虫滋养体

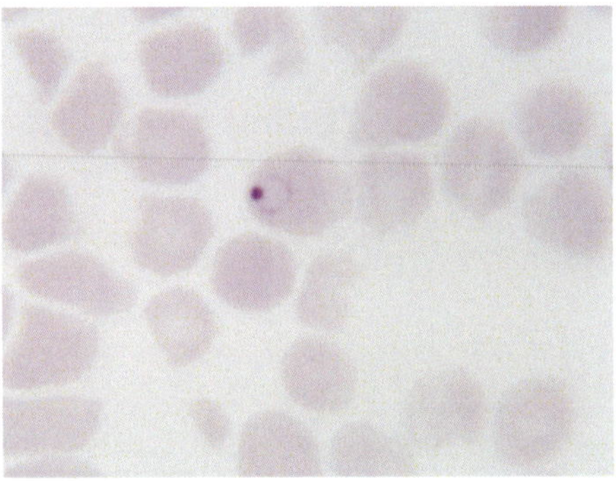

彩图 19　间日疟原虫环状体

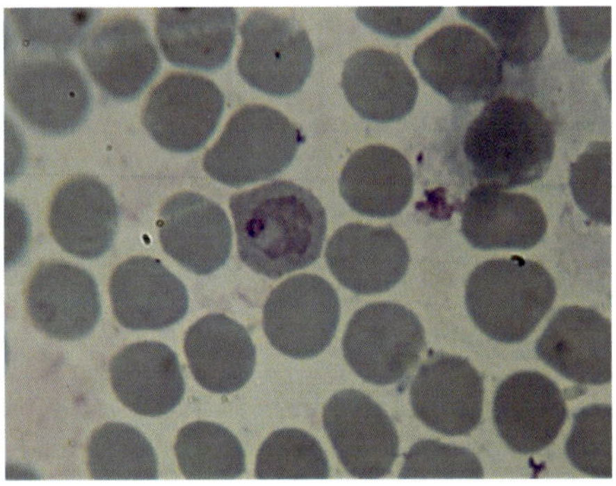

彩图 20　间日疟原虫滋养体

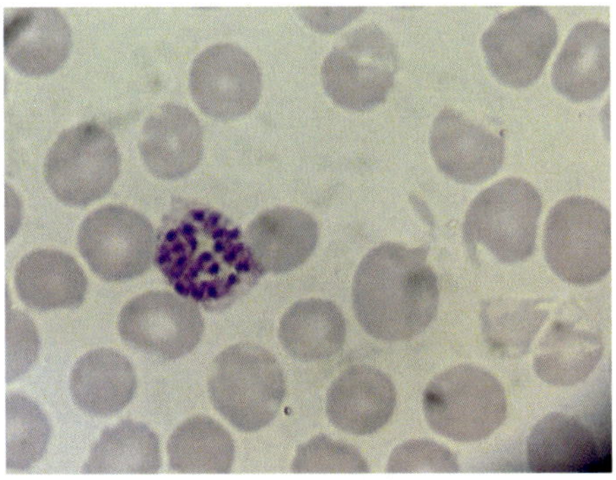

彩图 21　间日疟原虫成熟裂殖体

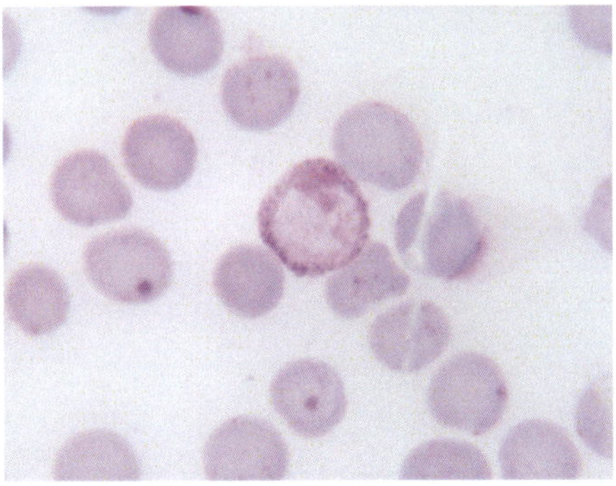

彩图 22　间日疟原虫雌配子体

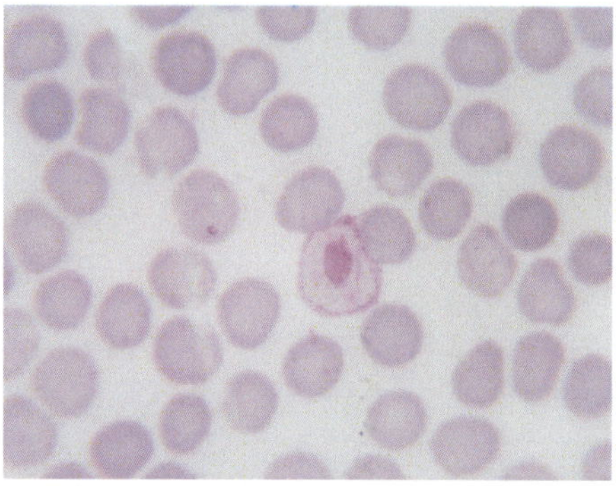
彩图 23　间日疟原虫雄配子体

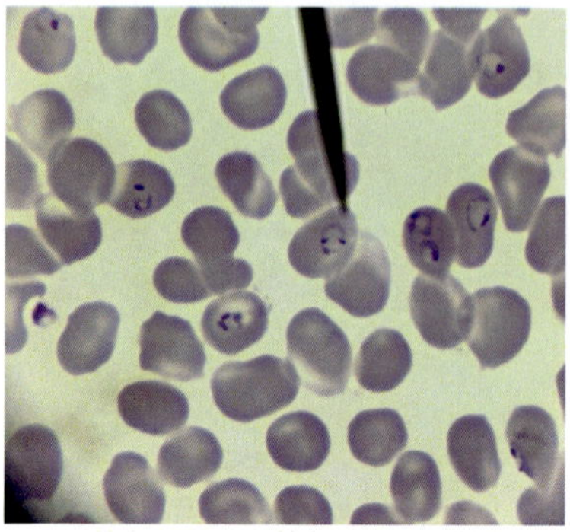
彩图 24　恶性疟原虫环状体

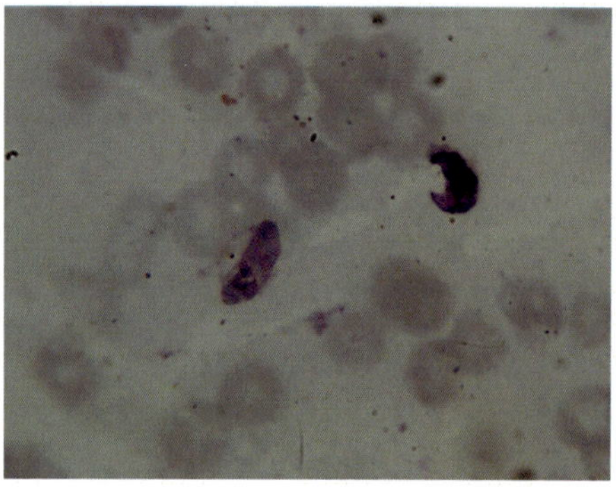
彩图 25　恶性疟原虫配子体

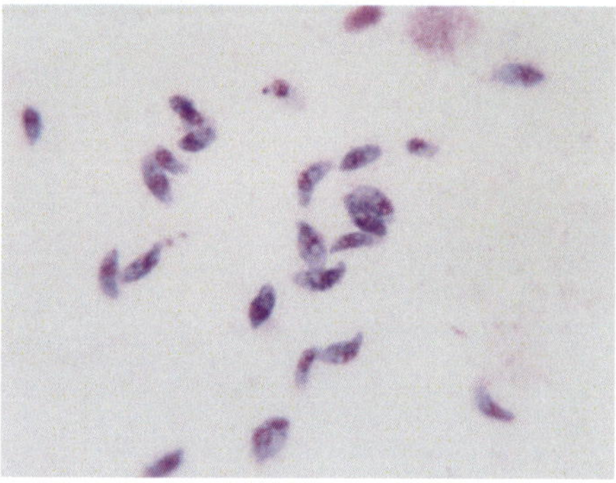
彩图 26　弓形虫速殖子

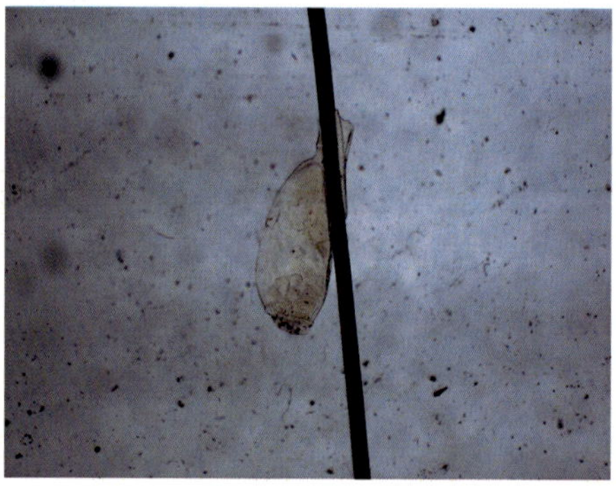
彩图 27　虱卵